家族でできる

〝言葉と飲み込み〟リハビリ全集

〝在宅〟のための言語聴覚療法

LE 在宅・施設 訪問看護
リハビリステーション 著

BAB JAPAN

はじめに

～ごあいさつ～

介護保険制度が成立したのは２０００年（平成12年）。介護保険とは国民が介護保険料を収めることで、介護が必要になった際に必要なサービスを受けられるようにという「互助」の精神が基礎にあるものです。制度自体は時代の流れや時どきの見直しの必要性に合わせて改定が行われるものになります。

そして、たとえ重度な介護を要する状態になっても、皆が自分らしく住み慣れたまちでいつまでも過ごせるように、さまざまなサービスを一体的に受けられるように国民全員で協力して支えていこうという想いのもとに地域包括ケアシステムという考えが提案されました。

私たちＬＥ　在宅・施設　訪問看護リハビリステーションは「最期まで住み慣れたまちや家で暮らせる」「地域のご活用者様とそのご活用者様の生活生命の支えになる」という信念を持ち、在宅生活を送られる中で医療ケアや介護を要する方々のところへ訪問し、看護とリハビリを提供しています。そしてスタッフ一同、安全・安心な生活が送れますように努めている会社です。

在宅生活を送る中でケガや疾病によって入院をしてしまうこともあります。治療期間を過ごす病院での生活は特別な生活環境とも言えます。できることなら自宅で治療しながら生活できる事が当然であり、選択できて当然の権利だと考えます。私たちと皆様の力で一人でも多くの方が、自宅で療養生活を過ごして頂けたらと心から願います。

本書は看護やリハビリの中でも専門性の高い言語聴覚士（ST）の行う練習内容をご家庭でも安心して行えるようになることを目標にしており、中でもコミュニケーションの大切な要素の一つ「会話」と生活の楽しみでもある「食事」にフォーカスをあてた内容になっております。

そもそも「食事」も「会話」も在宅生活を送るうえで大切な能力であるにもかかわらず、その専門性から積極的に在宅でご家族様が練習することが難しい分野となっておりました。また、ご家族様向けに分かりやすく記された書籍も少ないように思われます。

本書には、実際に現場で訪問リハビリに従事している言語聴覚士が実際の業務の中で得た、考え方と知識を詰め込ませていただきました。特殊な道具や医療物品を用いるのではなく、できるだけご自宅にある身近な道具を使ってできるように、そして専門用語ではなく、わかりやすい表現を心掛けております。疾患や解剖から理解していただくことでより安全に自主トレーニングを行うことができる「参考書」として皆様のお手元に常備して頂けるものになれば幸いです。

２０１９年９月

ＬＥ　在宅・施設　訪問看護リハビリステーション

執筆者一同

Contents

Contents

Contents

＊本書のおすすめな使い方＊

本書は第1章～第5章で構成されております。

第2章～第4章では嚥下や会話について取り上げております。

各章、はじめの「解剖」でその仕組みについて解説いたします。
そのメカニズムが分かる事で症状の理解にもつながると考えるからです。

その次の「エクササイズ」では実際に皆様の目指す目的別にご自宅でご家族と一緒にできる練習を紹介させていただきます。
できるだけ病院で行う専門的な道具を使わずに、ご自宅の環境で行えるものとなっております。

練習で記載されている回数などはあくまで目安になっておりますので、その日の体調や疲れ具合に合わせて減らしてください。

第1章

言語聴覚療法とは？

言語聴覚士
通称（ＳＴ）
＝Speech - Language - Hearing Therapist

主なリハビリ対象

高次脳機能　摂食・嚥下　発音　聞こえ　言葉

1 言語聴覚士って何？

言語聴覚士は通称「ＳＴ」と呼ばれていますが正式にはSpeech - Language - Hearing - Therapist です。

１９９７年に「音声機能、言語機能又は聴覚に障害のある者についてその機能の維持向上を図るため、言語訓練その他の訓練、これに必要な検査及び助言、指導その他の援助を行うことを業とする者」として定義され言語聴覚士法が制定されました。

教育機関で一定の教育を受けたのちに国家試験に合格して初めて言語聴覚士となります。主なリハビリの範囲はコミュニケーションを中心に摂食・嚥下、行為や認識などの障害を指す高次脳機能障害が主な対象になっています。

ここで『リハビリテーション』というもの自体にも触れていきたいと思います。

リハビリテーションとは語源はラテン語で、re（再び）＋habilis（適した）、すなわち「再び適した状態になること」などの意味を持つとされ、「権利の回復、復権」といった意味も含みます。訪問リハビリでは病気やケガによって入

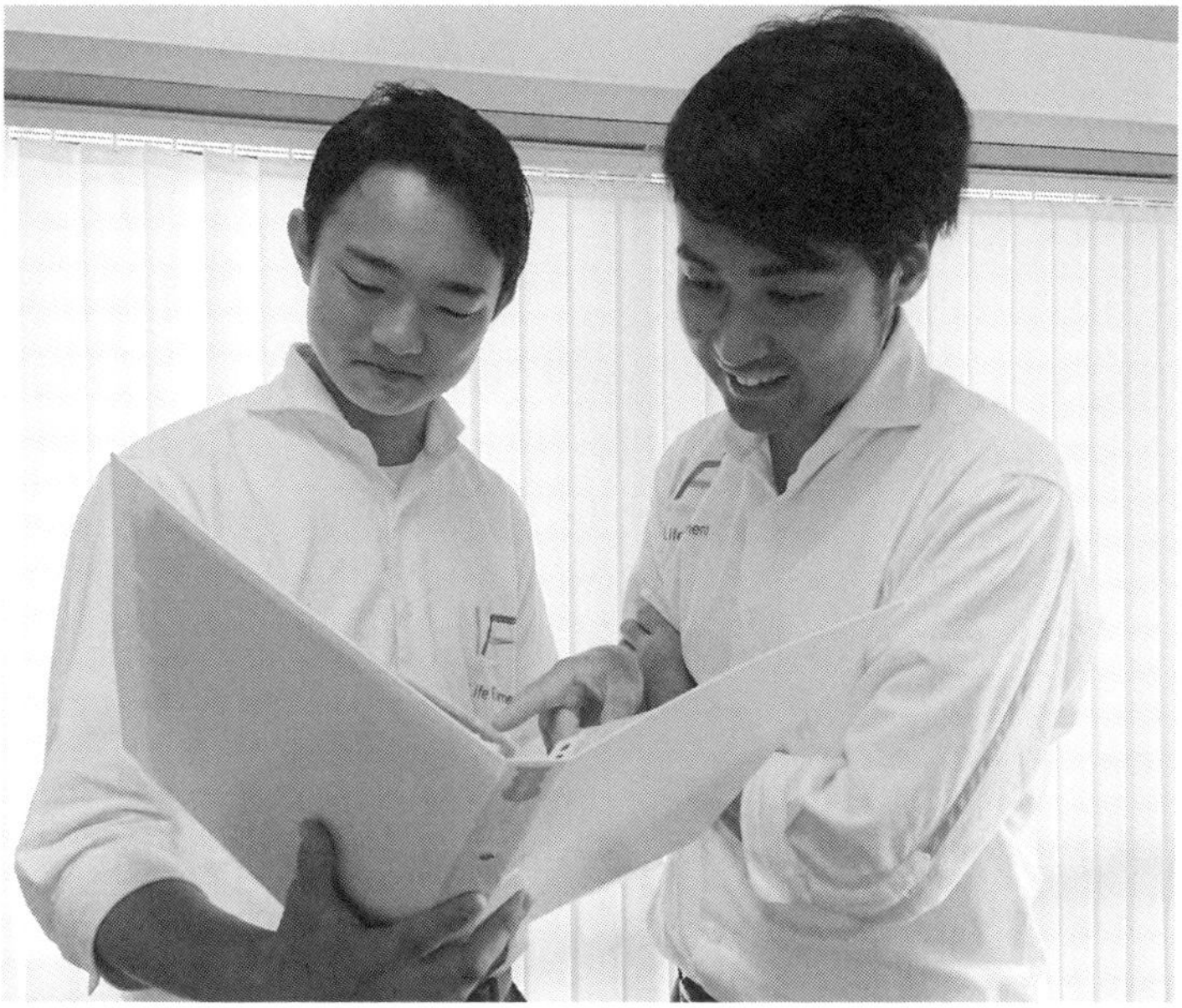

退院後の在宅生活にも不自由のある方のリハビリテーションは、多くの職域のスタッフが連携を密にとる事によって支えています。

院されて、退院後の在宅生活においてなにかしらの制限が生じた方に関して、住み慣れたまちや家で安全、安心した生活を送って頂くため、多くの職域のスタッフが連携しながら支援をしていきます。その中の支える方法の一つとして理学療法、作業療法、言語聴覚療法があるのです。

次に再び言語聴覚療法に関して、もう少し詳しくご説明します。

一番初めにお伝えしたように言語聴覚士のリハビリはコミュニケーションを中心に摂食・嚥下、環境設定や認知機能から高次脳機能と幅広いです。これらは全て「自分らしく自己を表現し、楽しみや生きがいを得る」ために必要な要素のひとつになると考えます。言語聴覚士は自立と参加の支援を言語聴覚療法を駆使してサポートを行うのです。詳細はこれから各項目でもご説明させて頂くことになります。

◉「会話」と「食事」、口に関わることを中心に

皆さんの中には「言語聴覚士」というネーミングから「会話は分かるけど、飲み込みと認知機能って関連があるの?」

と思われる方もいらっしゃるかもしれません。

はじめは「言語と聴覚」から定義されましたが、年月をかけて活動していく中で（諸説ありますが）「食べること＝コミュニケーションの場でもある」という考えとなりました。よって言語聴覚士は「会話と食事」を中心にその行為を行うために必要な口に関して学術的に深めていく専門領域となったのです。


◉ご自身でできること～ご家族様や関わる方、全員の理解と協力も必要

ＳＴのリハビリを語る際によく表現されるものがあります。それはＳＴの対象となる方は、骨折してギブスを巻いている、歩行器を使って歩いている、というような方とは少し異なり、外からは把握しづらい場合が多いということです。また自己を表現できない、生命維持や楽しみとしての食事が思うようにできないというように、とても大きな苦労を抱えています。それらは全て1日を通して生じる課題です。

しかしながら言語聴覚士が関われる時間は1日24時間の中でも限られてきます。介護保険での訪問リハビリにいたっては1週間に120分（2019年9月現在）までと非常に限られた条件となります。だからこそ、自主トレや自己管理への協力、関わる方々全員の理解と支援がとても大切になってくるのです。

2 在宅言語聴覚療法の役割

生まれつきコミュニケーションが上手く取れなかったり、けがや疾病の後遺症によりうまく飲み込めない……。在宅で生活するうえで安全に快適に過ごしたいという想いに対して、在宅の言語聴覚士（以下ＳＴ）は自宅内での環境でリハビリを行います。

訪問ＳＴの特徴として病院のリハビリとは異なり、実際の生活環境や生活リズムを考慮した個々に合わせた指導や提案ができるということが強みでもあります。実際の生活状況の中でアセスメントを行うことで「生活状況」や「希望する生活を獲得するために必要な「その方特有の課題点」も考慮しながら一緒にリハビリ内容を立案していきます。

①誤嚥性肺炎《ごえんせいはいえん》をゼロにしたい

生活するうえでの楽しみの一つは食事。しかし、病院の

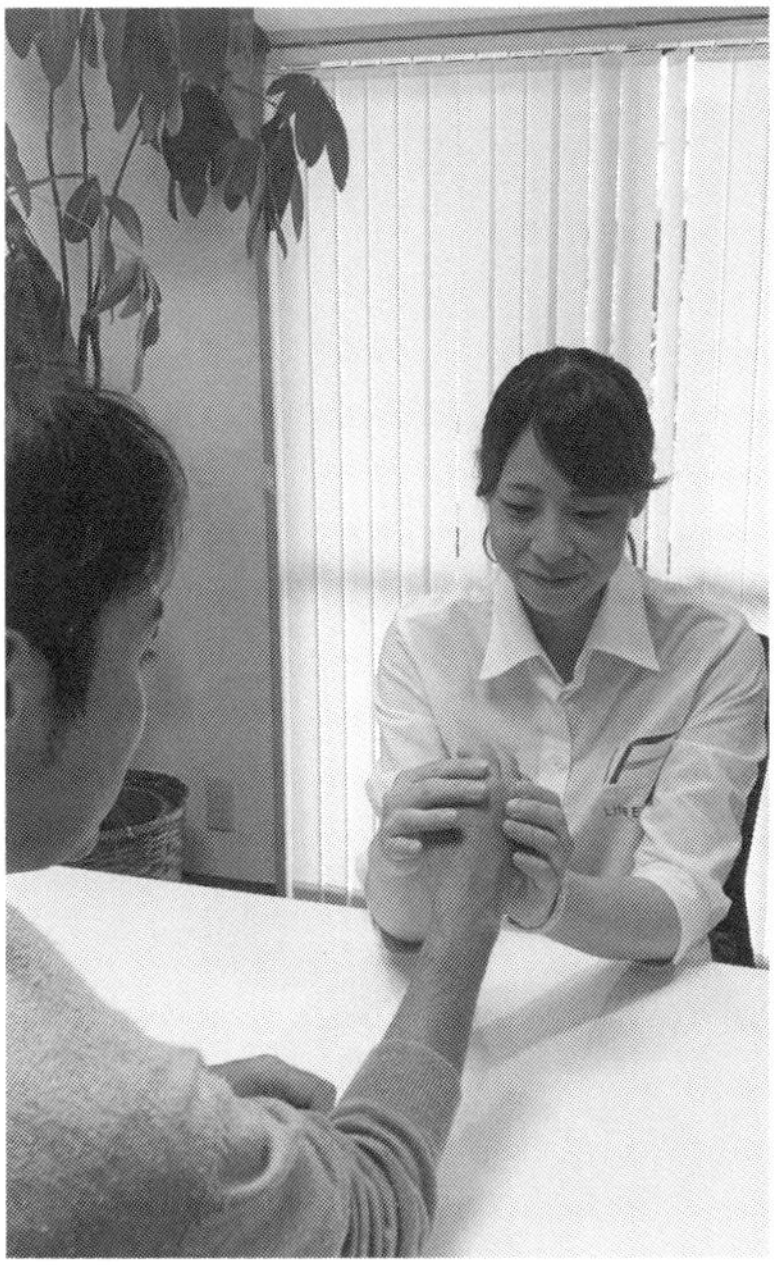

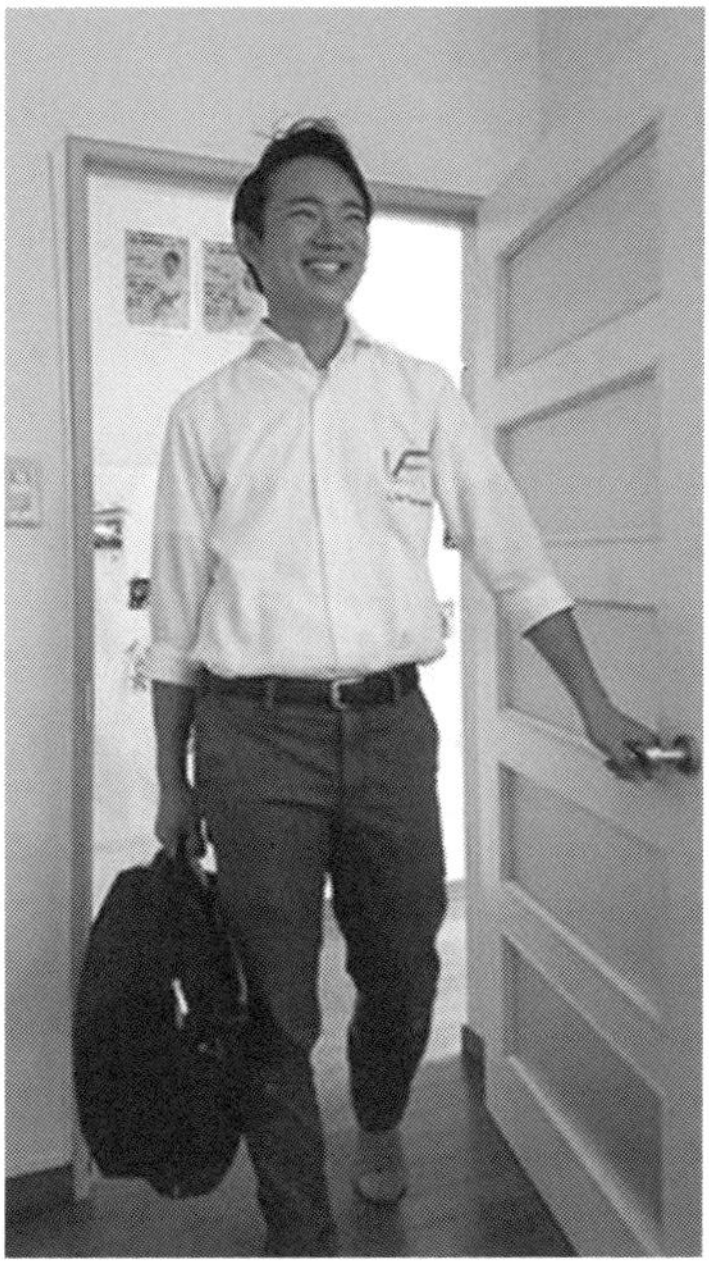

在宅の専門職は、自宅へ訪問してリハビリを行ないます。

一律の環境下で行われる病院でのリハビリに対し、在宅の言語聴覚士は生活環境や生活リズムを考慮した、個々に合わせた指導を行っています。

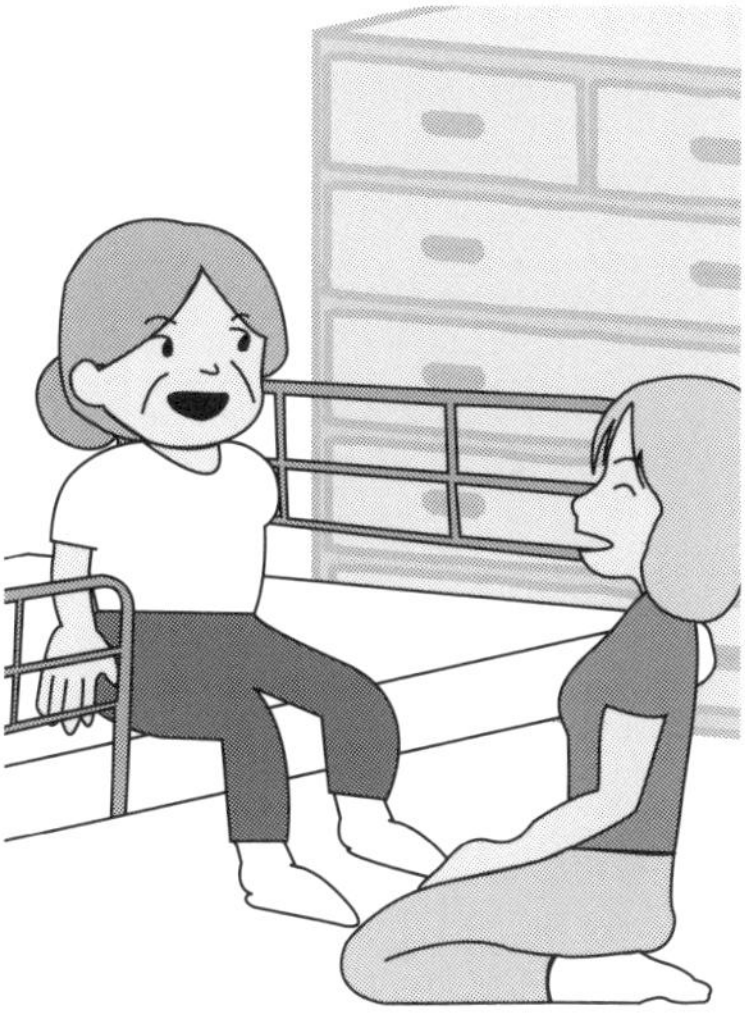

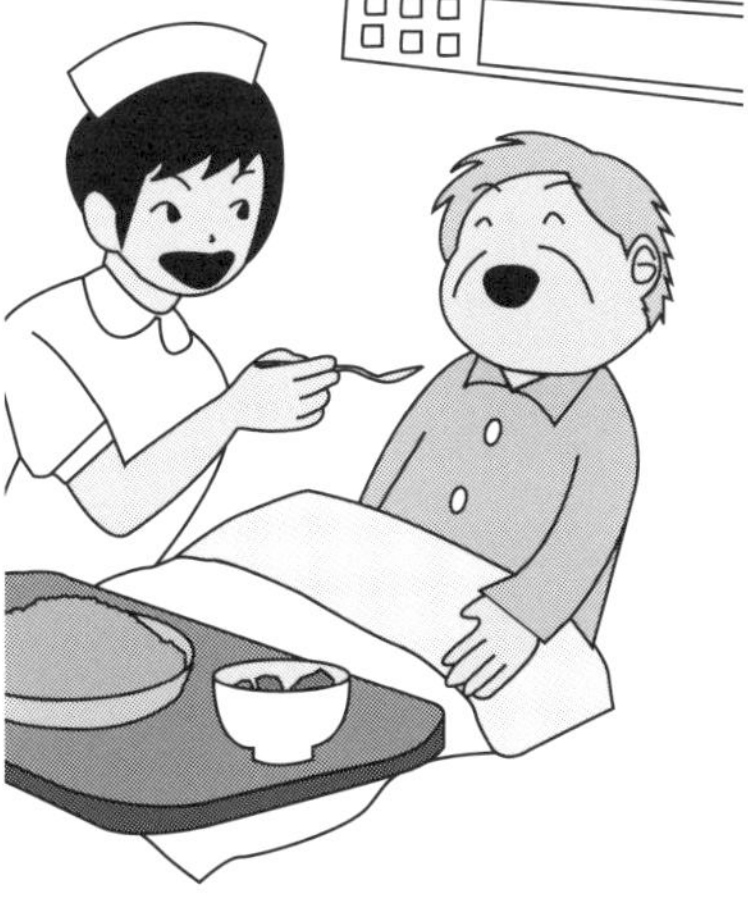

一般的な誤嚥性肺炎

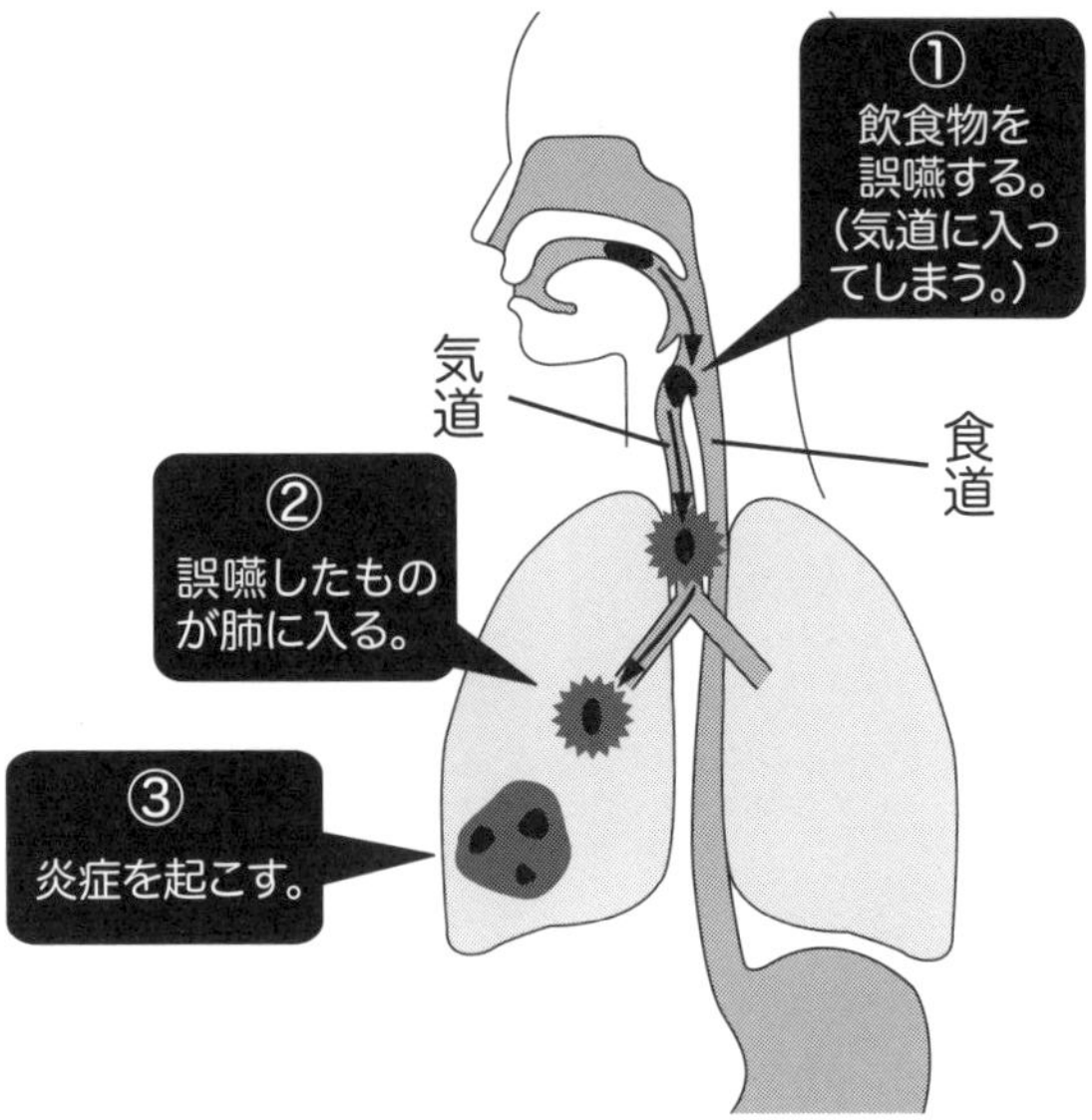
①
飲食物を
誤嚥する。
（気道に入っ
てしまう。）
気道
食道
②
誤嚥したもの
が肺に入る。
③
炎症を起こす。

ような完全な医療管轄下ではない在宅では食事形態のミスマッチやむせが生じた際の対応や対策が不十分になりやすく、誤嚥性肺炎を引き起こすリスクも高まります。

私たちは訪問することで誤嚥性肺炎を予防し、皆様にとっての地域の守護神としてご相談して頂けるように努めています。

② 意思疎通の手段を一緒に考えたい

病院生活から卒業し、家に戻ると、そこからは実際の生活が待っています。

病院時代のように食事が時間になれば手元まで届くわけではありません。

実際は買い物をしたり、配達であっても注文をしなくてはなりません。ご家族やヘルパーの方に希望も伝えたい。そういったときに相手との意思疎通の手段が必要です。そこで言語聴覚士は声を出すコミュニケーションはもちろん、他にもしぐさで表現したり、在宅で準備できるあらゆる道具を用いてコミュニケーションを取る手段を一緒に模索させて頂きます。

最近はタブレットやICTの進歩に伴い、昔以上にさまざまな手段が選択肢として挙がるようになったのも嬉しい

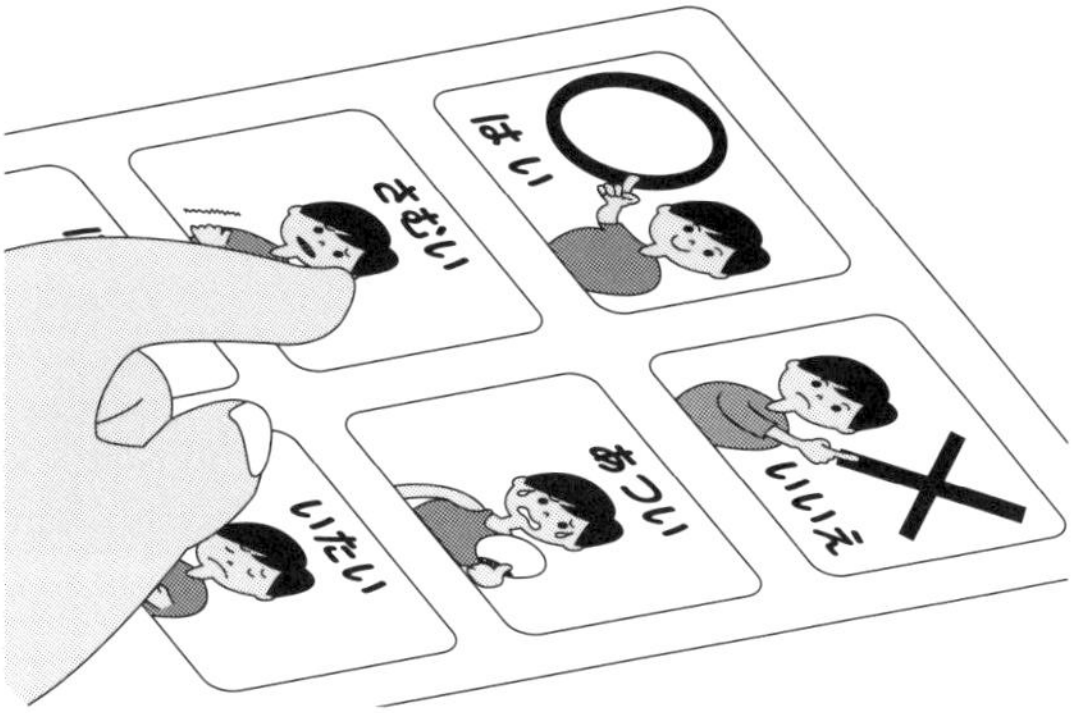

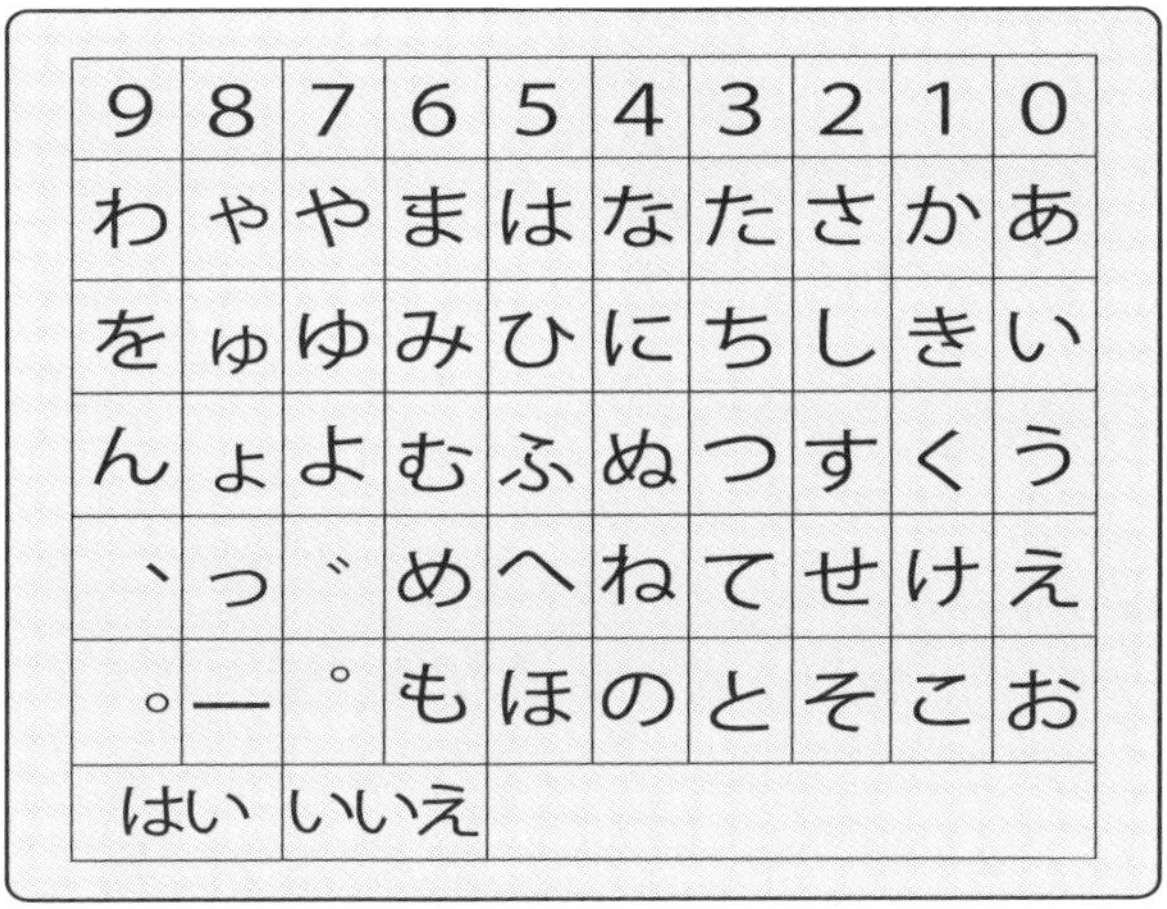

コミュニケーションボード

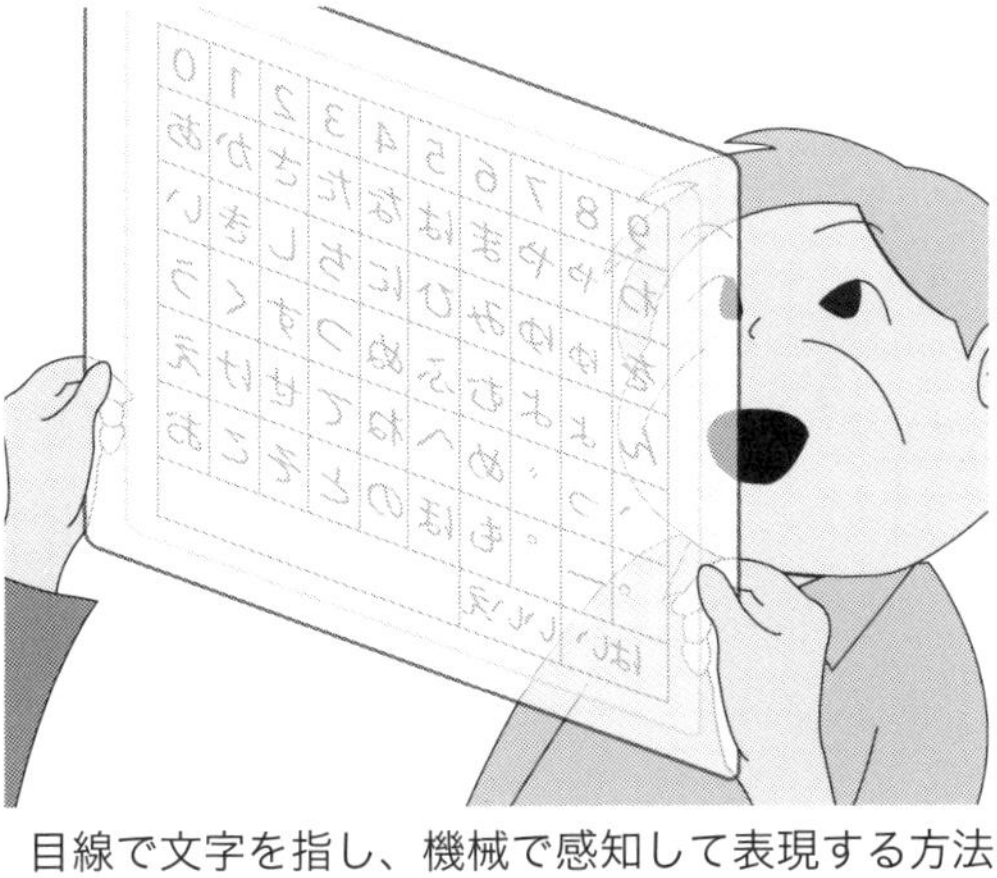

目線で文字を指し、機械で感知して表現する方法も

タブレットによるコミュニケーション手段

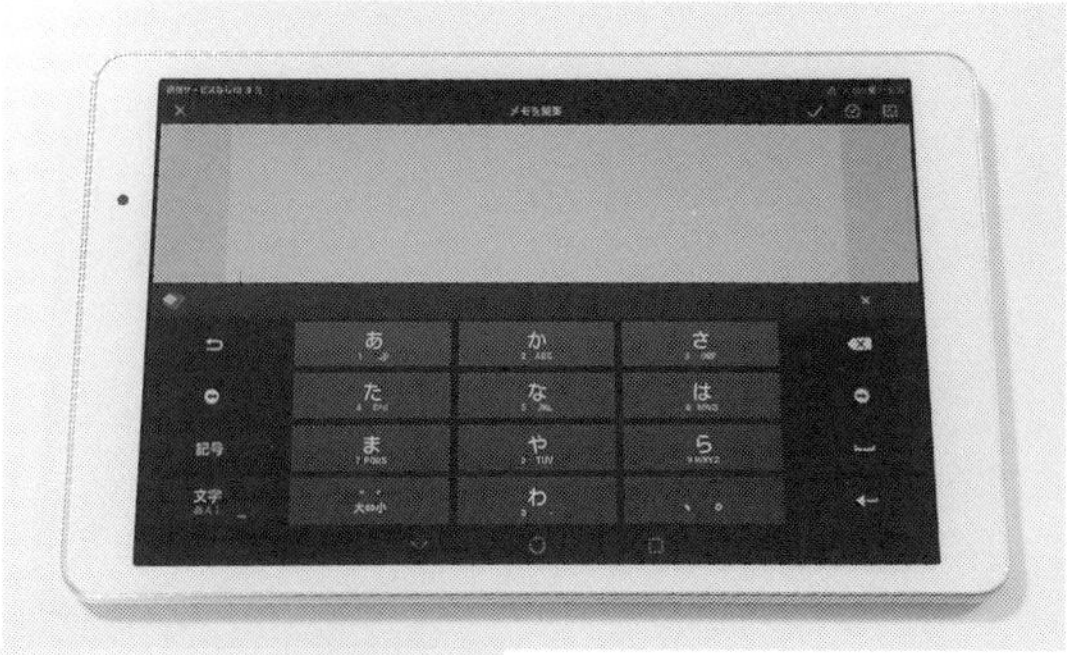

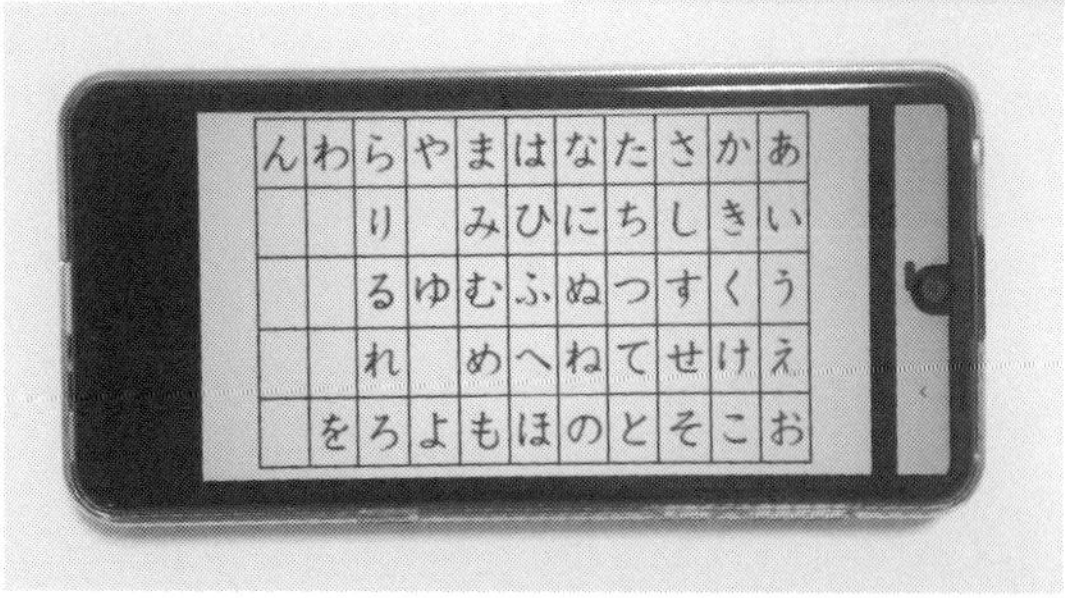

ことです。

③ 言語聴覚士の指導をご家族様でもできるように

前述しましたように、現在、介護保険を活用した訪問看護ステーションからのＳＴ訪問に関しては１週間に１２０分しかリハビリができません（２０１９年９月時点）。つまり１週間のうちの１２０分以外の時間はご家族様が言語聴覚士の行っていたケアや練習、生活上の注意点を実施して頂く必要性もあります（実際は保険外診療などの混合診療を用いれば制度による時間制限は受けません）。在宅の言語聴覚士は「自分たちがいないときのことを考えたリハビリや提案をすること」を大切にしています。

コラム①

誤嚥性肺炎って？

誤嚥性肺炎（ごえんせいはいえん）とは、食べ物や唾液、痰などが、誤って肺に入ってしまった（誤嚥）際にそこに付着している雑菌が影響し、それが原因で起こる〝肺炎〟のことです。起きているときの食事中はもちろん、食事の時以外でも唾液による誤嚥、さらには寝ているときの唾液誤嚥もあります。

○年々増加している肺炎

肺炎は様々な要因で発生します。誤嚥性肺炎は数多くある肺炎の原因のひとつです。その他にも高齢になり免疫力や体力が落ちた時に、また内科的疾患を持ち、細菌に感染しやすくなっている時に細菌やウィルスが肺に入り、感染してしまうと肺炎になります。

肺炎は年々増加しており、２０１１年には死亡要因として脳血管疾患を抜いて第3位となっています。

出典：人口動態統計（１９８５～２０１４年）

○肺炎のほとんどは高齢者の誤嚥性肺炎

その肺炎患者の内、なんと約7割が75歳以上の高齢者。そしてその高齢者肺炎のうち、7割以上が誤嚥性肺炎であると言われています。

○実は非常に身近な病気である肺炎

本書はその誤嚥性肺炎を少しでも少なくできるように、予防できるように願いながら作成しております。

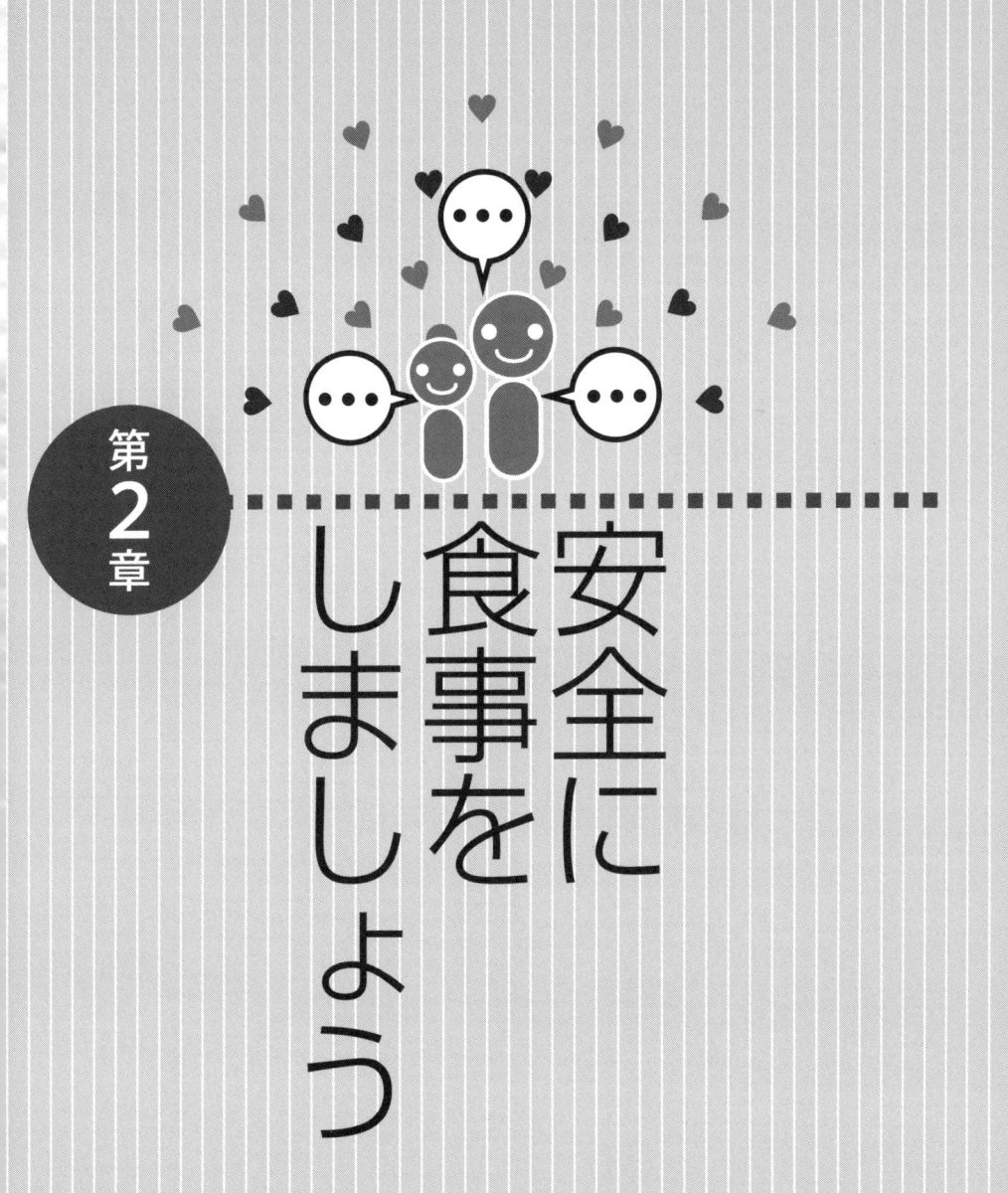

第2章

安全に食事をしましょう

解剖① 摂食・嚥下障害とは

「摂食」、「嚥下《えんげ》」という言葉を聞いたことがありますか？摂食とは「食べること」。嚥下とは「飲み込み」のこと。ふたつを併せて摂食・嚥下といい、食べ物を取り込んで口から食道、胃へと送り込む、一連の運動のことを指します。

目の前においしそうなケーキ（おせんべいでもクッキーでも結構です）があるのを想像してみてください。

そのケーキの一口分を切り分け、パクリと口の中へ。モグモグ噛んで、舌に乗せ、喉の方へ送ります。そしてゴックン。

これらの一連の動作のどこかに問題があり、うまく飲み込むことができなかった結果、身体に何らかのリスクが及ぶと「嚥下障害」となります。

例えば、パクリと口の中へ入れるためには、上下の唇をしっかり閉じ、ケーキをこぼさないように捉えなければなりません。モグモグと噛むには、しっかりした歯や噛み合わせが必要です。舌に乗せて喉に送るには、舌をしっかり動かして食べ物をまとめ、口の奥まで送り出す力がいります。ゴックンと飲み込むには、食べ物を口やのどに残さず、食道まで送るために十分な圧力をかけなければなりません。これらすべての動作に、顔、のど、舌の筋肉や、飲み込みの反射など、様々な要素が関わっています。

ご病気などが原因で、これらの要素がうまく働かなくなると、本来食道へ行くべき食べ物がのどに残ってむせたり、気管や肺に入ってしまう「誤嚥《ごえん》」が起こったりすることがあります。このことは後述します。

ちなみに、嚥下の「嚥」は「燕《つばめ》」に由来しています。燕のヒナが大きく口をあけてエサを食べ、飲み込む姿からきているといわれています。英語では、語源は違うようですが"swallow"という単語が「燕」と「飲み込む」の二つの意味で使われています。

解剖② 口に入れる〜飲み込むまでの順序

解剖①でご紹介した、ケーキを飲み込むまでの順序を、もう少し詳しく見ていきます。私たちは、飲み込む、つまり嚥下をする前に「食物を視覚や嗅覚などで認識し、口に入れ、咀嚼《そしゃく》（噛むこと）する」という行動をしています。これらの行動を「摂食《せっしょく》（食べること）」といいます。

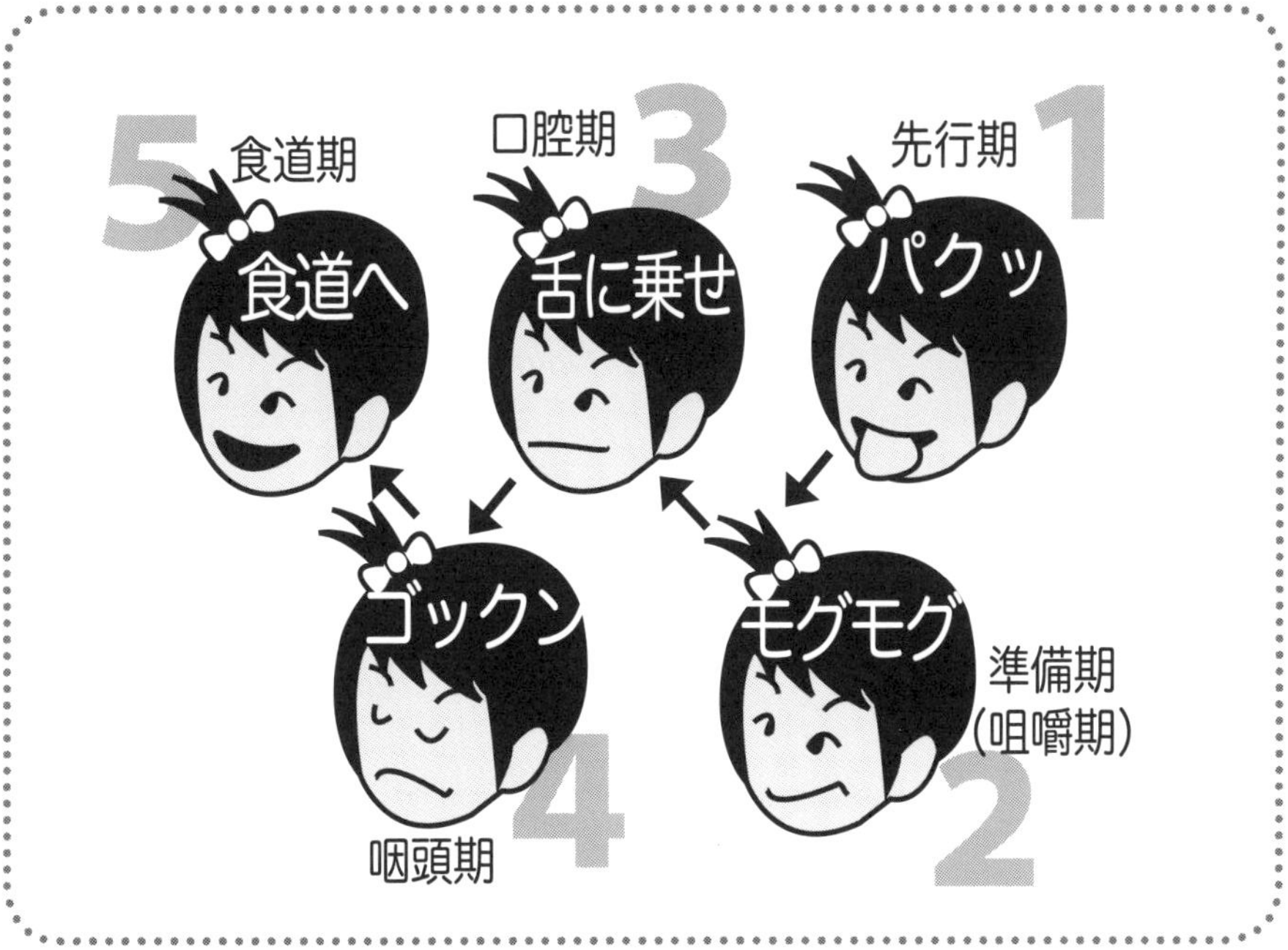

摂食・嚥下において、食物を飲み込むまでの運動は、これらと併せて「摂食・嚥下」と呼ばれることが多く、その順序は大きく分けて5つあるとされています。簡単に分けてしまうと（1）おいしそう、パクッ、（2）モグモグ、（3）舌に乗せて、（4）ゴックン、（5）食道へ、という段階です。5つの段階の境目は多少重なることがありますが、この段階にそれぞれ名前がついています。

（1）の「おいしそう、パクッ」という段階は「先行期」。解剖①でも、目の前に「おいしそう」なケーキがある、とお書きしました。「おいしそう」と判断するためには、色や形、香り、ケーキが置かれている状況（ゴミ箱に捨てられていたら「おいしそう」とは思えません）などを合わせて認識する必要があります。そして「食べよう」と判断し、口に入れるまでの段階のことをいいます。

ここでパクッと口に入れるためには、下あごと同時に上下の唇を開く必要があります。ケーキが舌の先に触れると、舌は後退しながらケーキを口の中に引き入れ、噛み切る必要があれば上下の歯で適量を切り取ります。そして唇を閉じ、舌はケーキを上あごに押し付けます。この時、食物の硬さ、軟らかさを判断しています。食物が硬い場合は、噛み砕くために奥歯へと運ばれていきます。

(2)の「モグモグ」は「準備期(咀嚼《そしゃく》期)」。ケーキをパクッと口に入れた後、歯で噛むと同時に、舌でケーキを唾液と混ぜ合わせ、飲み込みやすい状態にしていきます。軟らかく、歯で噛み砕く必要のない食物の場合は、舌と上あごで押し潰します。さらにこの時、口あたりや味が脳に伝えられています。噛む時はあごを上下に開閉するほか、側方にも動かしており、歯ですり潰す動きに繋がっています。その後、舌を使ってケーキをひとつにまとめ、舌の上に集めていきます。まとめられた食物の塊《かたまり》のことを「食塊《しょっかい》」といいます。

(3)の「舌に乗せて」いる段階は「口腔《こうくう》期」。食塊を舌の上に集めたら、喉(咽頭《いんとう》)の奥へと一気に送り込んでいく動きが続きます。

(4)の「ゴックン」は「咽頭期」。喉に送った食塊を飲み込み、食塊が食道の入り口へ辿り着くまでの段階です。飲み込む瞬間、鼻と口の間は遮断され、食塊が空気の通り道(気道)に誤って入らないよう、気道も蓋をされます。

(5)はそのまま「食道期」。食道の入り口は、食塊や胃の内容物などの逆流を防ぐため、普段は収縮して閉じています。新たな食塊が近づくと食道の入り口が緩み、食塊が通過していきます。食塊の通過後は、入り口が再び収縮します。

口腔期以降の運動は、いずれも喉の筋肉や骨の複雑な動きによるものです。これらは反射的に行われており、「嚥下反射」と呼ばれています。

軟らかいものを食べることが増え、噛む回数が少なくなってきたといわれる現代人ですが、それでも1回の食事で600回以上、咀嚼しているそうです。3食では、単純に計算しても約1800回以上。嚥下は1日約1000回に及ぶそうです。これには唾液の嚥下も含まれますが、その唾液は1日約1~1.5リットル分泌されるといわれています。複雑な摂食・嚥下の運動をこれだけ多くこなしていたと思うと、改めて驚かされますね。

解剖③ 嚥下に使う機能ってどんなものがあるの?

嚥下には前述で上げたようにいくつかの期によって分かれます。

ここでは、

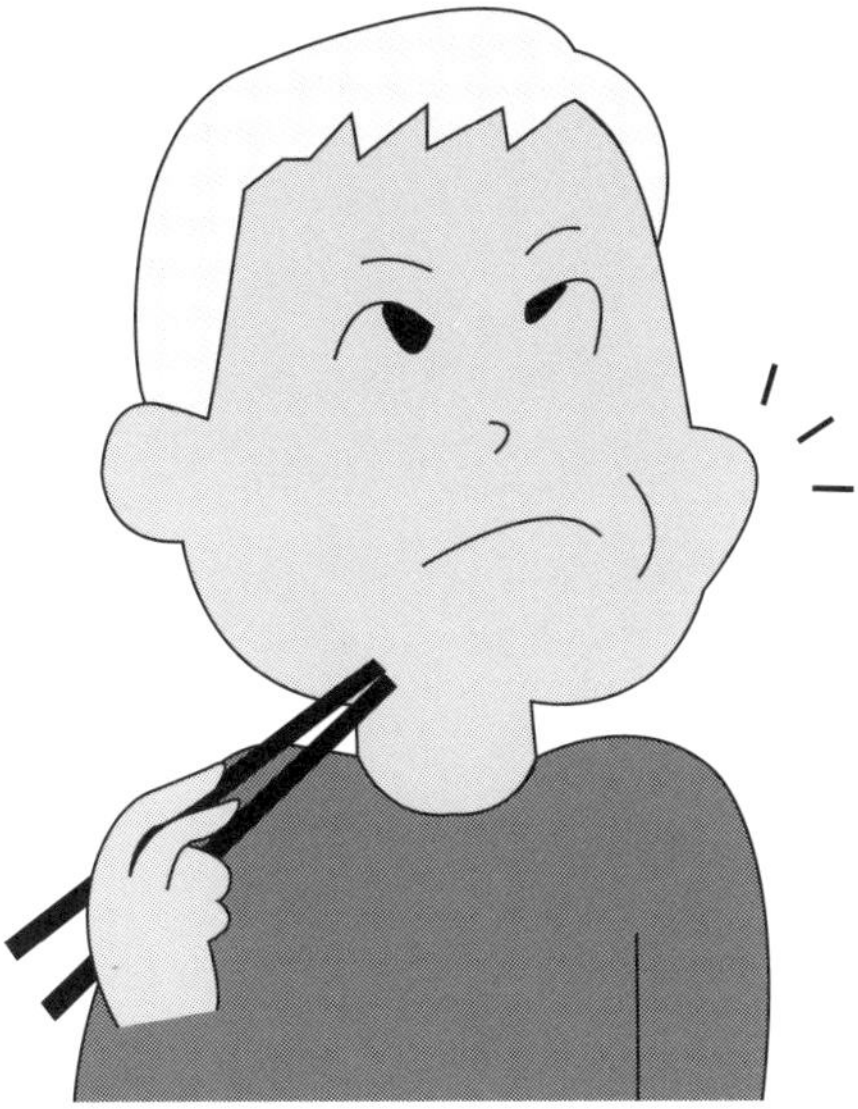

① 食べ物を口に入れる（認知・先行期）
② 口に取り込んで噛む（準備期）
③ 舌の運動により噛んだ食物を咽頭へ送る（口腔期）
④ 食道へ送り込む（咽頭期）
⑤ 食道から胃へ送り込む（食道の蠕動《ぜんどう》運動により胃まで運ぶ食道期）

といった大きく5つに分解して、それぞれに口から喉の、どの運動機能や感覚を使っているのかをご説明します。

① 食べ物を口に入れる認知・先行期

ここではまず『食べるものを認識し、準備する先行期』があります。ここでは口に入ったものが食べ物であると認知する能力が必要になります。

まずはしっかり目が覚めているかどうかです。

しかも眼を開けているだけではなく「周囲を意識できているか」がまずは前提です。意識障害や高次脳機能障害、認知症などがあるとここで口に入ったものが食べ物であるという認識に遅れが生じ、噛むことに繋がらない可能性があります。また感覚機能も重要です。口の中の感覚が鈍麻

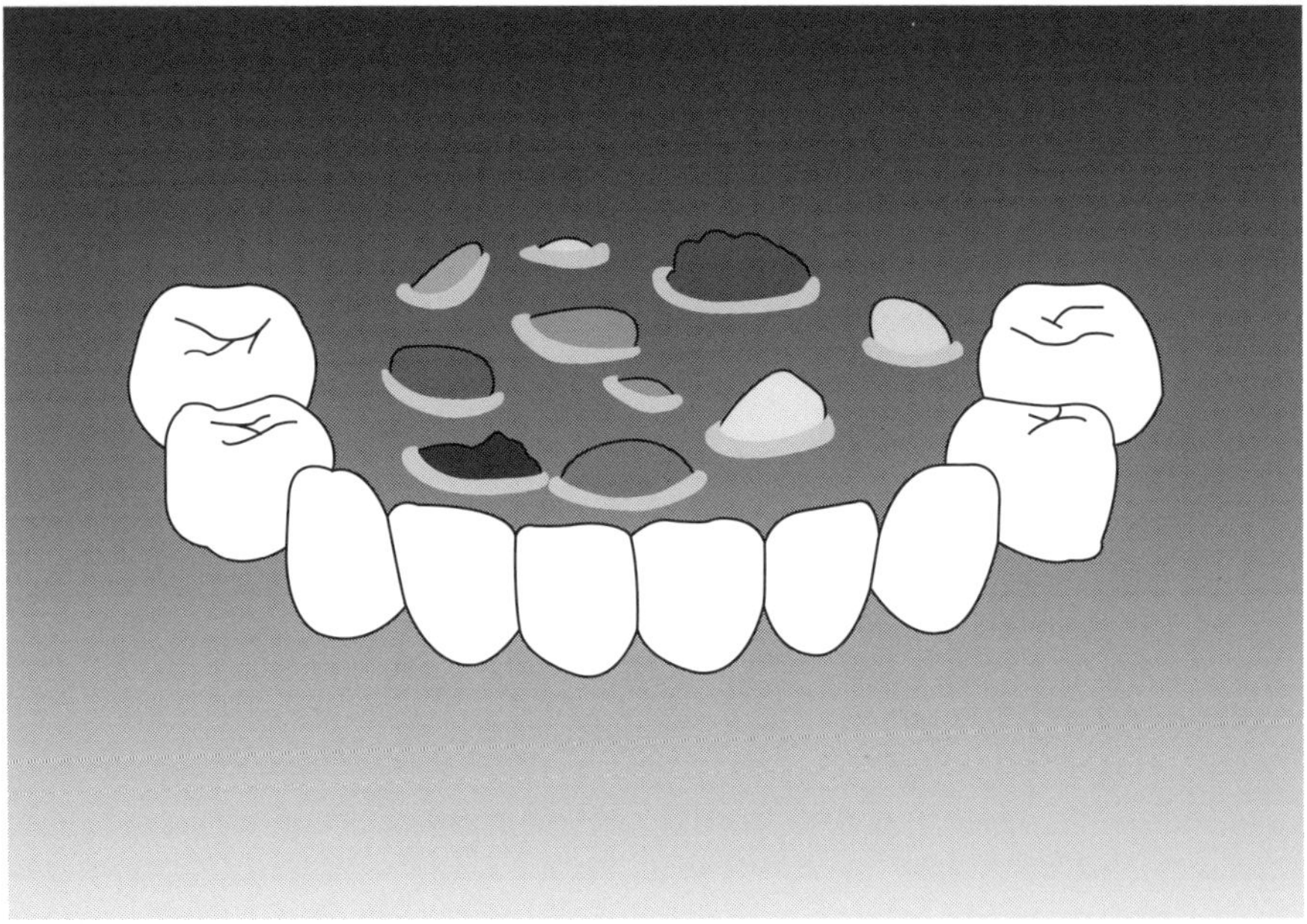

～消失していた場合も認識が難しいことがあります。

要注意！

意識レベルが低いのに無理やり食べさせようとすると、むせの原因になります！

② 口に取り込んで噛む準備期

続いて、咀嚼して細かくして唾液と混ぜ、飲み込みやすくなるように食塊を形成する準備期という段階。ここでは噛むための歯の機能や、口腔内の環境が重要になってきます。

口の中が乾燥していると唾液とうまく混ぜることができなくなります。また味を感じづらくなったりもするので食事前に汁物などの水分で潤わせることも大切です。高齢になると動かす頻度も減ってくることからこの噛む動きの能力も低下しやすいので注意が必要です。

③ 噛んだ食物を咽頭へおくる口腔期

ここでは舌の運動機能が重要になります。

舌の運動機能の中でも筋力と感覚が大切な働きをすることになります。

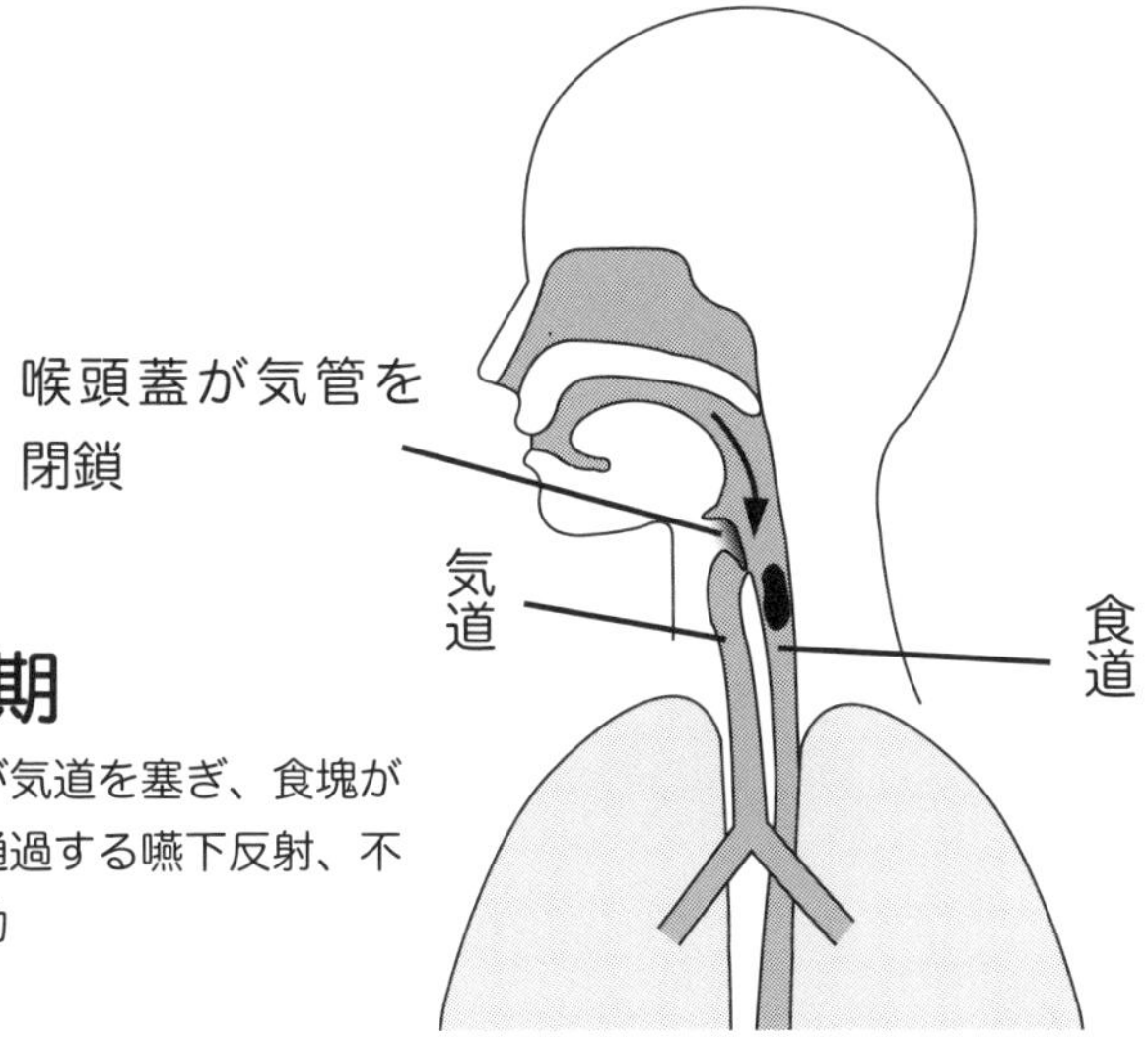

咽頭期

喉頭蓋が気道を塞ぎ、食塊が食道を通過する嚥下反射、不随意運動

舌の動きにて、口の入りぐちから舌の奥まで送る期です。麻痺などによる舌の萎縮や滑らかな動きがしづらくなる不随意運動と呼ばれる状態、感覚障害・あご周囲や舌の筋力低下と可動域制限があるとこの期が制限されやすくなります。

④ 噛んだ食物を食道へ送る咽頭期

咽頭期に必要なのは上食道括約筋という筋肉の能力が必要となります。

通常、食べ物を飲み込む際には食道が開き、気道は閉じます。また呼吸時は空気が肺に届くように、気道が開いた状態になります。

しかしこの仕組みが十分に働かず、飲み込む際に気道が開いていると誤嚥の引き金になるので要注意です。食事の際に頻回にむせるようでしたら、すぐに医師や看護師、リハビリスタッフに相談してください。

POINT 誤嚥とむせは違う

誤嚥：食物や唾液の一部が気管に入ること。
むせ：入りかけた時に起きる反射。
むせていることが必ずしも誤嚥とは言い切れないのです。

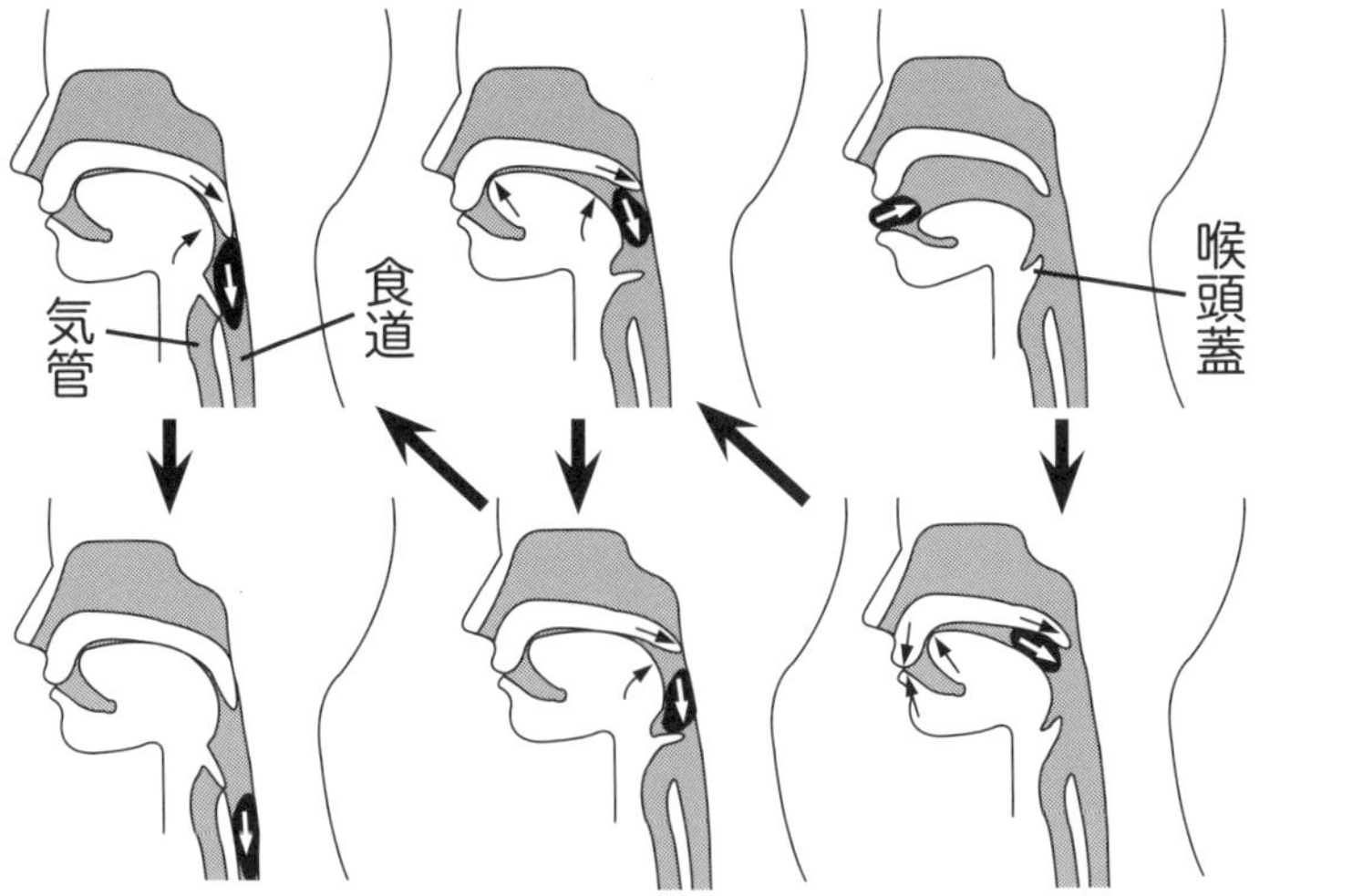
① 口への取り込み
② 奥舌への送り込み
③ 奥舌から
咽頭への送り込み
④ 咽頭への送り込み
⑤ 咽頭通過、
食道への送り込み
⑥ 食道へ

⑤ 食道から胃へ送り込む

ここでは下食道括約筋という筋肉の能力が必要です。ここまでくると自身ではコントロールできない期となります。ここでは食道の障害などがあると食べ物が食道に停滞し、苦しくなってしまいます。

私たちは食べるということにおいて実はこんなにも複雑な動きや働きを無意識で行っているのです。当然、病や障害でどこか一部でも不十分になってしまうとたちまち、食べることに様々な制限や危険が生じることになるのです。

解剖④ 障害されると起きること

次は前項で説明しました5つの段階の、それぞれの期において制限や障害が発生した場合、どのような問題が生じるのかを説明していきます。

このどこに問題があるのかはこれからトレーニングをするにあたってとても重要になります。

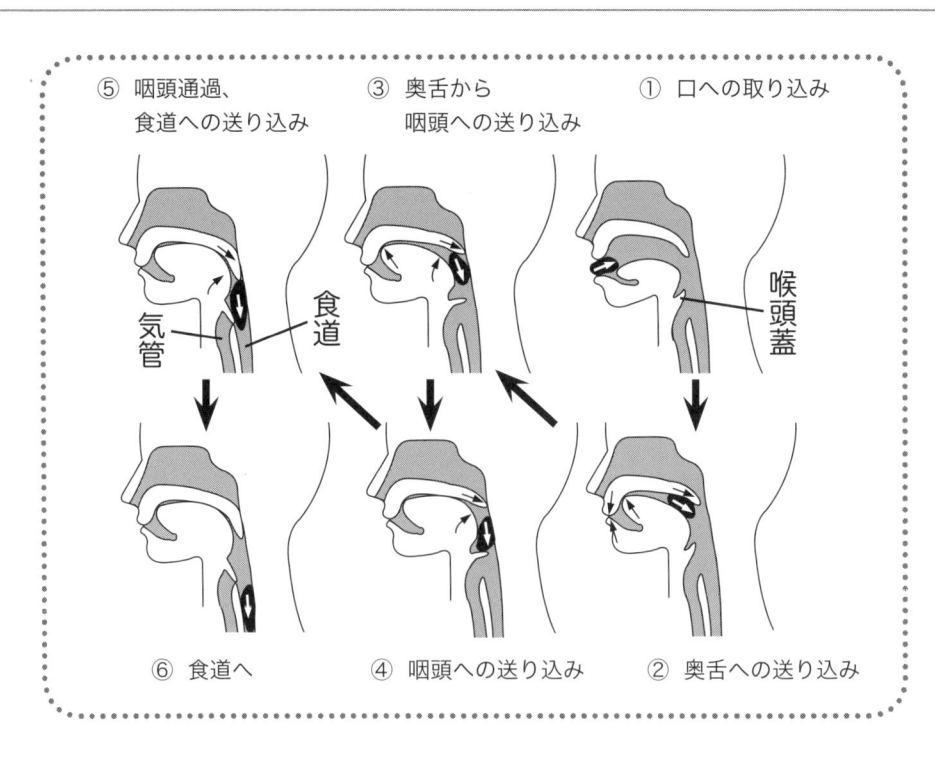

摂食・嚥下では窒息や誤嚥を招きかねないリスクのあるものなので、自主トレーニングする前は必ず一度は医療関

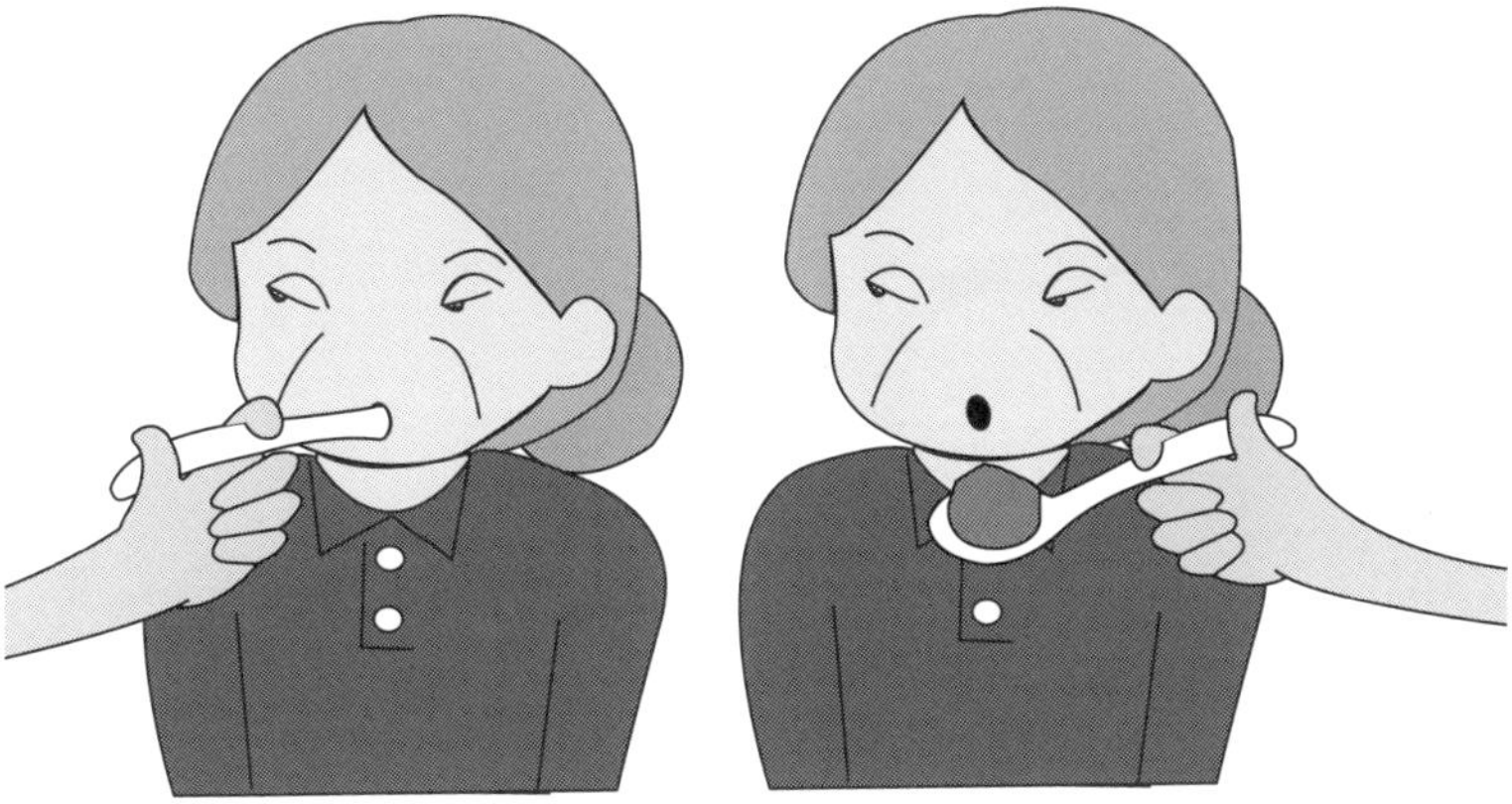

係者の指導を仰いでから行うようにしてください。

① 認知期による問題

意識レベルの重要性を示しましたが、仮に覚醒をしていなかった場合、当然、食べ物を目の前に近づけても反応自体をすることができません。食べないのではなく食べる準備ができていない。そういったこともあります。また仮に口腔内の感覚が低下している場合、リアクションがないからといって、熱いものを口の中に入れてしまうと、やけどの危険性もありますので十分な注意が必要です。

② 準備期による問題

認識をされていても口を閉じることがなければ、食べ物や飲み物は口からこぼれてしまいます。また唾液が不足していたりして湿潤していないと食べ物が上手くまとまらなかったり、味が感じづらくおいしくなくなってしまったりします。

③ 口腔期による問題

ここでの障害は送り込みがしづらくなり、次の咽頭期までの移行ができなくなります。

筋力の衰えなどにより、喉頭蓋の動きが悪かったり、むせこみの反射の遅れがあったりすると、食物が気道に入り込んでしまう誤嚥を引き起こしてしまう。

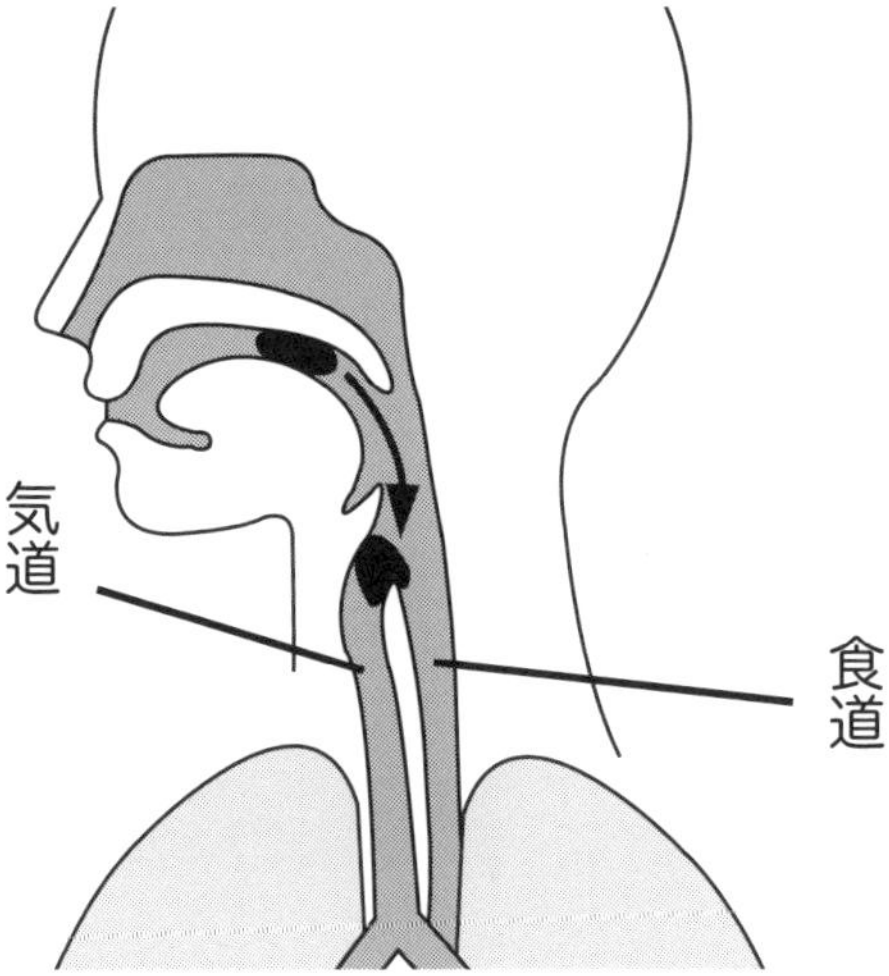

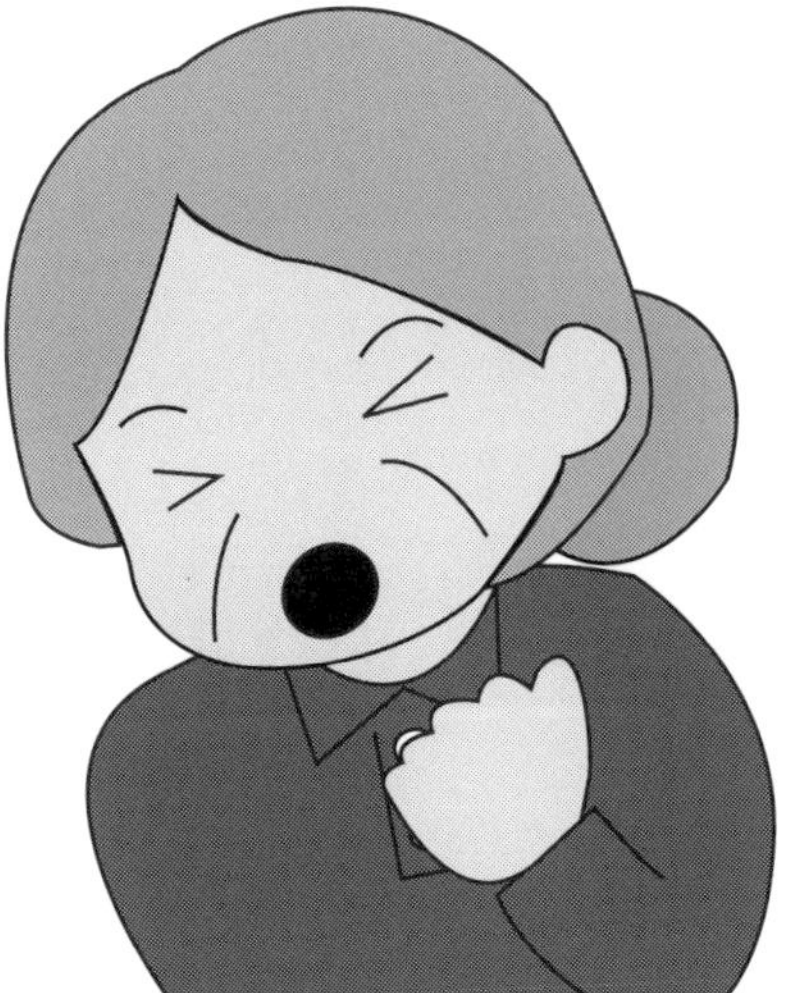

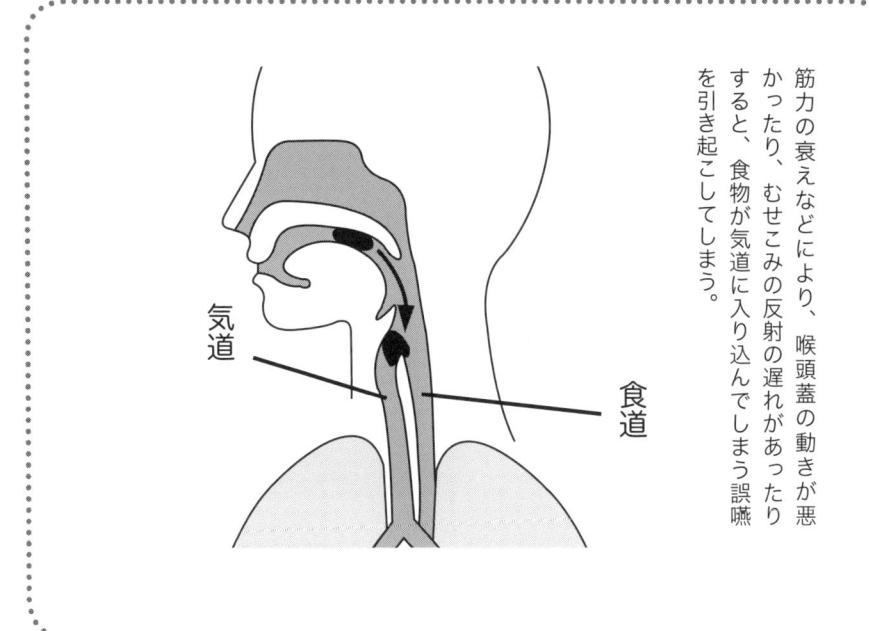

コラム②

今の方が軟らかい？変化している食形態

日本の食事の形態を変化させたタイミングは大きくわけて2回あります。1回目は明治時代の文明開化。2回目は第2次世界大戦以降の食生活の欧米化です。

1回目の時は、今までの日本食になかった食材や調理法が日本に入ってきました。それまで食べなかった牛肉が食べられるようになったり、今では当たり前のパン食が始まったのもこの時代でした。

第2次世界大戦後から、さらに大きく日本の食生活は変化していきます。学校給食では、パン食が勧められ定着していきました。1970年代に進出してきたファストフードやファミリーレストランも日本人の食事を変化させ、食の欧米化が進んでいきます。

伝統的な食事が失われてきているとか、生活習慣病が増加していたりと食生活の変化からくる問題点も数多くありますが、見方を変えるととても便利になってきているともいえます。特に噛む力が落ちてきている方には、手軽に軟らかい食事を口にすることができる状況になっています。

もちろん和食にも煮物や揚げ浸し、茶碗蒸しなど軟らかい食事がたくさんありますが、食文化が変化することで、選択肢が広がり、今の方がより軟らかい食事になっているといえます。

④ 咽頭期

前述したように、ここでは嚥下における重要な部分で、飲み込む際に気道が開いていると誤嚥性肺炎の引き金になったりと生命に直結するものになります。

例えば麻痺により筋力が低下している場合や、むせこみの反射の遅れが原因に考えられます。

⑤ 食道期

食道で障害（神経疾患や消化器疾患など）があると逆流性食道炎などに繋がってきます。また明らかな食道の障害がなくても、食べた後にすぐに横になって寝たりしていても、良くありません。食後は少し体を起こすようにしておきましょう。

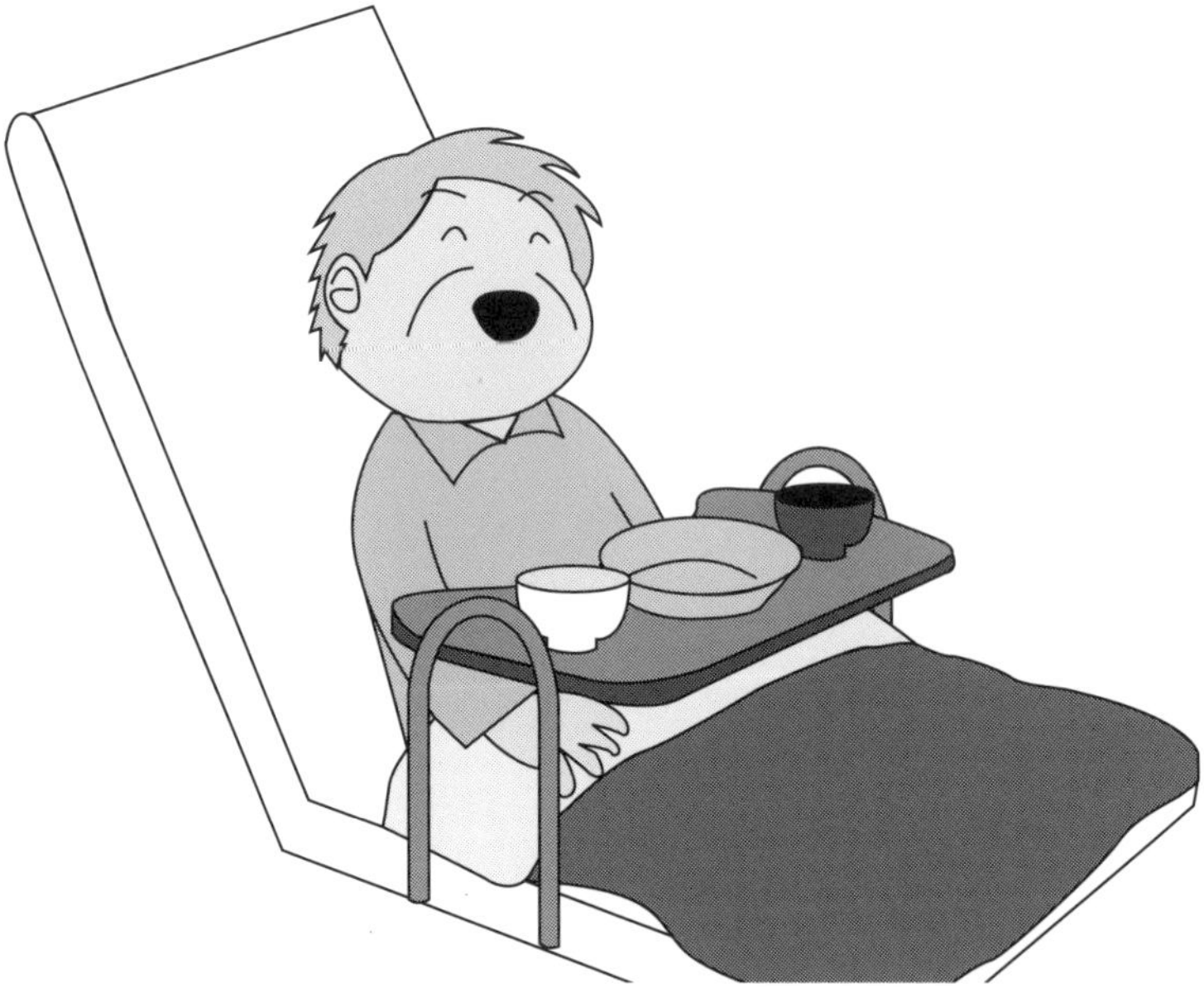

コラム③

おいしさそのまま！軟らか食、刻み食のコツ

噛む力が低下した方、嚥下機能が低下した方に対しては軟食や刻み食を作る必要があります。せっかく調理した食事が「おいしくない」「食欲がわかない」と言われて、食べてもらえないという苦い経験をした事があるかもしれません。それでは、なぜおいしくないと言われてしまうのか、おいしくするにはどのような工夫が必要なのかお伝えしていきます。

軟食を作る際に味付け自体は常食と特に変わらず調理する事ができます。しかし食材そのものの味は失われてしまう場合があります。長時間火を通すことで、味や香りがとんでしまい物足りない味になってしまうことがあります。

見た目も重要な要素です。盛り付け方や器が違うと、食欲にも差が出てきます。

ここでは青菜の和え物を例にあげます。

味や香りを保ちたいが、軟らかく加熱しなければならない。そのような時に役立つ調理法が蒸し調理です。蒸し調理は、食材そのものの味や、栄養素を茹で調理に比べ保つことができます。茹で調理より蒸し調理の方が甘味を増す野菜もあります。

長時間茹でることで、食品に含まれている水溶性の栄養素が失われてしまいますが、蒸し料理はその栄養素を守ることができます。

盛り付けも工夫のしどころです。特に刻み食は盛り付けや刻み方で見た目に大きな差が出ます。ミキサーやチョッパーを用いると手軽に刻むことができますが、全ての食材が混ざってしまい、あまりきれいな見た目になりません。時間と手間がかけられるのであれば、食材ごとに刻み、盛り付けの段階であわせるときれいに仕上がります。

あまり時間と手間がかけられない場合は、まとめて刻んだものをできるだけきれいに盛り付けます。器の中心に、中央が高くなるように盛り付けることで、きれいな盛り付けになります。上から何かをかけてごまかす方法もあります。例えばグラタンは、中身を刻んで、上から炒めたパン粉をかけるときれいな見た目に仕上がります。

刻まなくて良い食材を選ぶ方法もあります。例えば絹ごし豆腐を使った奴や、長いもをよく擦ったとろろなどは特に刻む必要なく食べることができます。今回のテーマから少し外れますが、このような食材を活用することで、食欲が落ちた方でも食事が進むことがあります。

コツを上手に活用して、軟らか食、刻み食をおいしく作りましょう！

1 ✻ 呼吸練習

① 腹式呼吸

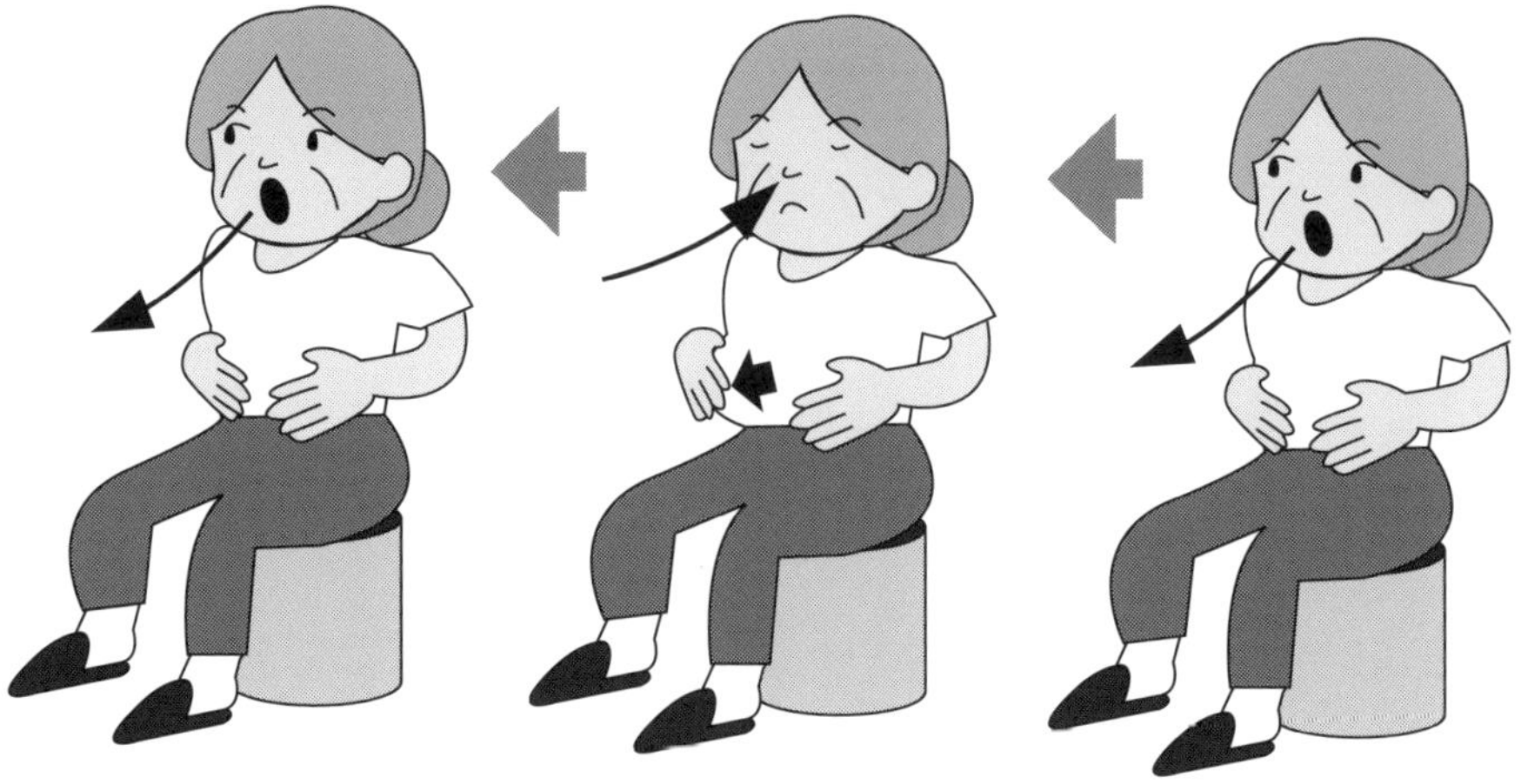

ゆっくりと息を吐き切る。

鼻からゆっくりと吸う（おなかが膨らむように）。

再びゆっくりと息を吐く（吸う時の２倍くらいの時間をかけて）。

エクササイズ①
誤嚥予防の全般的な基礎練習

誤嚥はご自宅でのトレーニング・日々の意識づけ・心がけを行うことだけでも予防や改善に効果があります。まずは全般的な練習をご紹介します。

1 呼吸練習

しっかりとした呼吸能力は万が一誤嚥してしまった時の「咳をして出す」力に繋がります。

① 腹式呼吸

効能
・全身のリラクゼーション
・横隔膜など呼吸筋の強化
・肩回りと呼吸筋のリラクゼーション

まずはゆっくりと息を吐き切ります。
鼻からゆっくりと吸ってください。
この時おなかが膨らむように。

② 口すぼめ呼吸

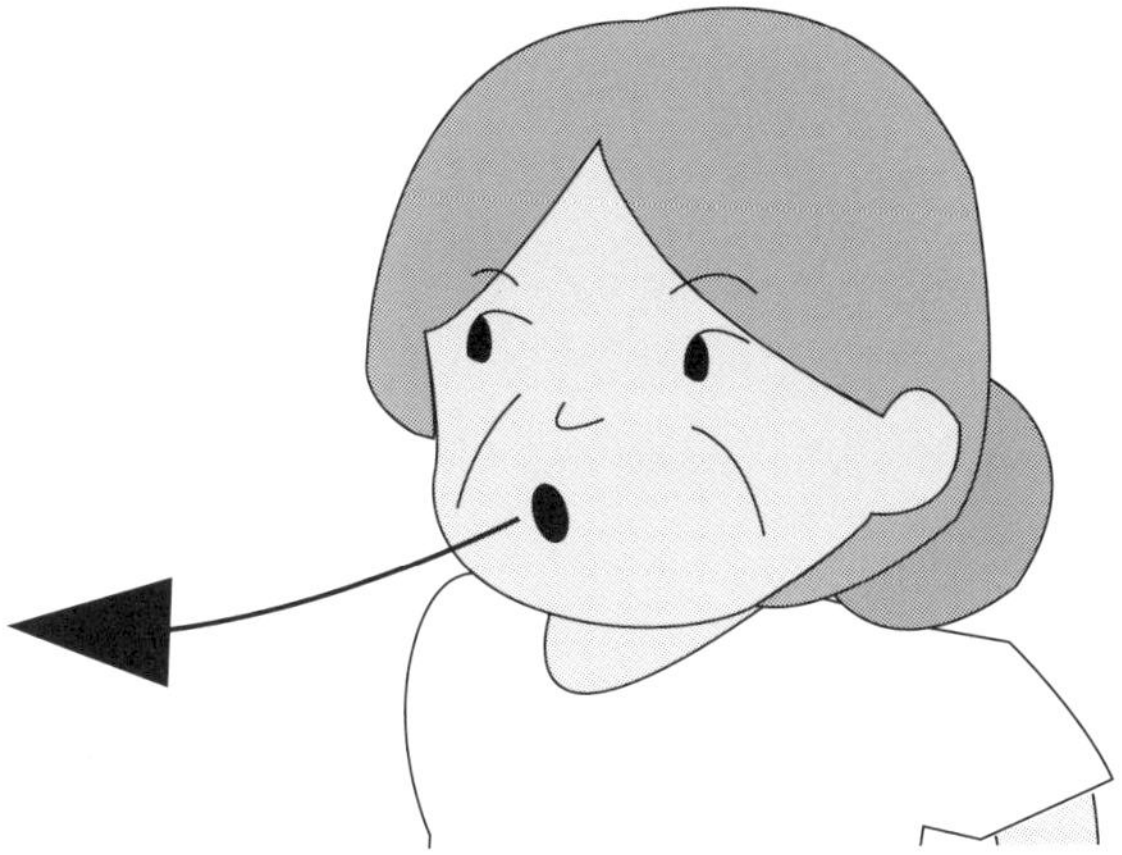

まず、ゆっくりと息を吐ききる。
続いて鼻からゆっくりと吸い、
口をすぼめて、ろうそくの火を消すようなイメージでゆっくりと吐く。

もしも分かりづらい場合はお腹に手を置いて膨らんでくるのを手で感じながら行うことをお勧めします。

そして再びゆっくり息を吐きます。

このとき息を吸うときの2倍くらいの時間をかけてゆっくり吐きます。

② 口すぼめ呼吸

効能

・横隔膜など呼吸筋の強化

まずはゆっくりと息を吐き切ります。

鼻からゆっくりと吸ってください。

そして吐くときはろうそくの火を消すようなイメージで口をすぼめて吐いてください。

この時もゆっくりと吸うときの2倍くらいの時間をかけて行ってください。

2 首周りの体操

首の位置はとても重要です。首が傾いていたり、過度に上を向いていては唾液や飲食物が気管に入り込んでしまうリスクが急上昇してしまいます。また首周りが過緊張して

2＊首周りの体操

① 首を前と後ろにゆっくり動かす。
目安は4カウント。

② 首を左右にゆっくり傾ける。
目安は4カウント。

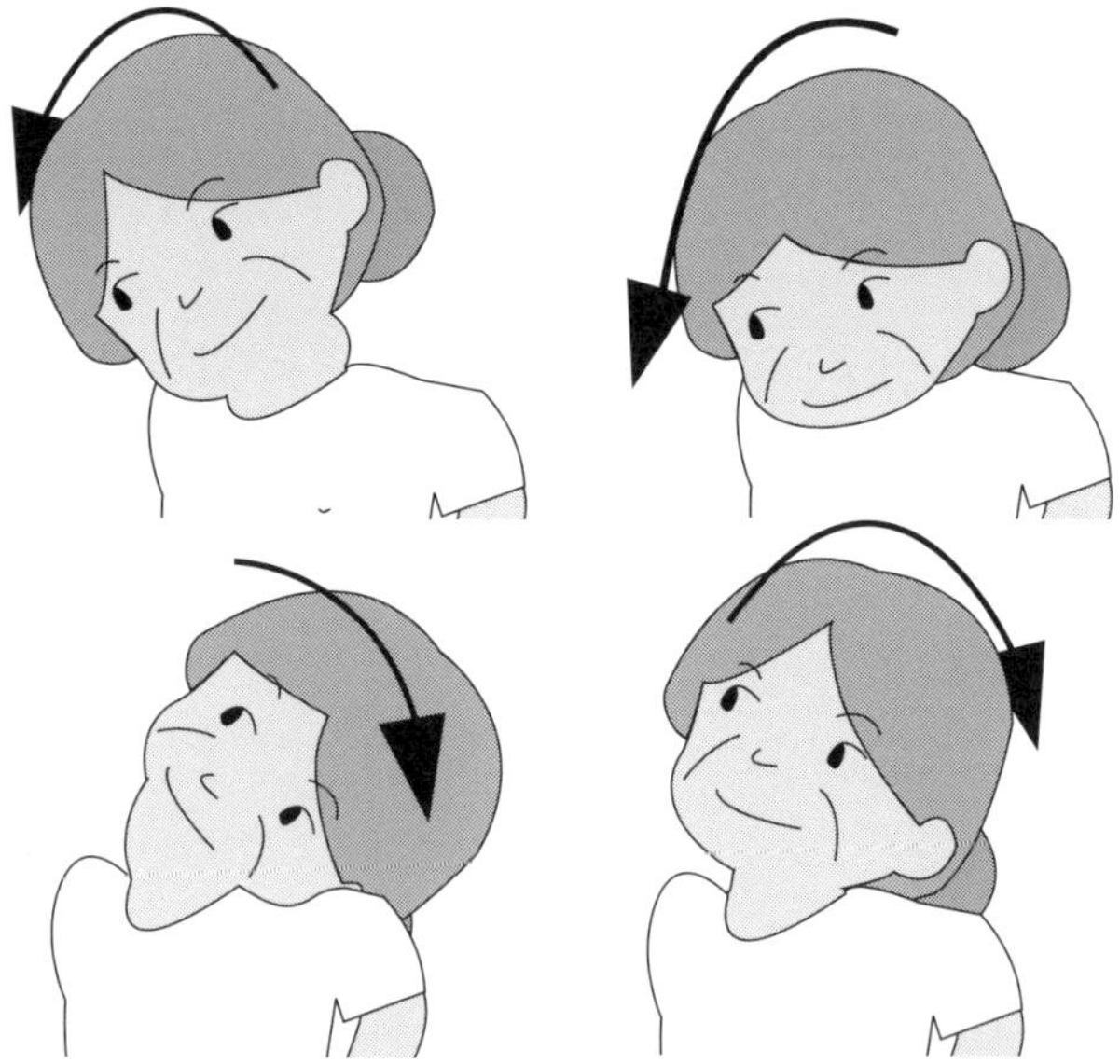

いてもスムーズな飲み込みはできないので、動かすことでリラクゼーションを図ります。

※首を手術した経験がある方、もしくは疾病をお持ちの方は医療スタッフに確認を取ってください。

① **首を前と後ろにゆっくりと動かします。**

目安は4カウント

無理のない範囲でゆっくりマイルドに。

② **首を左右にゆっくり傾けます。**

目安は4カウント。首から肩の側方の筋肉がストレッチされるのを意識しながら。

無理のない範囲でゆっくりマイルドに。

体が横に傾かないように注意してください。

③ **首を左右にゆっくり向けます。**

目安は4カウント。首から肩にかけてのの筋肉がストレッチされるのを意識しながら。

無理のない範囲でゆっくりマイルドに。

心地よい範囲まで。

③ 首を左右にゆっくり向ける。
目安は４カウント。

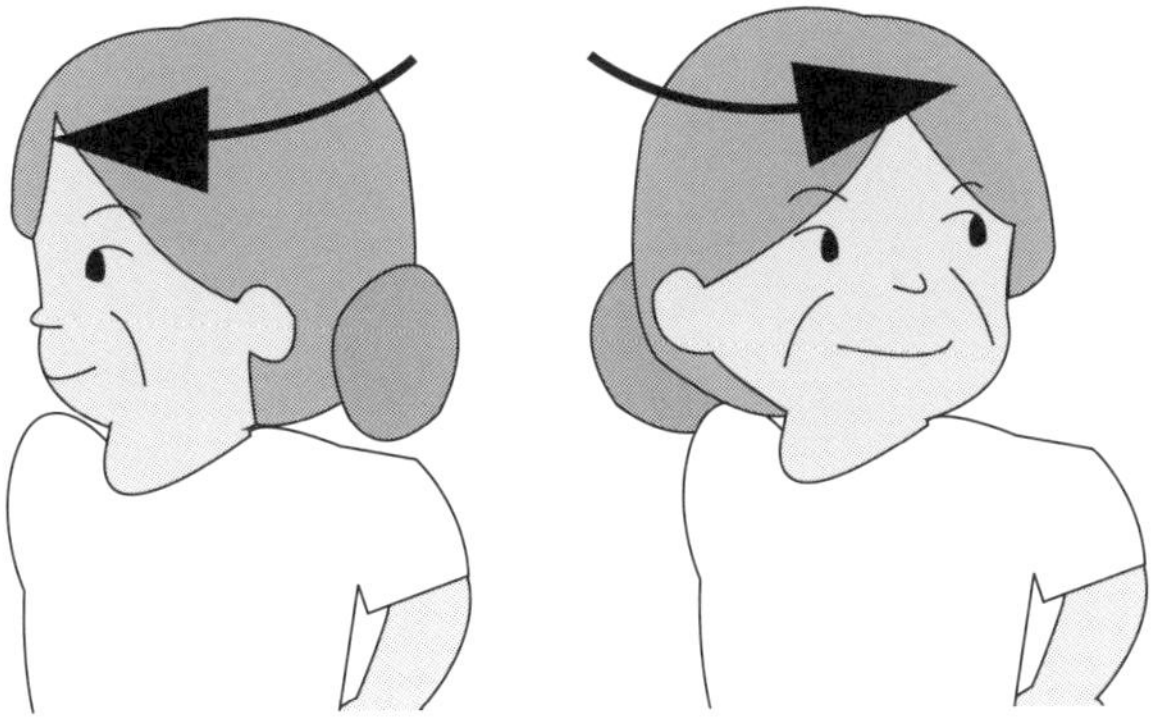

④ 首を左右にゆっくり回す。
目安は４カウント。

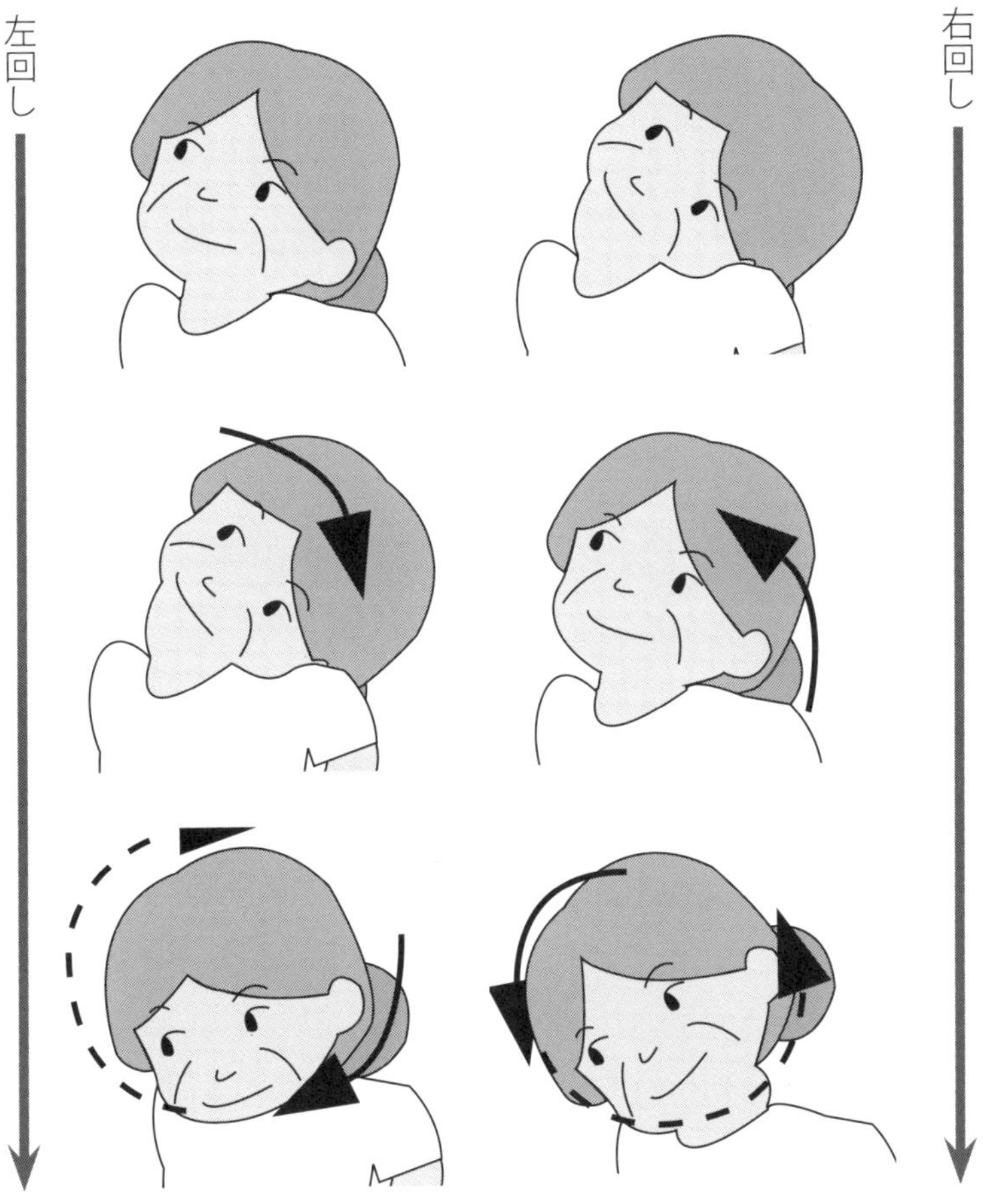

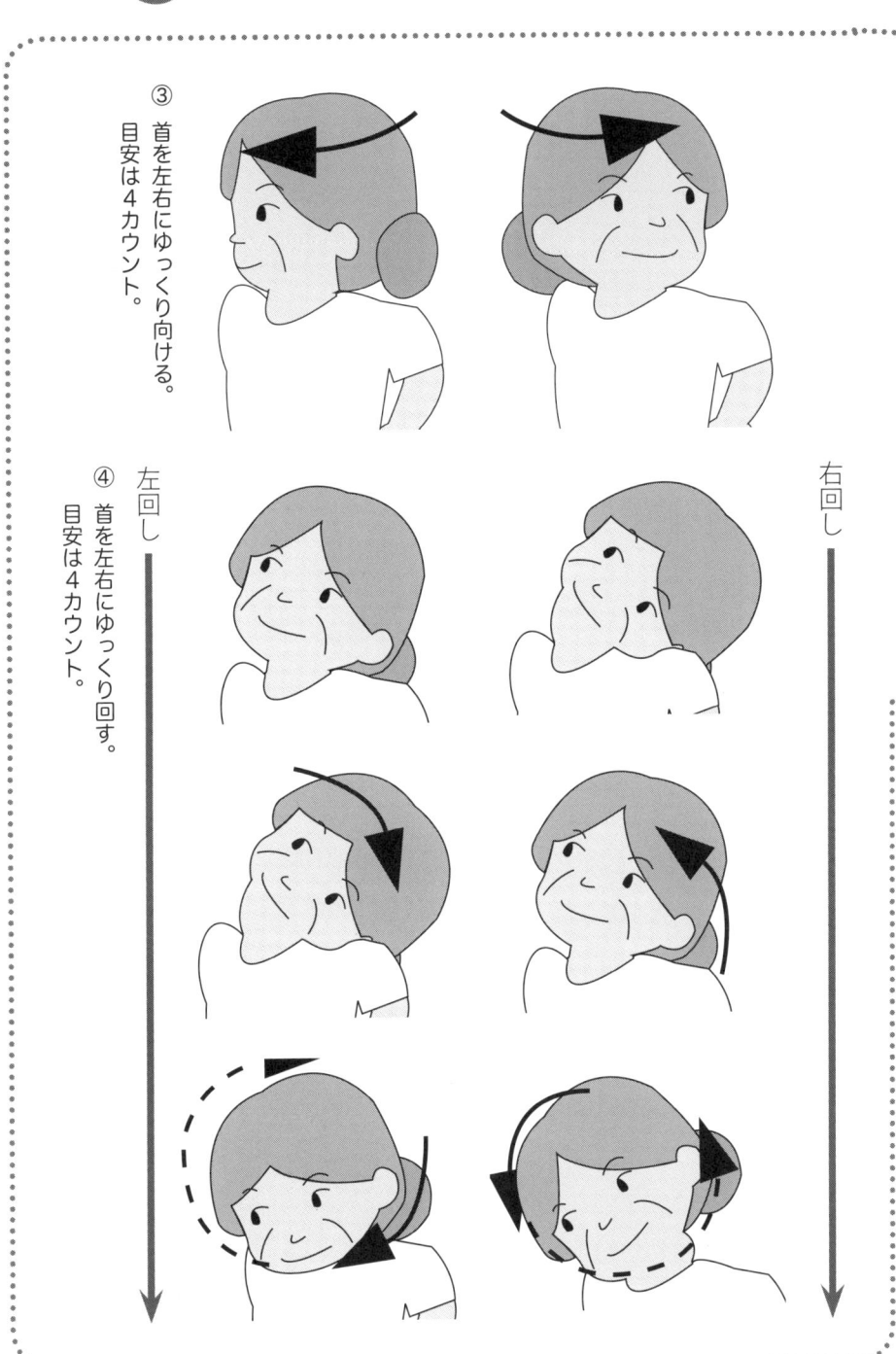

3＊肩の運動

① 肩すぼめ体操

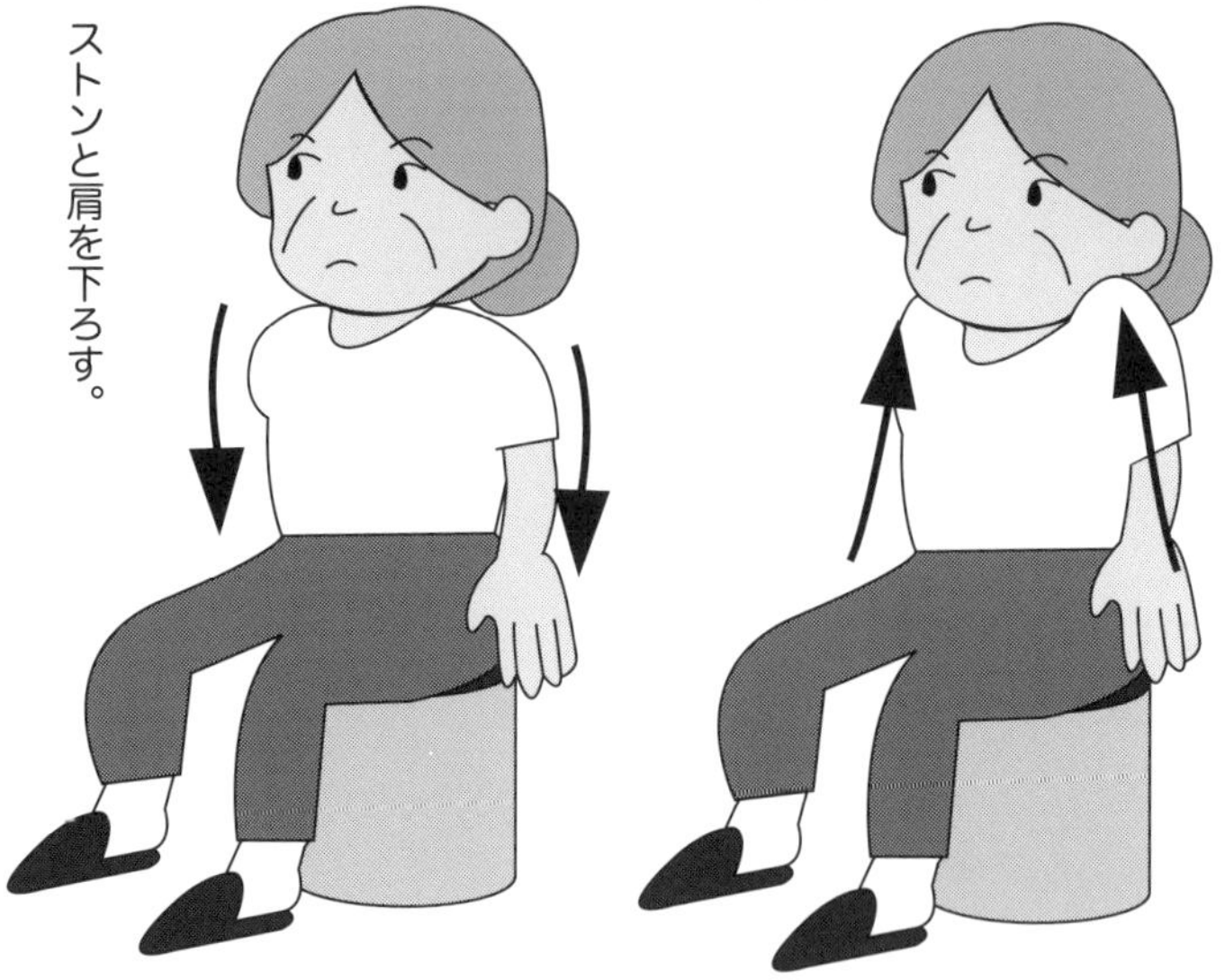

決して無理に回さないように注意してください。

④　首をゆっくり回します。

首全体の筋肉がストレッチされるのを意識しながら。
無理のない範囲でゆっくりマイルドに。
決して無理に回さないように注意してください。

3　肩の運動

肩が凝っていたり、過度に緊張していてはスムーズな飲み込みの邪魔をしてしまいます。

効能
・肩の筋肉のリラクゼーション
・肩周りのリラクゼーション

①　肩すぼめ体操

肩をすぼめます。
ストンと肩を下ろします。

○ご家族様へ～肩こりにも効きます

②　胸張り運動

② 胸張り運動

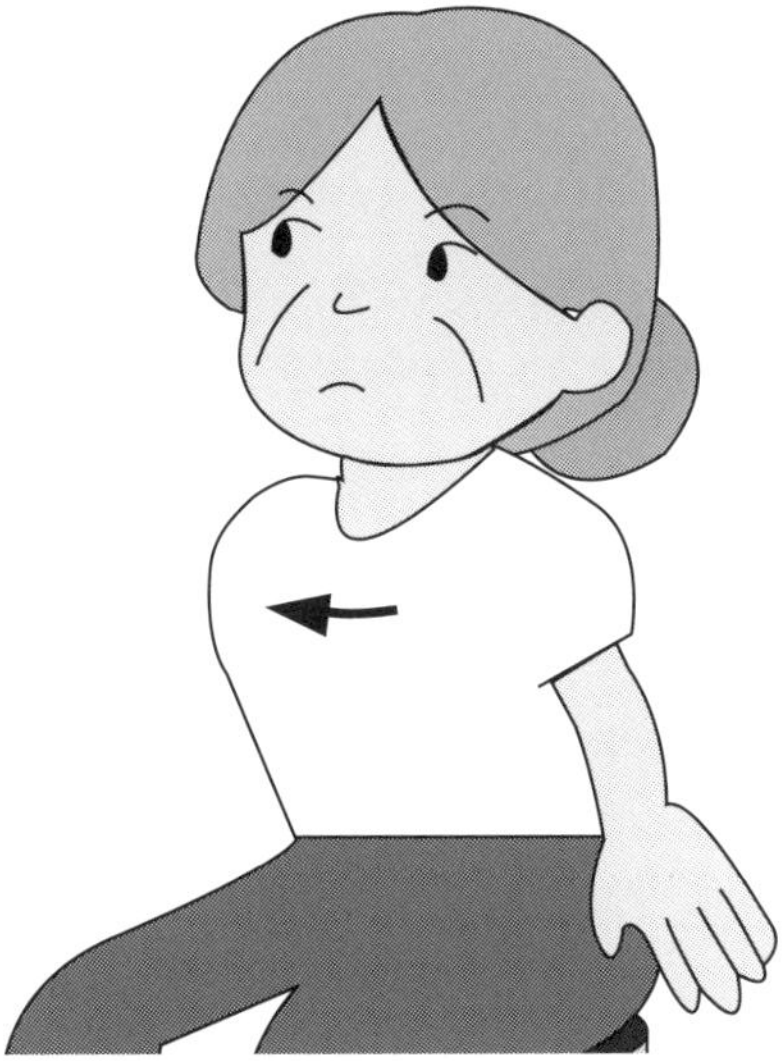

背中が丸まっていたり肩が内側に寄っていて姿勢不良の原因となります。

胸を張るように体の前面（正面）を伸ばします。

③ 伸び運動

両手の指を体の前で組み、肘を伸ばして腕を上へあげます。

4 顔面の体操

嚥下には「咀嚼」することが大切と先に説明いたしました。顔面、とくに口周りの筋肉が弱くなったり、こわばっていてはこの「噛む能力」が制限されてしまいます。

鏡を見ながら、またはご家族同士、顔を合わせながら行いましょう！

※それぞれを各10回、できれば10回1セットで2、3セット行って下さい。

① 口を大きく開ける。

② ほほを膨らませる。

4＊顔面の体操

① 口を大きく開ける。

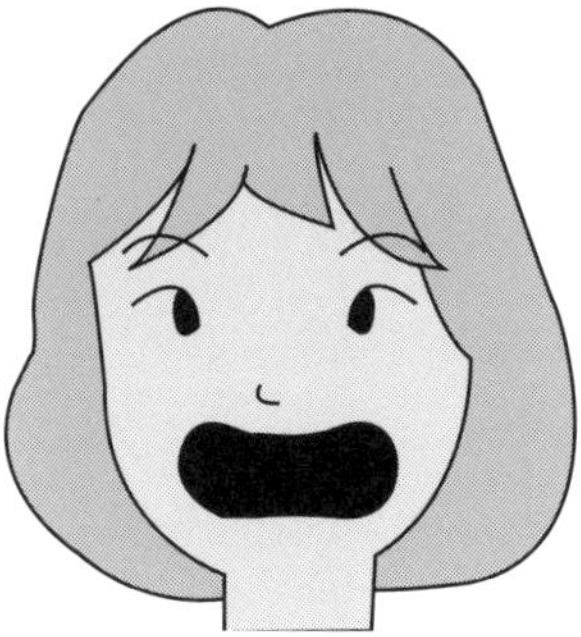

② ほほを膨らませる。

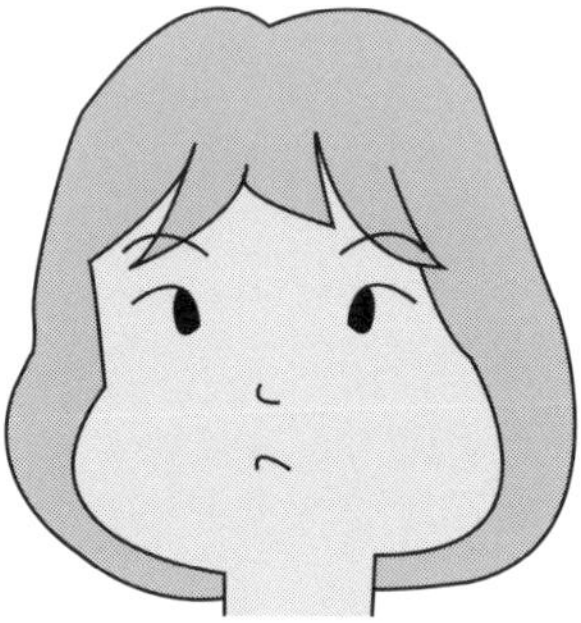

③ ほほの右側だけを膨らませる。

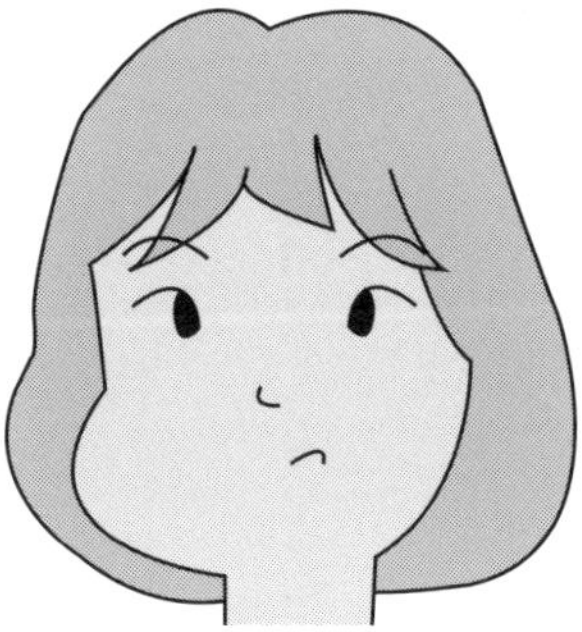

④ ほほの左側だけを膨らませる。

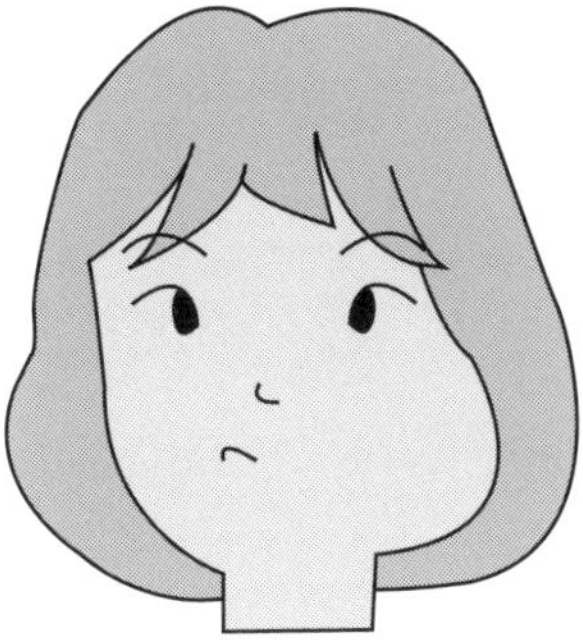

⑤ 上唇の内側のみを膨らませる。

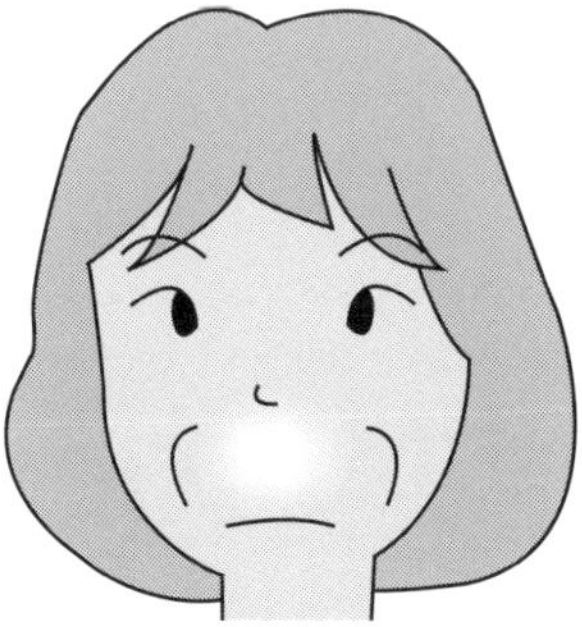

⑥ 下唇の内側のみを膨らませる。

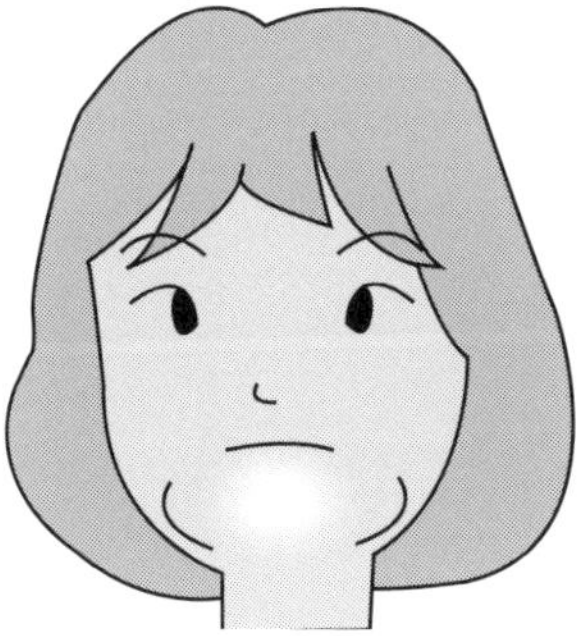

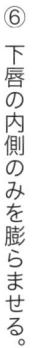

③ ほほの右側だけを膨らませる。

④ ほほの左側だけを膨らませる。

⑤ 上唇の内側のみを膨らませる。

⑥ 下唇の内側のみを膨らませる。

5 舌の運動

咀嚼から喉に送り込む咽頭期。この時に舌の柔軟性と筋力が重要なことも先に説明しました。ここでは舌の運動をご紹介します。

効能
・舌のストレッチ
・舌の筋力強化
・舌の運動をよくすることで唾液の分泌促進

① 舌を突き出す

② そのまま、舌を左右に動かす。舌先を口角（唇のはじ）に付ける。

③ 舌を上下に動かし、舌先で上唇に触る、舌先で下唇に触る。

④ 舌でほほの内側を押す

5＊舌の運動

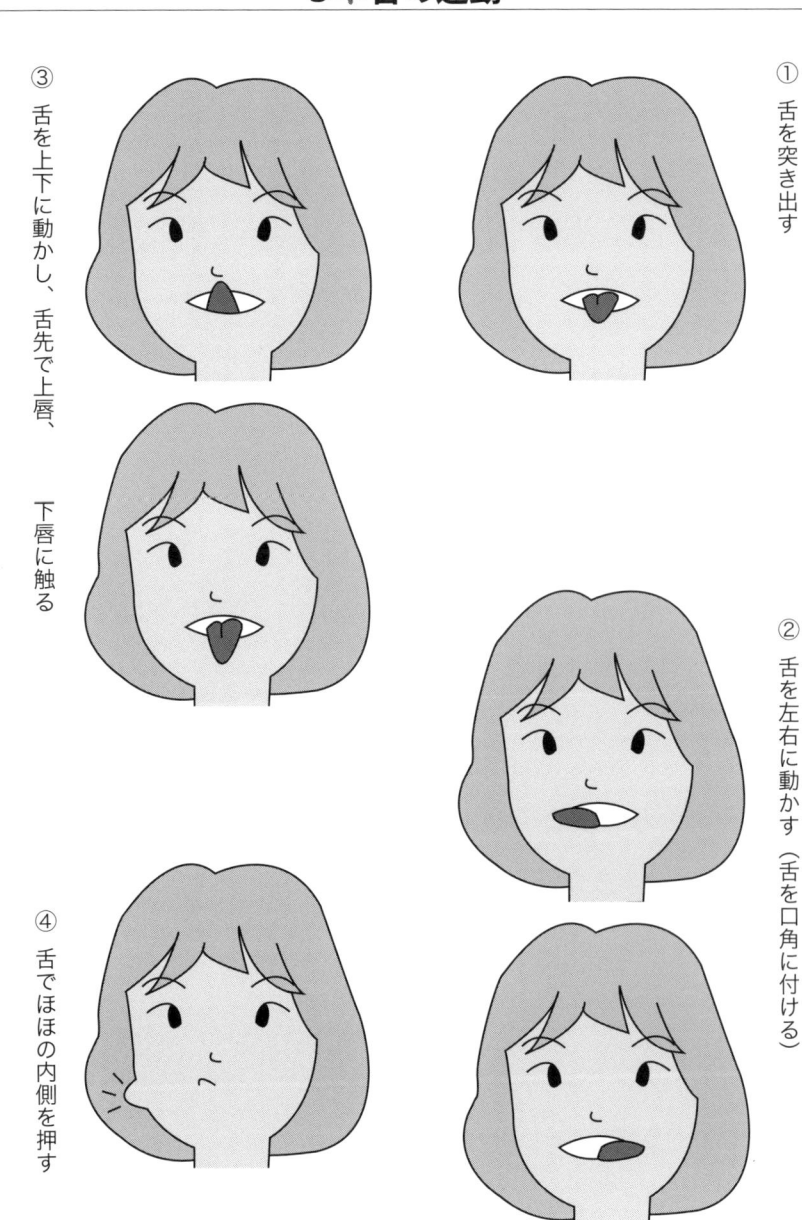

① 舌を突き出す

② 舌を左右に動かす（舌を口角に付ける）

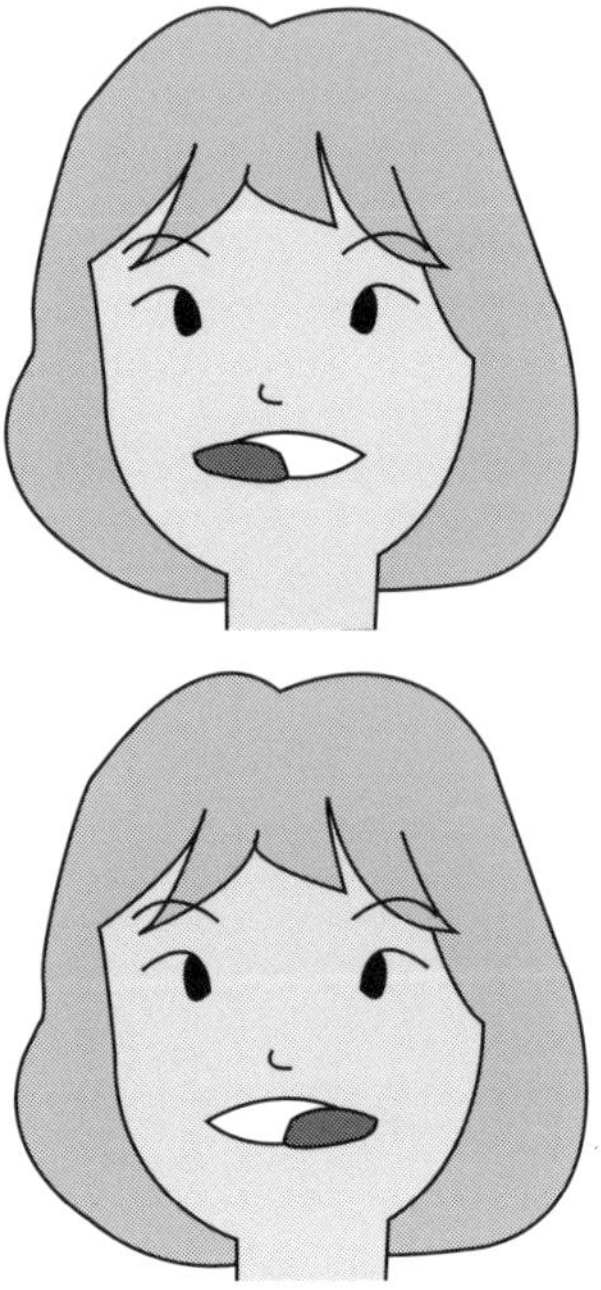

③ 舌を上下に動かし、舌先で上唇、下唇に触る

④ 舌でほほの内側を押す

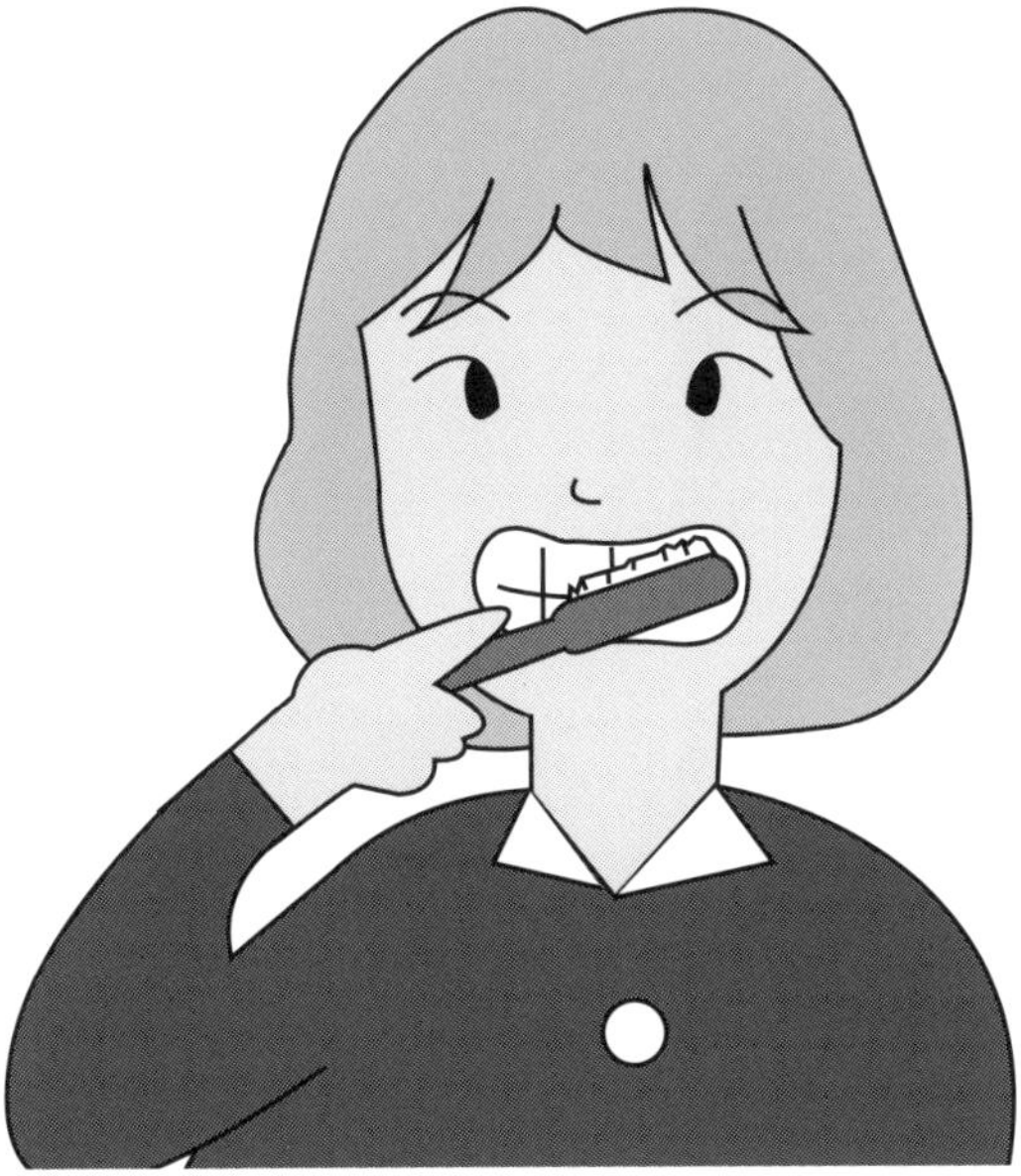

エクササイズ②
それぞれの部位ごとのエクササイズ

嚥下に関わる各部位のトレーニングは筋肉を動かして、刺激を与えることで誤嚥のリスクを軽減させます。安全に食事を楽しむためにも大切な練習です。ではいよいよ嚥下に関するそれぞれの部位に対して、在宅でできる安全性の高い練習をご紹介します。

その前に・・・・

口腔内のケアも準備段階としてしっかり行っておきましょう。

清潔な口腔内の環境を作ることは基礎となります。

歯磨きを行うことで意識が高まりますし、口の中の雑菌を洗い流せば、それだけで誤嚥性肺炎の予防に非常に効果的です。また歯磨きで口を動かせばそれ自身が運動になり、口をすすげば顔面筋（特に口周りや頬）の筋力トレーニングにもなります。

その他にも家族や友人と会話することもそれ自体が口腔

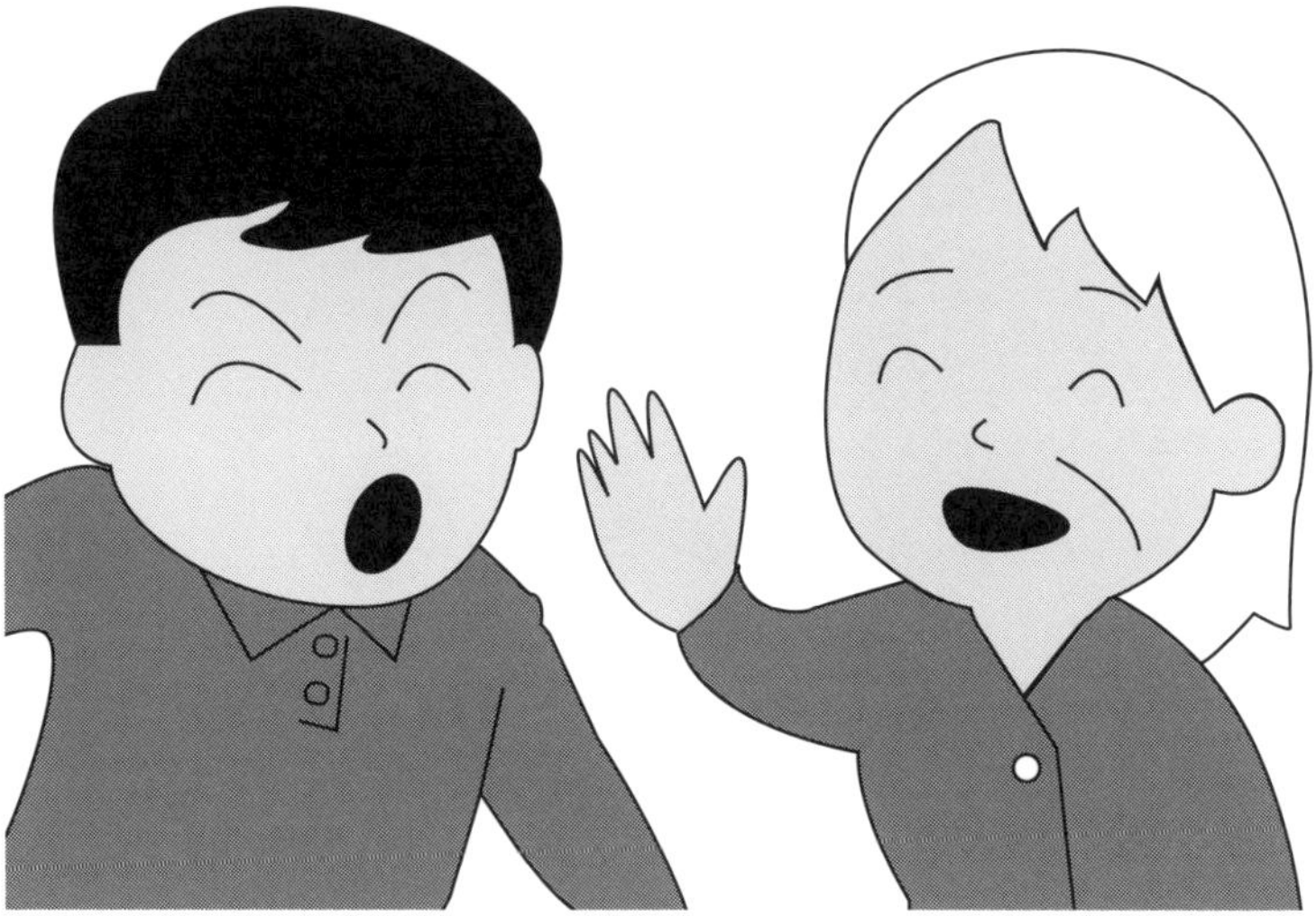

内のトレーニングに繋がりますので、これから紹介する練習もコミュニケーションしながら実施するとより効果的になるでしょう。

1 口、唇の力を強くする

① 口を大きく開ける練習

口を大きく開いて、閉じる、を繰り返します。

② 口すぼめ練習

口をぎゅっとすぼめて、今度はそこから口角を横に広げます。

これを繰り返します。

③ ほほを膨らませる

両方のほほを大きく膨らませてください。

この際、唇から息が漏れないようにぎゅっとつむってください。

④ ほほを片方ずつ膨らませる

先ほどは両ほほですが、今度は片方ずつ膨らませてください。

1＊口、唇の力を強くする

① 口を大きく開ける練習

口を大きく開いて、閉じる、を繰り返す。

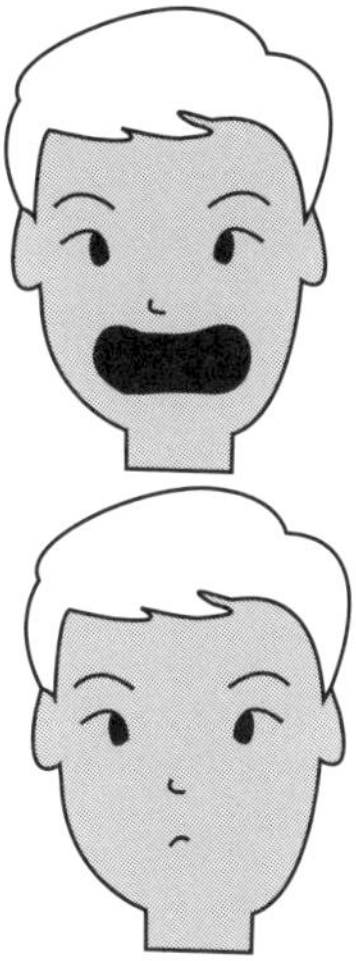

② 口すぼめ練習

口をぎゅっとすぼめて、次に口角を横に広げる、を繰り返す。

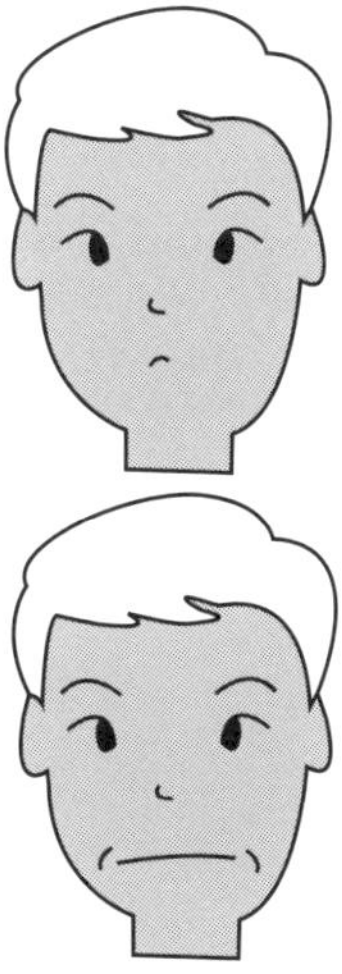

③ ほほを膨らませる

両方のほほを大きく膨らませる。息がもれないように。

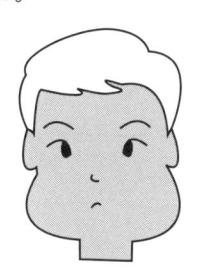

④ ほほを片方ずつ膨らませる

片方ずつ、ほほを膨らませる。

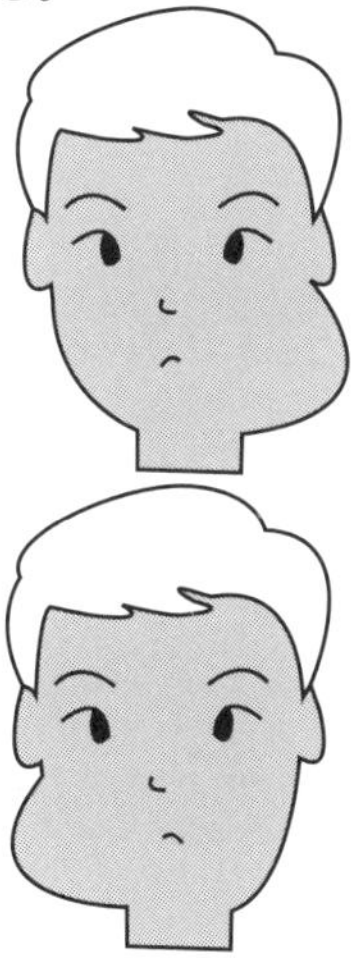

⑤ 上唇の内側を膨らませる

上唇と歯茎の間に空気を注入するように膨らませる。

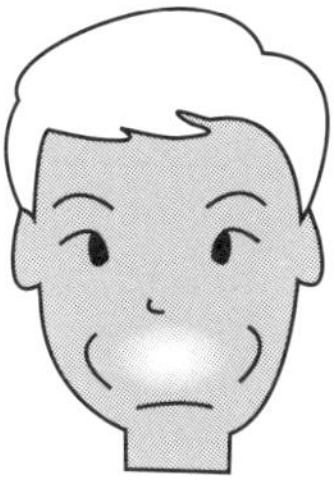

⑥ 下唇の内側を膨らませる

下唇と歯茎の間に空気を注入するように膨らませる。

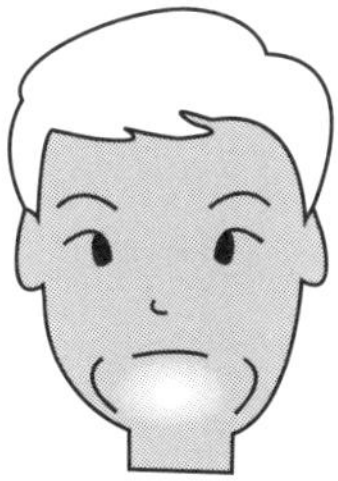

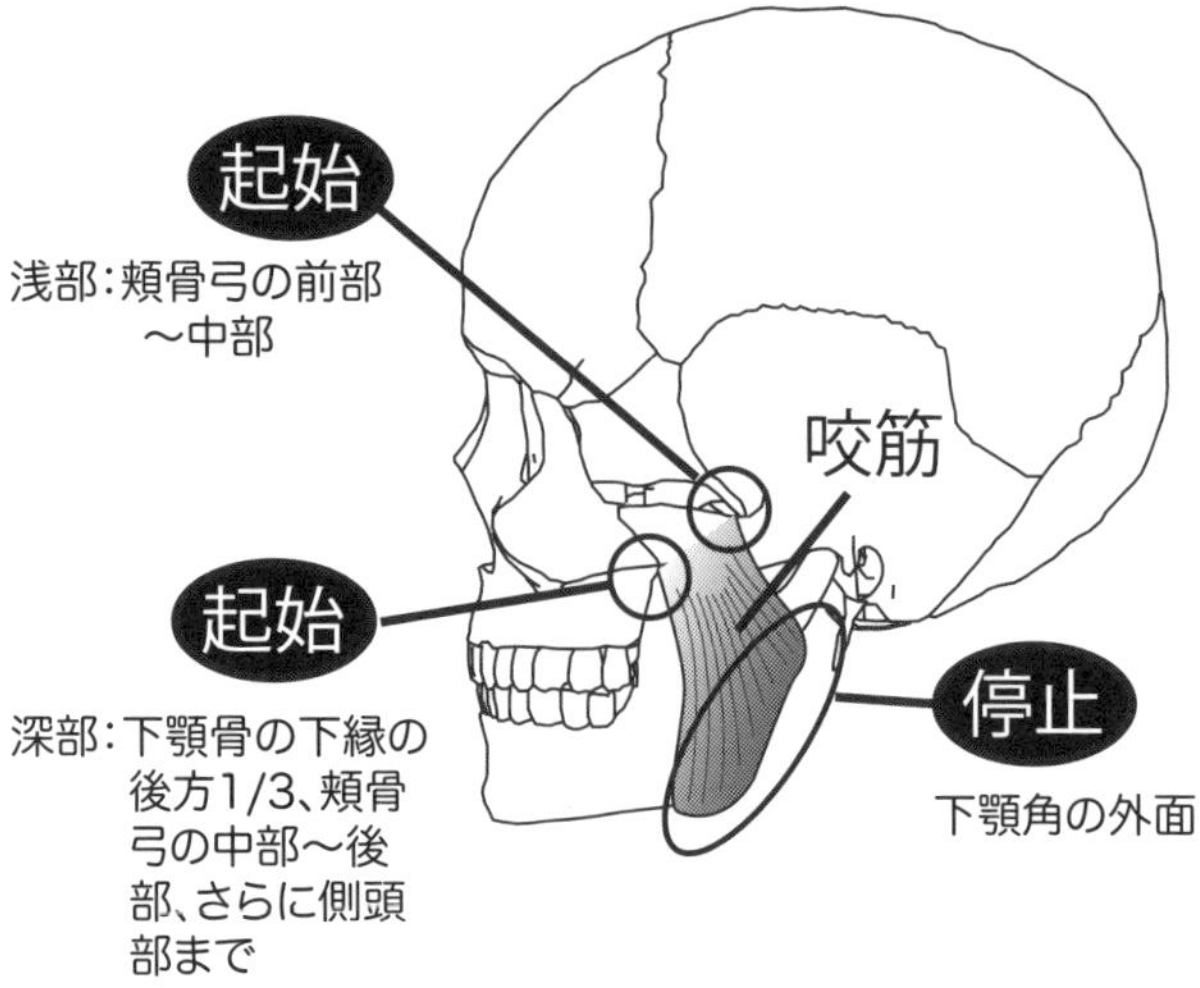

このときも膨らませた側の口角から息が漏れないように注意してください。

⑤　上唇の内側を膨らませる

⑥　下唇の内側を膨らませる

同じく息が漏れないようにしてください。

2　噛む力を強くする

意外と多いのがこの噛む力が弱い方。

食事の噛む回数が少ないなどの癖があったりすると弱まりやすいです。

つまり特別な練習をしなくても食事において『噛む動作が可能な方』はそれを意識的に行なう（つまり噛む回数を増やす）だけでも効果的です。ただし前歯で噛むのではなく、奥歯で噛むのがポイントです！

この筋肉（咬筋）が噛む力には大切。（上掲図参照）

歯を噛みしめた時、ほほから隆起する筋肉がそれです。

この筋肉の強化は顔のエステにも効果的！

2＊噛む力を強くする

① えらの部分を手で触れて噛みしめる

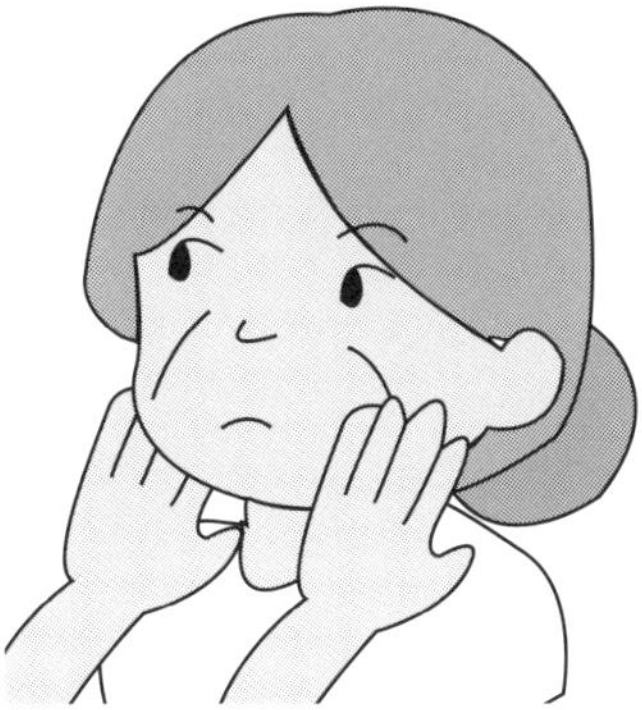

② こめかみを手で触れて噛みしめる

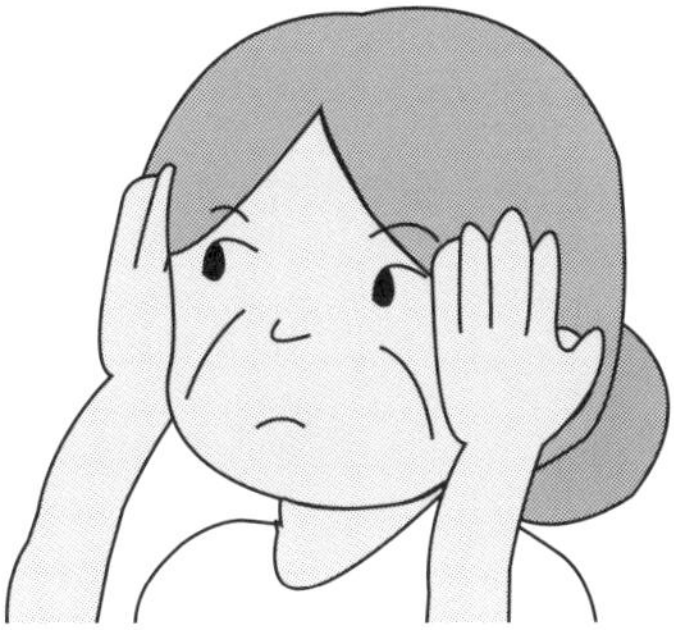

① えらの部分を手で触れて噛みしめる

そのときに筋の膨らみを手から感じ取っていただければＯＫです。

疲れない程度に5〜10回程度

② こめかみを手で触れて噛みしめる

同じく筋の膨らみを手から感じ取っていただければＯＫです。

疲れない程度に5〜10回程度

3 舌の力を強くする・うまく動かす

続いて舌の運動です。舌の筋力と柔軟性の獲得は食塊の形成とうまくのどに送り込むのに非常に大切です。

① 舌を前に突き出す

ベーと前に伸ばして戻します。疲れない程度に3〜4回繰り返します。

② 舌を左右に突き出す

同じく舌を左右にベーと出します。疲れない程度に3〜

3＊舌の力を強くする・うまく動かす

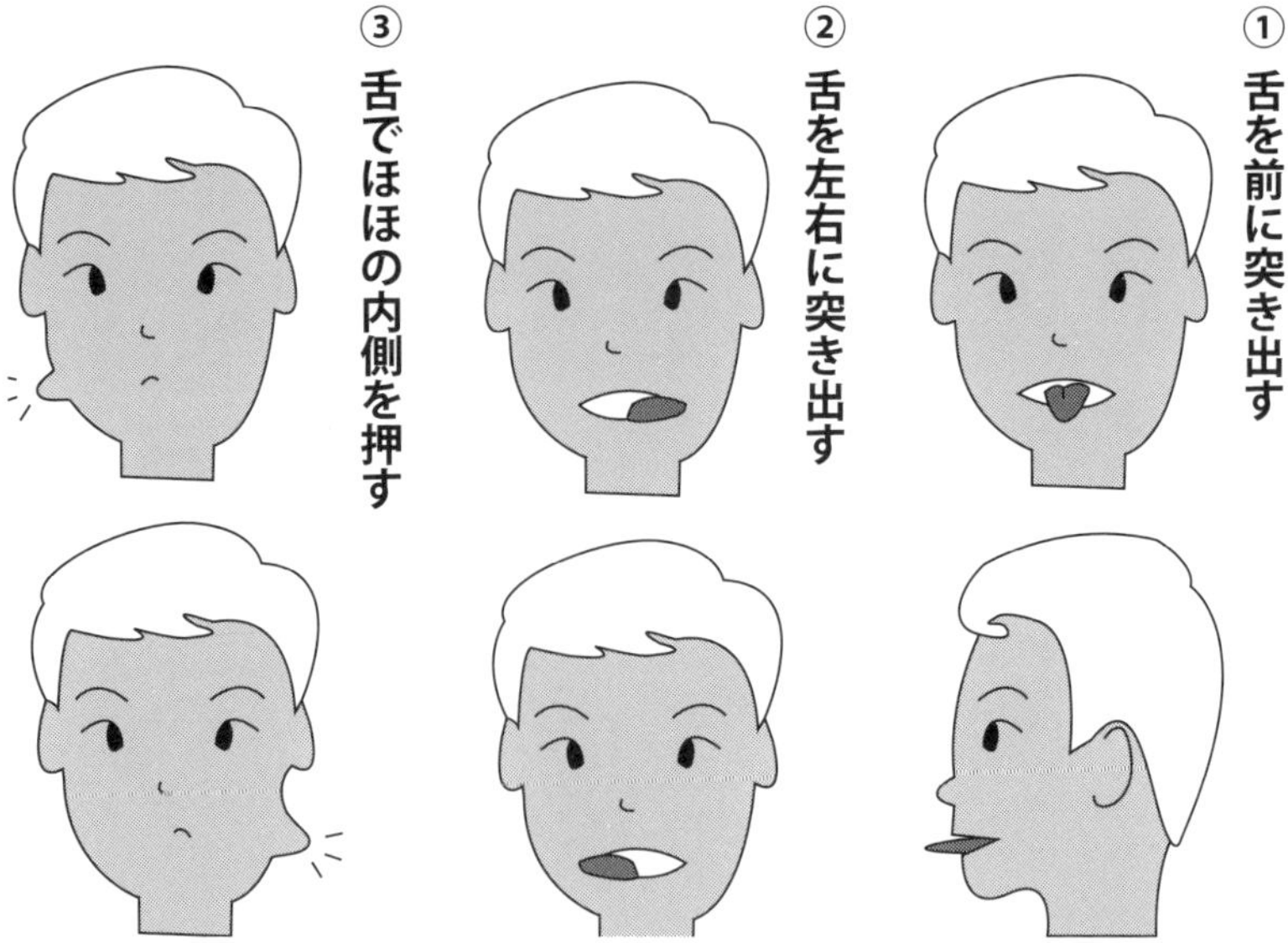

① 舌を前に突き出す
② 舌を左右に突き出す
③ 舌でほほの内側を押す

4回程度繰り返します

③ 舌でほほの内側を押す

舌で右のほほの内側をぎゅーと押して止めましょう。疲れない程度に5秒押して戻すを3～4回繰り返しましょう。右側が終わりましたら今度は左側のほほの内側を舌で押してください。

4 飲み込みの力を強くする

では最後は大切な飲み込みの力を強くする練習です。もしも不安な時は初めは専門医やＳＴの指導の下、実施して頂けるといいと思います。

① 空嚥下

唾液を飲み込みます。これは一番簡単な練習です。

② 口腔内に冷たいスポンジブラシを入れて刺激

別名アイスマッサージといいます。嚥下反射の促進をします。市販のスポンジブラシを購入して頂き、先端のスポンジを濡らして冷凍庫で凍らせます。凍ったスポンジブラシを口の中に入れて刺激します。この時に凍ったスポンジ

4✳飲み込みの力を強くする

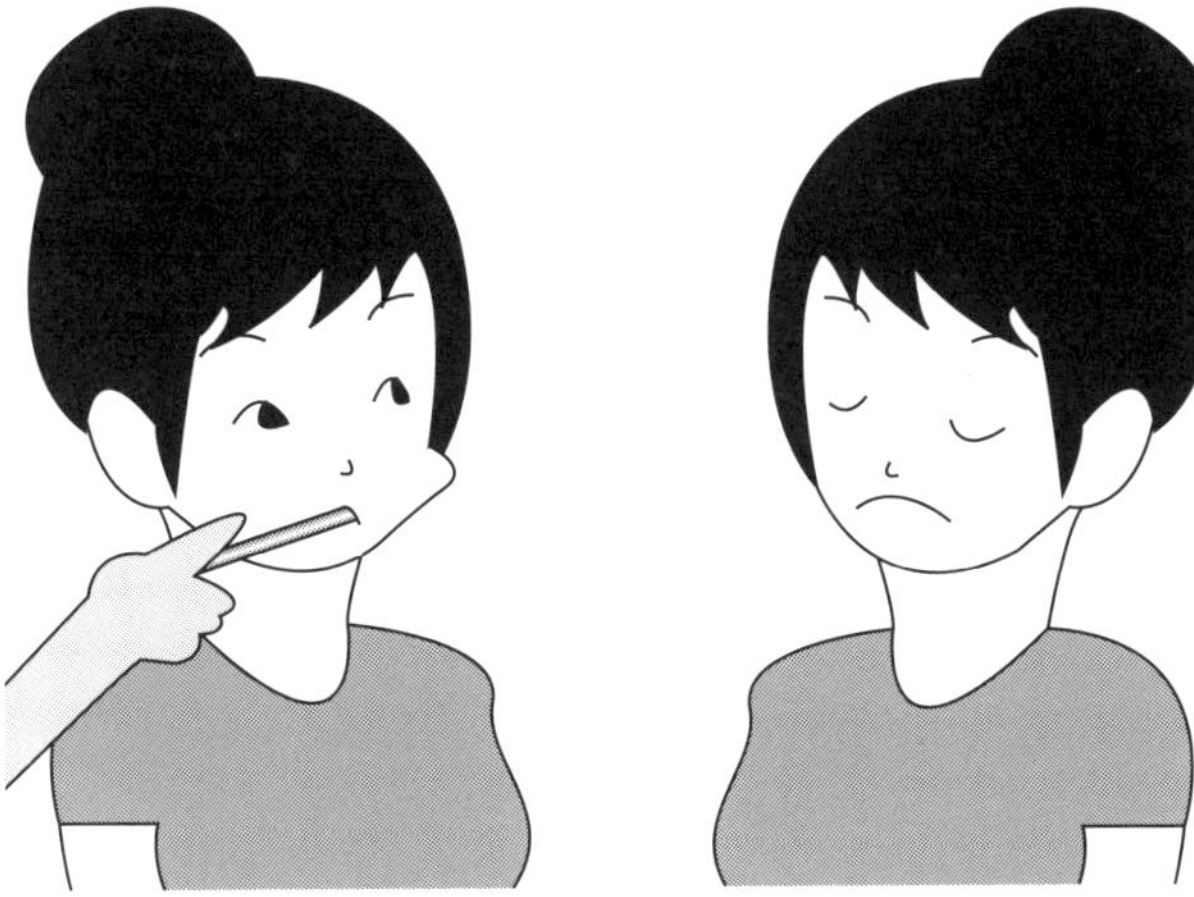

① 空嚥下（唾液を飲み込む）

② 口腔内に冷たいスポンジブラシを入れて刺激

スポンジブラシ

プラスチック軸がオススメです。紙軸もありますが、口に入れるうちにふやけてしまうので扱いに注意が必要になります。

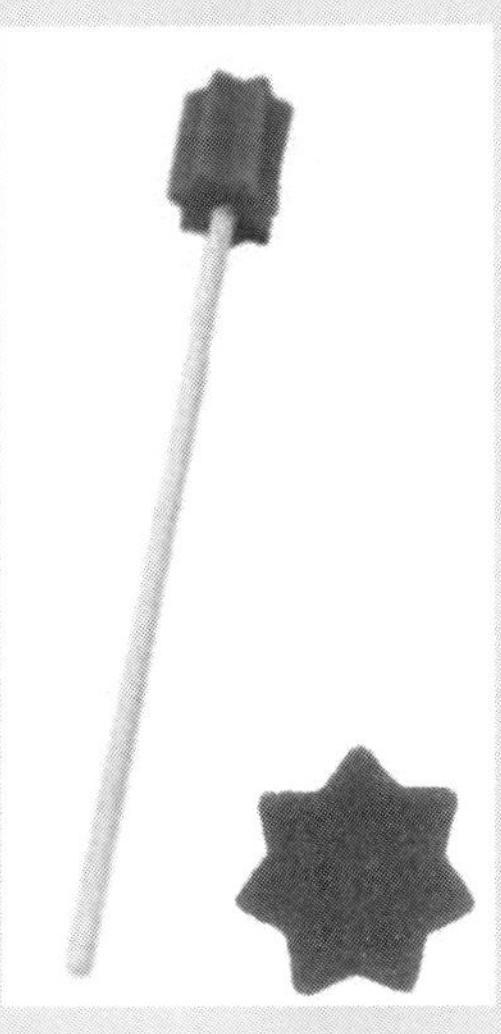

まずは水または洗口液に浸して、水分がたれ落ちない程度に絞ります。スポンジは奥から手前へと動かすのが原則です。 スポンジの水分が多かったり、汚れを奥へ押しやるような動かし方は、誤嚥性肺炎の原因となりますので気を付けてくださいね！

またスポンジの汚れをこまめに水洗いしながら行います。コップは水洗い用と湿らせ用を別々に用意するとより衛生的です。スポンジブラシはウイルスや細菌による感染症予防のため、１回ごとの使い捨てで使用しましょう。

スポンジブラシでは歯垢を除去できないので、歯がある部分は歯ブラシを使ってよく磨いてください。

上あごと舌は、あまり奥の方を刺激すると嘔吐反射が起こってしまうので、気を付けましょう！

〈スポンジブラシのメリット〉

- 口を大きく開けにくい方でもケアしやすい
- 指では届きにくい、口の奥の方の汚れも取りやすい
- 使い捨てで衛生的

③ 舌出し飲み込み練習

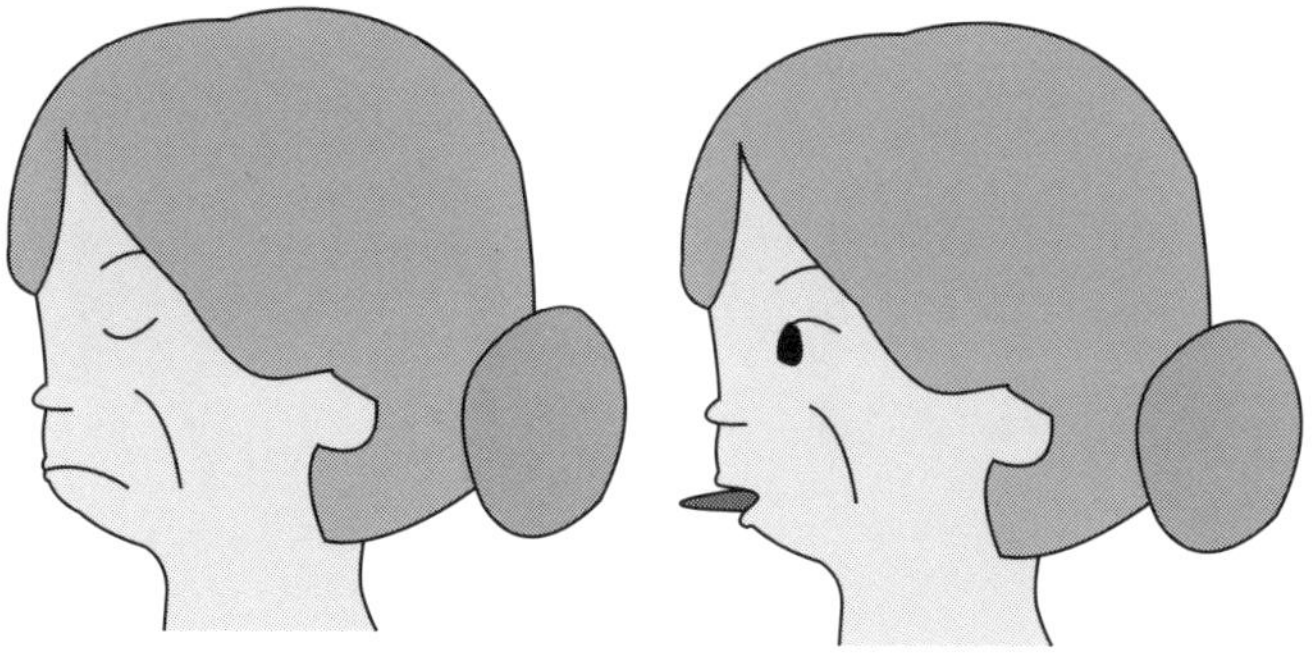

A　まず舌を前に突き出す。

B　次にそのまま口を閉じて空嚥下をする。

を口の中でしっかり動かしてください。同じ場所にずっと入れていると冷たさにより痛みを感じてしまう可能性もありますので注意してください。

③ 舌出し飲み込み練習

「上咽頭収縮筋」という舌の付け根の筋肉の練習を行います。これは、嚥下機能を高める目的を持ちます。

まず舌を前に突き出します

次にそのまま口を閉じて空嚥下をします

注意：舌を噛まないように注意してください！

④ 頭上げ練習

咽頭挙上に関わる筋肉のトレーニングになります。

仰向けになり、ゆっくりとおへそが見えるまで頭を上げます。

上がったらゆっくり元に戻します。

疲れない程度に5～10回繰り返します。

⑤ ハッフィング

これは万が一、誤嚥してしまった際にしっかりと吐き出

④ 頭上げ練習

仰向けになり、ゆっくりとおへそが見えるまで頭を上げる。
上がったらゆっくり元に戻す。
これを疲れない程度に5～10回繰り返す。

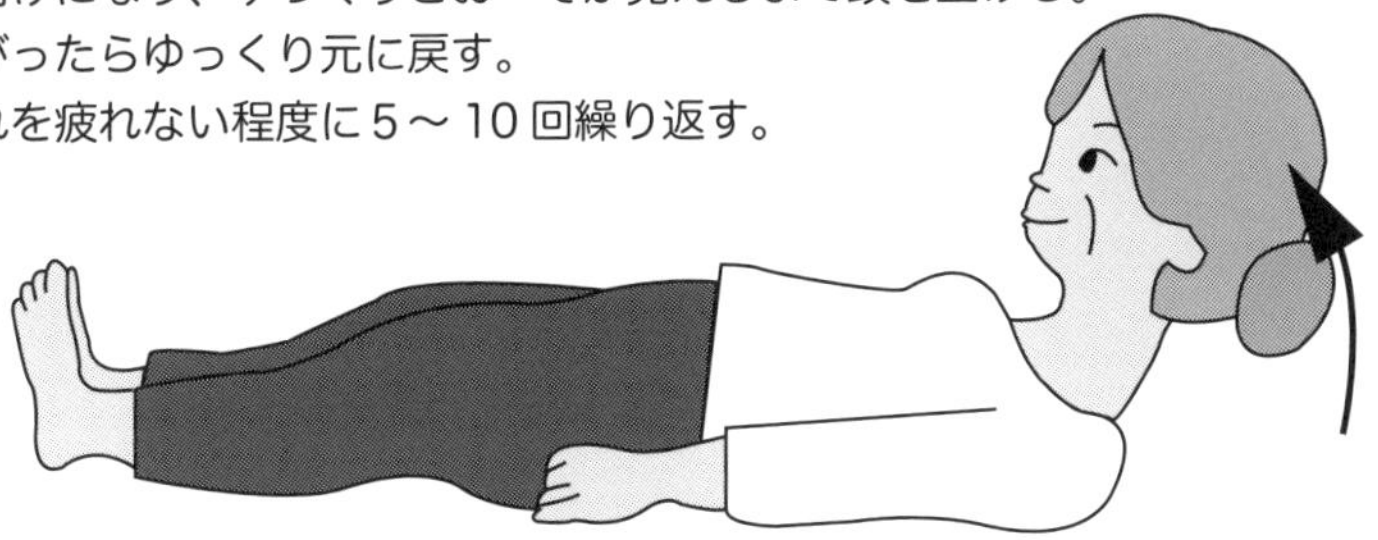

⑥ メンデルソン手技

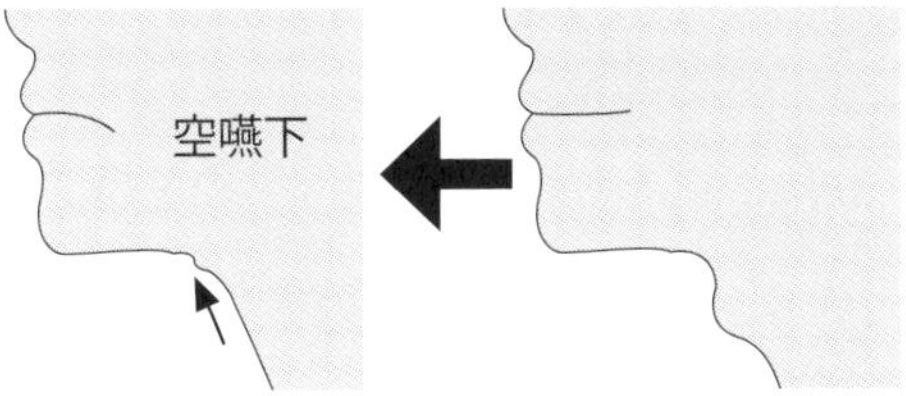

空嚥下をすると「のどぼとけ」が上がるので、その一番上がったところで止める。

せる力をつける練習です。

・楽な姿勢を取ります

・できるだけ深く息を吸った後に、強い咳をするように促します。

・介助が必要な際は吐き出しているときに胸郭に手を添えて動きをサポート（圧迫）します

⑥ メンデルソン手技

喉頭挙上の手技の一つとされています。

「のどぼとけ」が一番上に上がったところで止めることで飲み込みを意識させる効果と筋力の強化が期待できます。

・空嚥下をした際に「のどぼとけ」が一番上がったところで止めます。

・この状態を数秒止めて、力を抜き、呼吸をゆっくりしながら元に戻します。

コツは・・・

口を閉じて、歯を閉じて、空嚥下をして「のどぼとけ」が上がったところで、舌を上あごに押し付けるとやりやすいです。

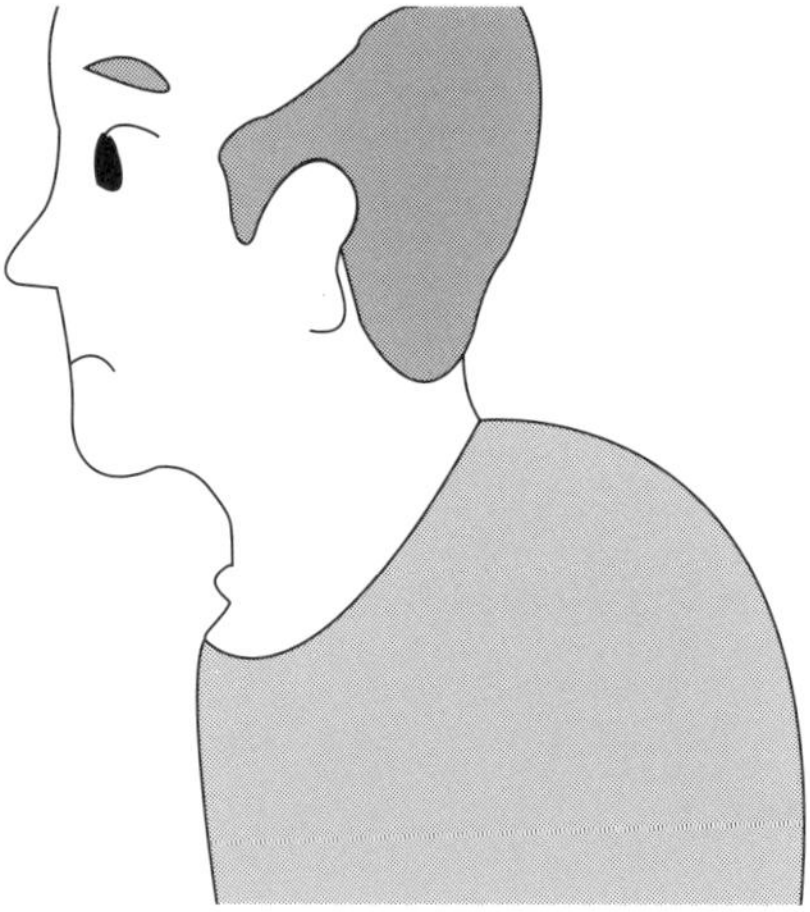

① のどぼとけが下がっている。
② 首周りが固くなっている。
③ 猫背
　といった特徴がみられる方は、嚥下する力が衰えている可能性があります。

無呼吸時間の延長があるので呼吸に自信がない方、呼吸器の病気をお持ちの方は避けましょう。

⑦ 交互嚥下

※初めてで不安がある際には専門医や言語聴覚士に一度指導してもらってから行うことを推奨します。

これは固形物と流動物を交互に飲み込み、のどに残留物を残さないようにしながら嚥下練習を行う方法です。

・固形物を咀嚼、飲み込んでから、汁物もしくはゼリー状のものを飲み込んでいただきます。
・食事の最後に水分で終わらすだけでも同様の効果があります。

◉豆知識　嚥下がうまくできない方の見た目の特徴

誤嚥傾向がある方を判別するための簡単な視診がありますので参考にしてください。

① のどぼとけが下がっている：筋肉が低下している可能性があります。

② 首周りが固くなっている：過緊張状態や固まっているとのどの通りに支障が生じます。

③ 猫背：前述したように姿勢は非常に大切です。

嚥下機能が低下している方には要注意の食べ物

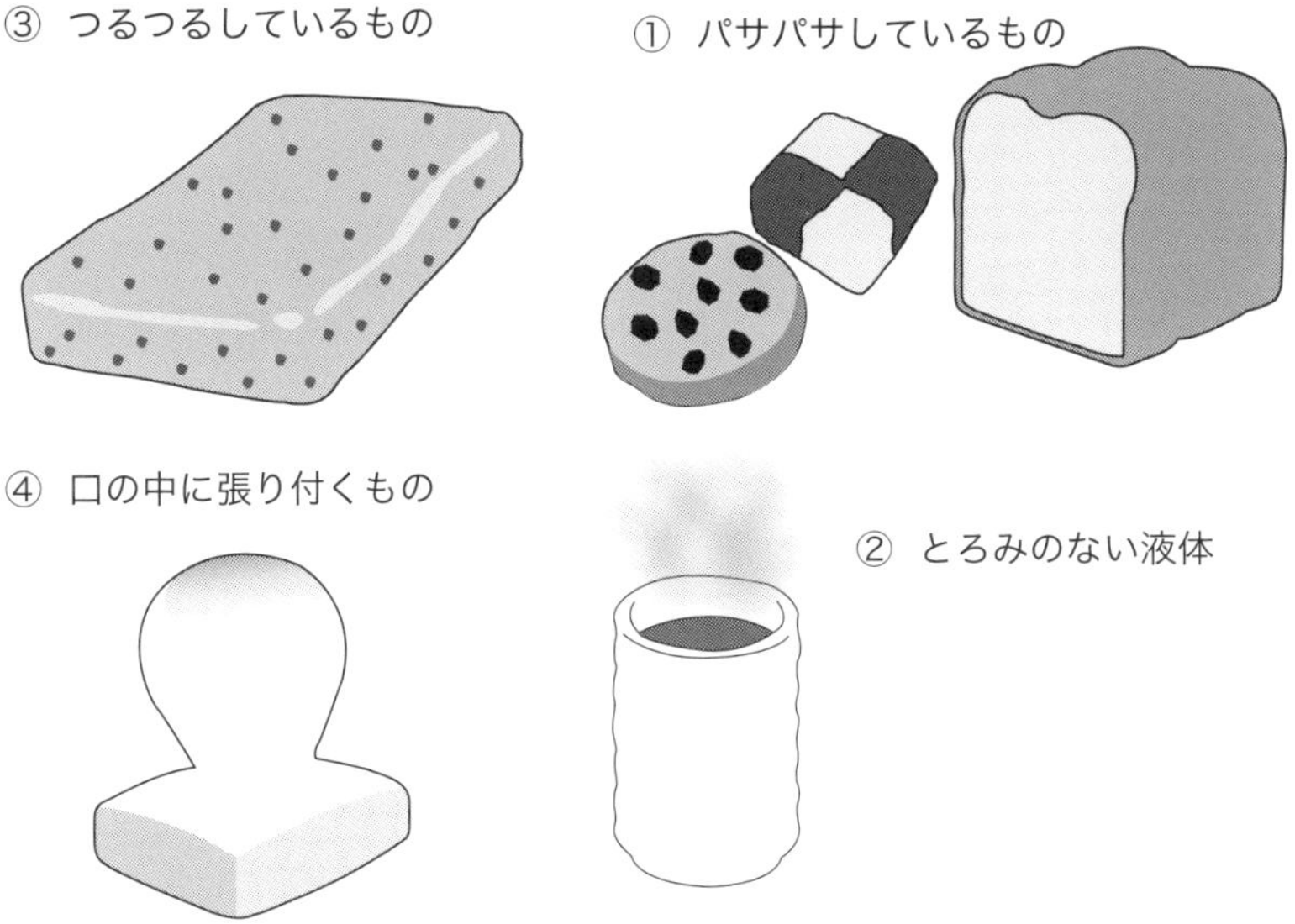

◉豆知識　嚥下機能が低下している方へ注意しなくてはいけない食べ物！

十分な嚥下能力が獲得できていない場合やむせ込みが多い方には以下のような食べ物には注意が必要です。

① パサパサしているもの

例えばパンやクッキー、ゆで卵の黄身などは口腔内の唾液が十分にないと口の中での食塊形成がうまくできずにむせこみの原因になります。

② とろみのない液体

俗にいう「気管に入った！」といわれるような状態になるリスクがあります。むせこみの多い方はとろみをつけるなどした工夫をしてください。

③ つるつるしているもの

こんにゃくやところてん、刺身などは十分に咀嚼ができていない状態で、うっかり飲み込んでしまう可能性があり、誤嚥や窒息のリスクもあります。

④ 口の中に張り付くもの

逆におもちのような張り付くものも嚥下の一連の動作が安全に行えないと詰まらせてしまう可能性があるので注意が必要です。

コラム④

誤嚥しやすい方へのおすすめのとろみと商品

水やお茶など、一般に飲まれている液体はサラサラしているため、飲んだ時に身体側の準備ができておらず、気道に入ってしまうという誤嚥が起こりやすくなります。とろみがあるとそれが防げるため、飲み物に入れる「とろみ剤」が市販されており、広く使われています。

料理にとろみをかけると、食品をまとめ、飲み込みを良くする効果があります。刻み食やミキサー食、もしくは水分や食事にとろみをつかっている方におすすめのとろみがありますのでご紹介します。まずは水分にとろみをつけているが、とろみがうまくつけられない方や、いつも同じとろみがつけられないという悩みがある方にお勧めの商品です。

クリニコの「つるりんこ」です。こちらの商品は、一回分が分包されている商品ですので、水分量をいつも同じ量にしておけば、常に同じ固さのとろみをつけることができます。「つるりんこ」は通常品だけでなく乳製品用も出ていますので、様々な食品にとろみを手軽につけることができます。

刻み食やミキサー食にとろみがかかると味気なく食べたくないと言われる方がいらっしゃいますが、そのような方にお勧めなのが、とろみのかわりに、何らかの味をつけたソースをかけることです。

その役割をあんや一部のソースで代替することもできます。

例えば甘酢あんや、ホワイトソースなど一見とろみとわからないようなものでも、実際はとろみの役割をしてくれるものがあります。煮込みハンバーグのような料理でも周囲のソースがとろみの代わりになってくれます。

ソースをかけるような料理でない場合はその料理に合わせた薄めの出汁にとろみをつけることでも対応ができます。和食なら和風だし、中華なら鶏がらスープなど、市

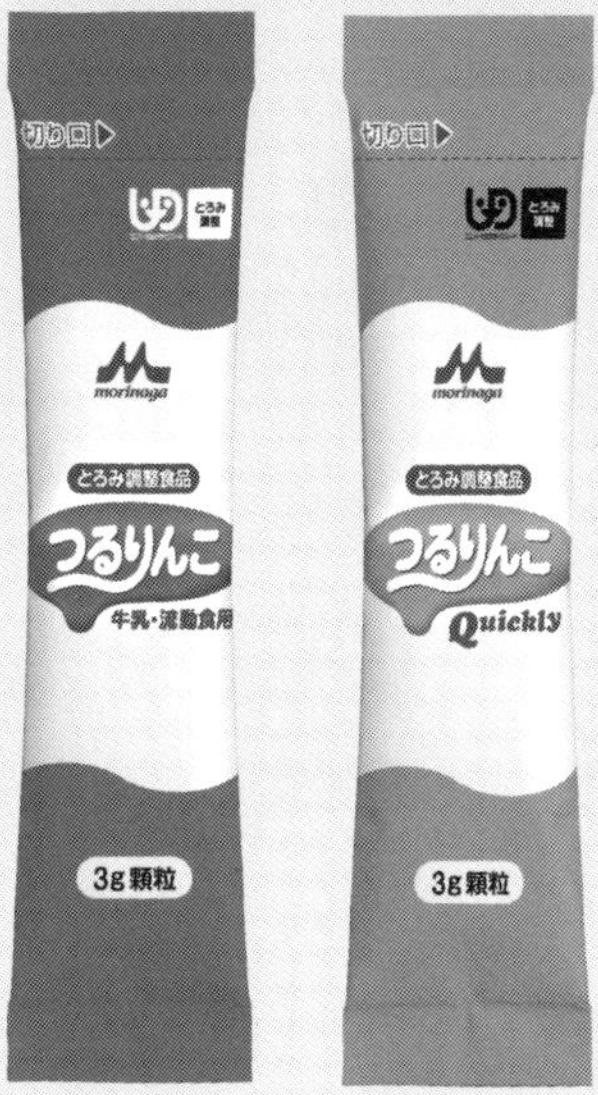

クリニコ「つるりんこ」3グラム、スティック梱包
写真右（「つるりんこ Quickly」）は水やお茶にとろみをつけるもので、料理中の水分にとろみをつける使い方もできます。牛乳や乳製品はとろみをつけにくいので、特別に牛乳・流動食用（写真左）も用意されています。

販の顆粒だしを、お湯にといて、水溶き片栗粉でとろみをつけます。

　食事にかけるとろみを、料理の一部として扱うことで、自然に食事にとろみをかけることもできます。煮物の煮汁自体に水溶き片栗粉でとろみをつけることで、上からとろみをかける必要もなく、飲み込みやすくなりますし、料理に味がよく絡みます。

　マヨネーズやオリーブオイル等の油脂を活用する方法もあります。油を加え和えることで食材がしっとりとまとまり、飲み込みやすくなります。まとまりの悪い食材の芋類や脂質が少ない肉や魚、ブロッコリーのように細かくなってしまいやすい野菜を油でまとめておくと安心です。

　ぜひ一度試してみてください。

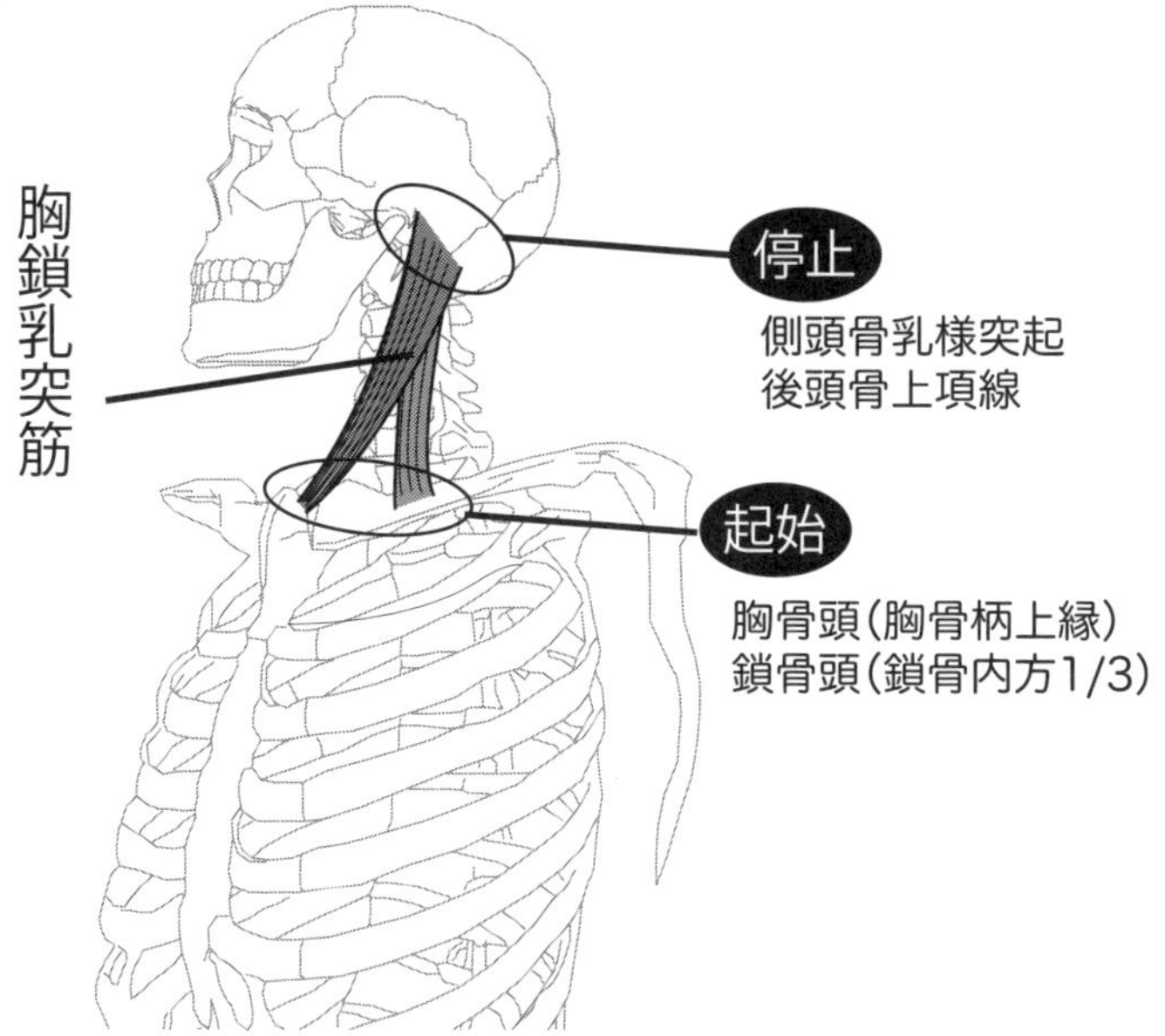

エクササイズ③
首周りのトレーニング

飲み込みと首のトレーニングって関係あるの？

そう思われがちだとは思いますが、実は大いに関係があるのです。

例えば今までの項目で上げてきましたように、首の位置が飲み込みに安全な角度を作ります。つまり正しい位置に保持できなかった場合は、当然誤嚥のリスクが高まります。

頸部（首）のトレーニングこそが飲み込みやすい姿勢をつくる重要な要素になります。

この章ではそんな嚥下に関わる筋肉の一部をピックアップしストレッチと筋力トレーニングについて説明します。

1　胸鎖乳突筋のストレッチ

胸鎖乳突筋は頸部の外側にある筋肉です。顎を動かす際や首の位置を固定するには大切な存在です。顔を左右に向けたときに，その反対側にある耳下あたりから鎖骨の中心に向けて斜めに膨隆が見て取れる大きな筋肉です。

1＊胸鎖乳突筋のストレッチ

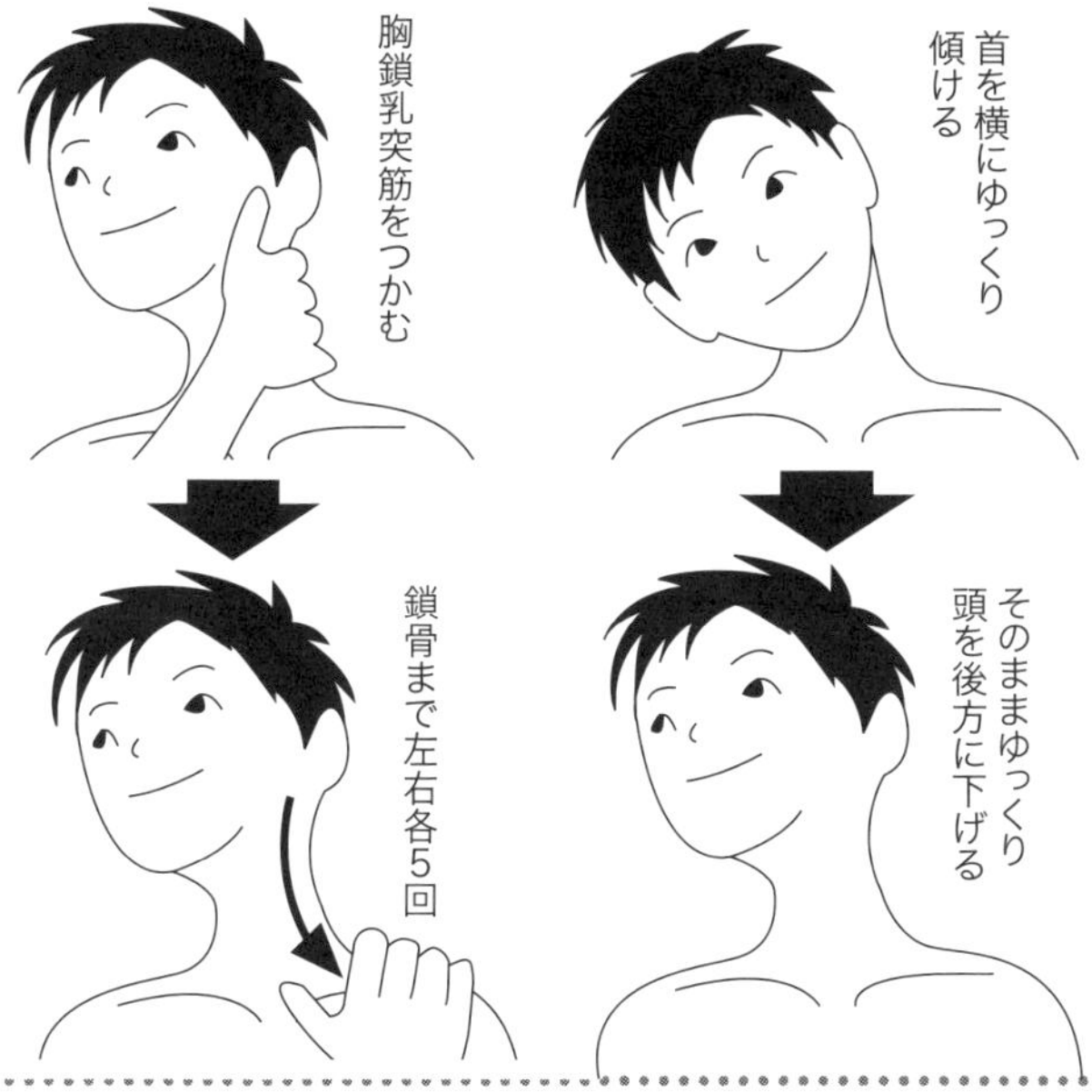
首を横にゆっくり傾ける
胸鎖乳突筋をつかむ
そのままゆっくり頭を後方に下げる
鎖骨まで左右各5回

重度のリウマチをお持ちの方は首に負担をかけないように医療者の指示を受けた上で実施してください。

この筋肉が低下していたり、弱っていると、当然、首が傾いてきてしまいます。

ストレッチ方法

首を横にゆっくり傾けます。

そのままゆっくり頭を後方に下げてください。

曲げているのと逆の胸鎖乳突筋が伸びてきます。

痛みが出ない範囲で優しく伸びている筋肉を押して伸ばすのも良いでしょう。

2 上部僧帽筋のストレッチ

僧帽筋とは後頭部のあたりから鎖骨の外方1／3にかけて走っている筋肉です。

海外の修道士の帽子の形に似ていることからこの名前が付いたという説があります。

首に繋がっているのでこちらも頸部の位置を保持するのに関わります。

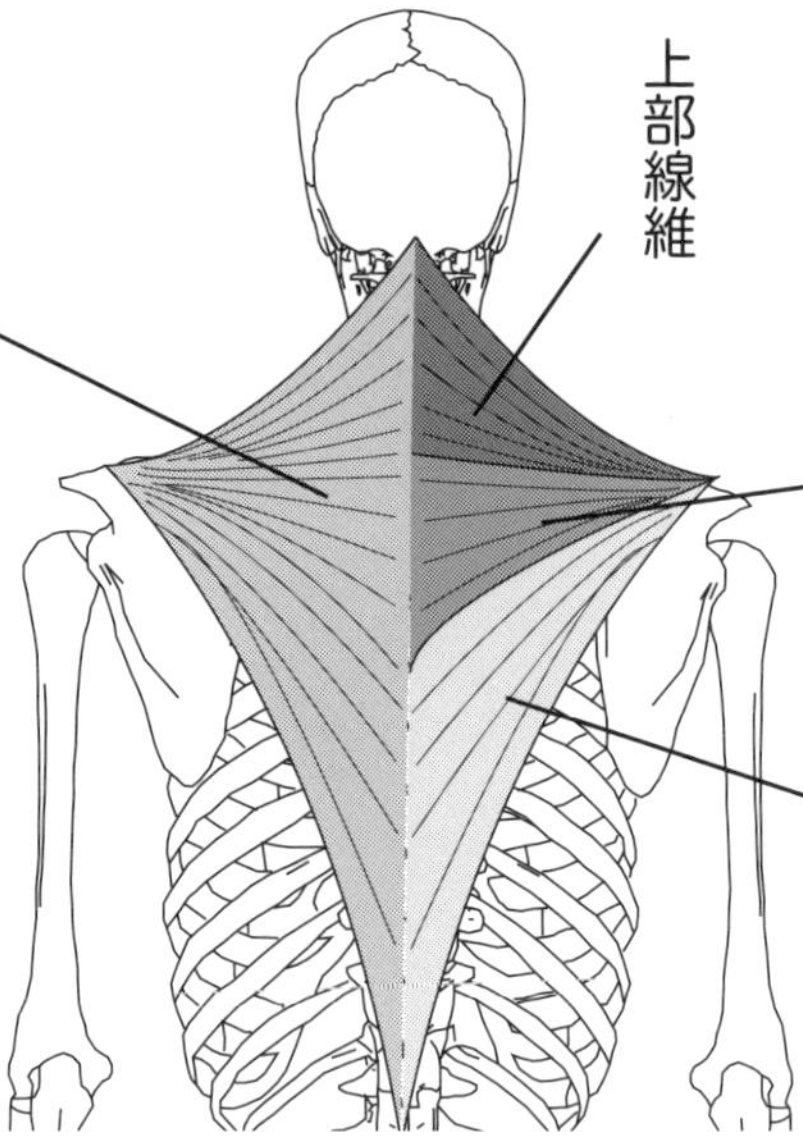

上部僧帽筋のストレッチ方法

A：椅子に座れて、手や肩を動かしても痛くない方の場合
手を後ろに回して、そのままゆっくりと手と反対の反対側斜め前を傾けます。

B：手や肩の痛みがあり、背中の方へ手を回せない方
座って椅子のふちにつかまり、そのまま首を反対側斜め前へ傾けます。

上部僧帽筋の筋力トレーニング

筋力を鍛えるには肩をすくめる運動がおすすめです。
まずは自分の腕の重さから。
余裕があれば手に重さのあるものを持って同様の運動を行ってください。

3　肩甲挙筋のストレッチ

肩甲挙筋とはその名の通り肩甲骨を引き上げる機能があり、頸部の位置に関わる深部の筋肉になります。僧帽筋と同様に肩こりの原因にもなりやすい筋肉の一つです。

2✻上部僧帽筋のストレッチ

痛みがあって手を後ろ側へ回せない方は、座って椅子のふちにつかまって行う。

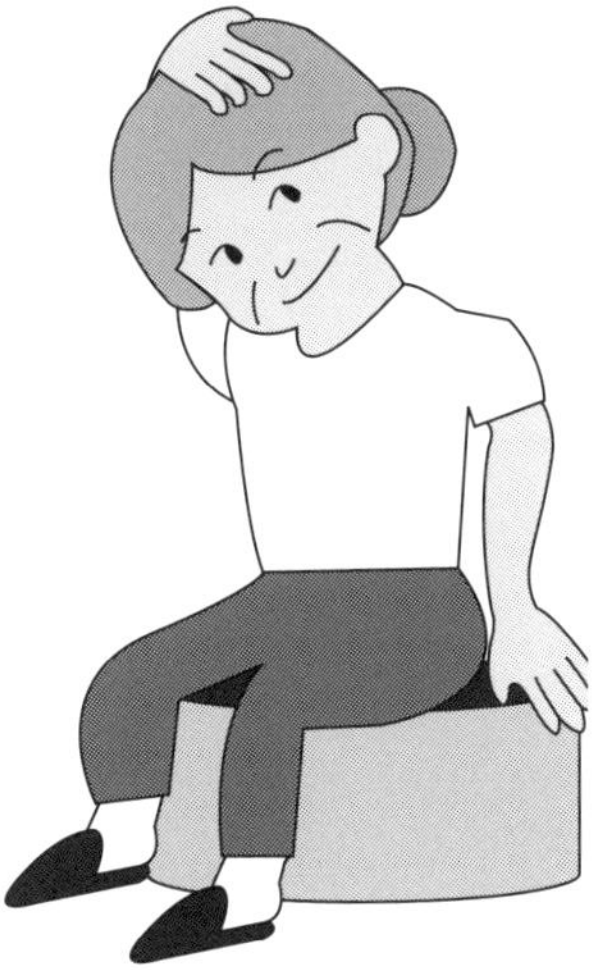

手を後ろに回して、逆の手で頭をおさえ、斜め前に倒す。

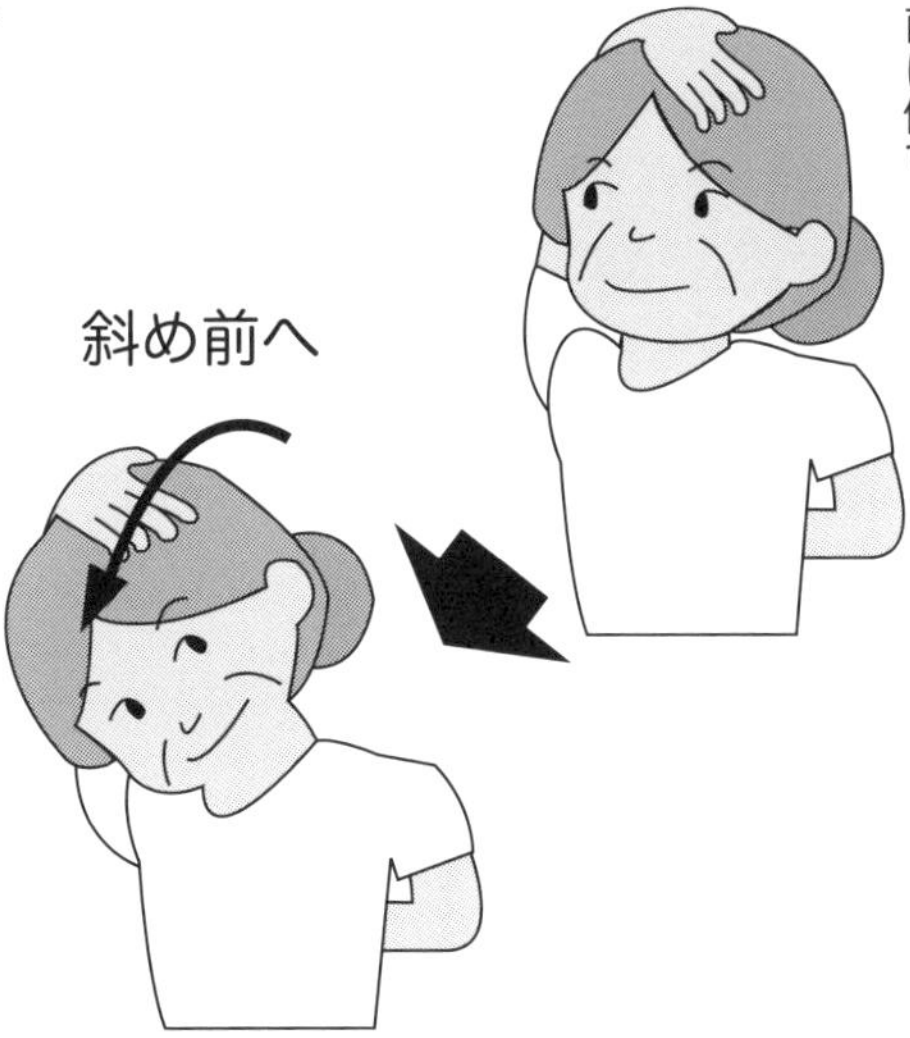

上部僧帽筋の筋力トレーニング

肩をすくめて、

そのまま両肩を落とす。自分の両腕の強さが負荷となる。

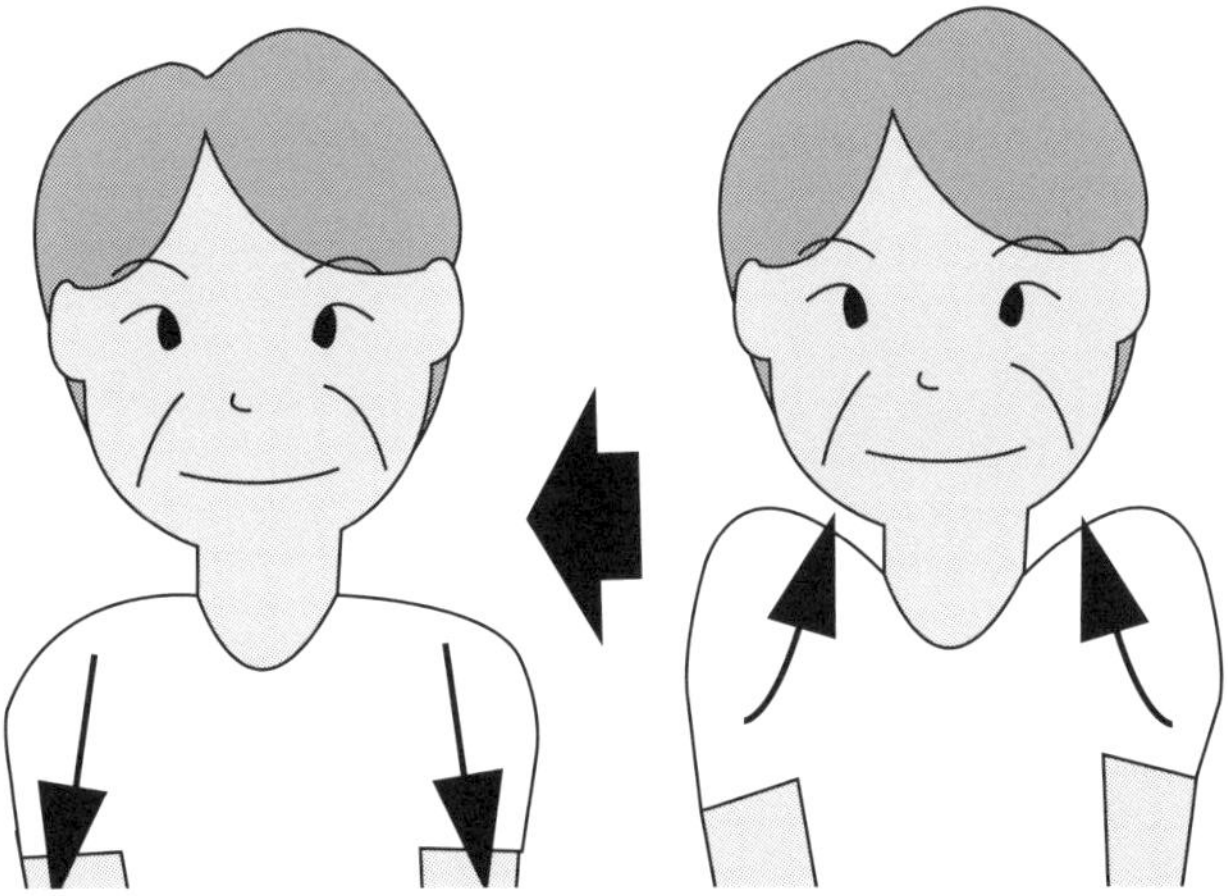

肩甲挙筋のストレッチ

上部僧帽筋のストレッチと同じ

肩甲挙筋のマッサージ

ストレッチ以外で肩甲挙筋を柔らかくほぐすにはマッサージも有効です。

肩甲骨の上方内側の角の真上(次ページ下写真白丸部分)をやさしくもみほぐしてください。

頸部の筋肉のストレッチと筋肉トレーニングを一部紹介させていただきました。

頸部にはこの他にも、深部にある筋肉がたくさんあります。

その方特有の姿勢があると思いますので前記以外の練習内容が必要な場合は専門家（言語聴覚士）に直接一度診てもらい、指導を受けるといいでしょう。

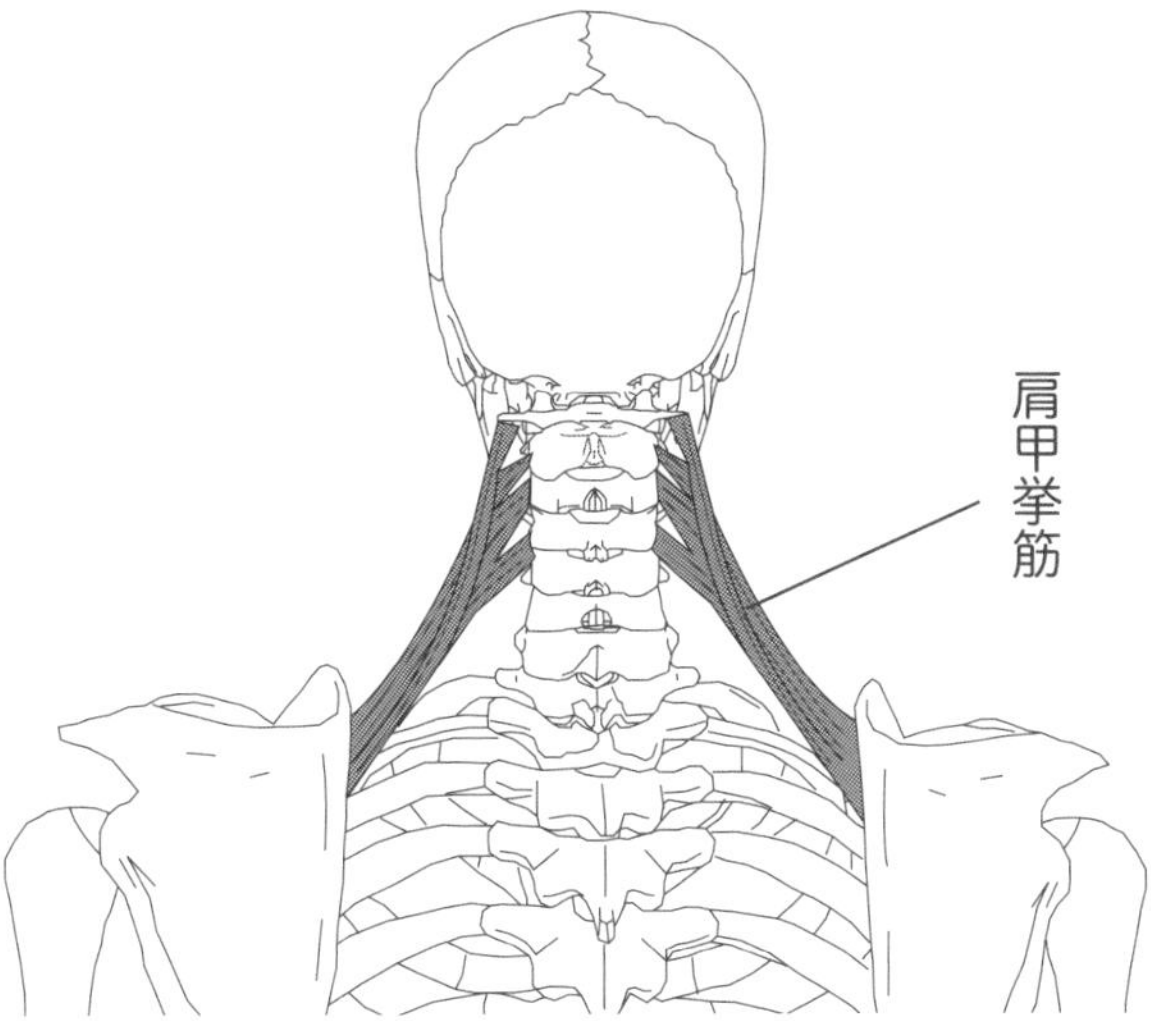

肩甲挙筋のマッサージ

肩甲骨の上方内側の角の真上（○で囲んだあたり）をやさしくもみほぐします。

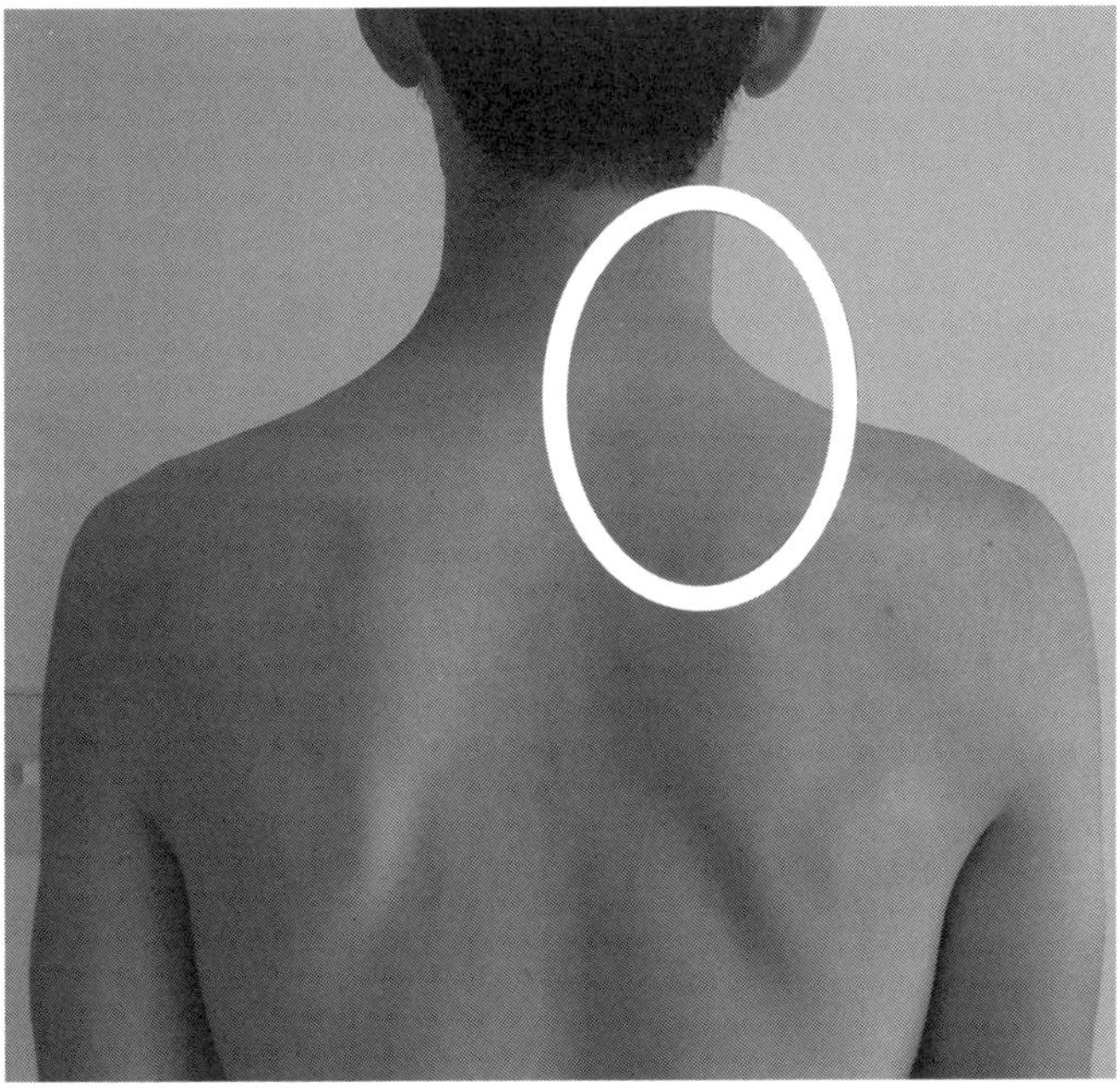

第3章

しっかり話せるように

声帯のしくみ

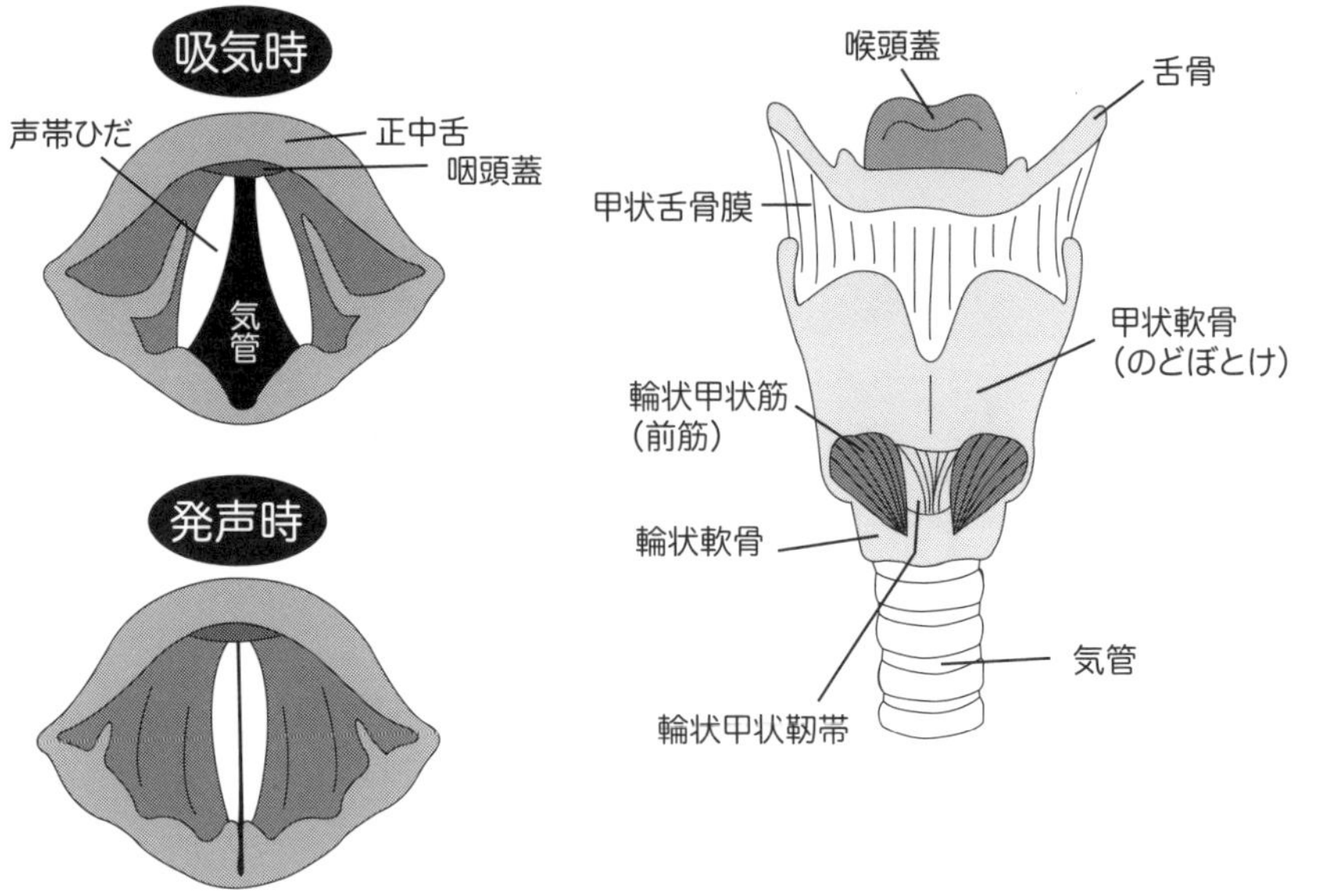

解剖① 音声障害・構音障害とは

私たちの声は喉《のど》の声帯を震わせて作り、唇や舌などを協調的に動かすことで言葉を話しています。声は呼気《こき》が甲状軟骨《こうじょうなんこつ》（のどぼとけ）の中にある声帯のすき間を通過するときに生成されます。

ギターに例えると弦《げん》が声帯で、弦を弾く指が呼気となります。したがって、男性の声帯は太い弦、女性の声帯は細い弦で、各々低い声、高い声が本来の声ということになります。そして、声は声帯の状態によって変化するため、「声が変だな」という状態が音声障害ということになります。

つまり、その人本来の声が出なくなった状態です。

また、正確に発音できないこと、発音が不明瞭であることを構音障害といいます。例えば、舌などに異常がないにもかかわらず、「サ」の音が上手く発音できないことが子どもによくみられます。

また、外科治療を受けた後や交通事故などにより口が開

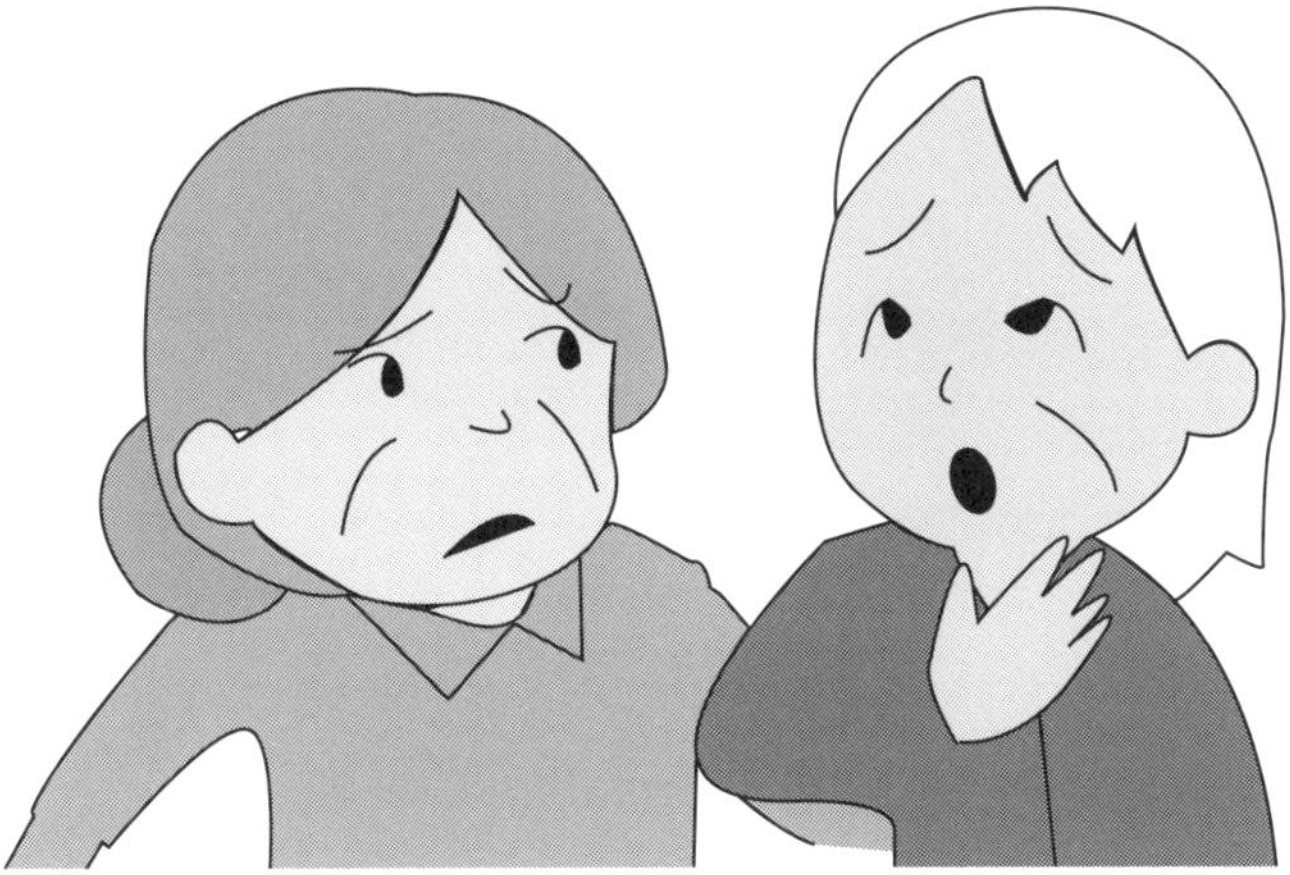

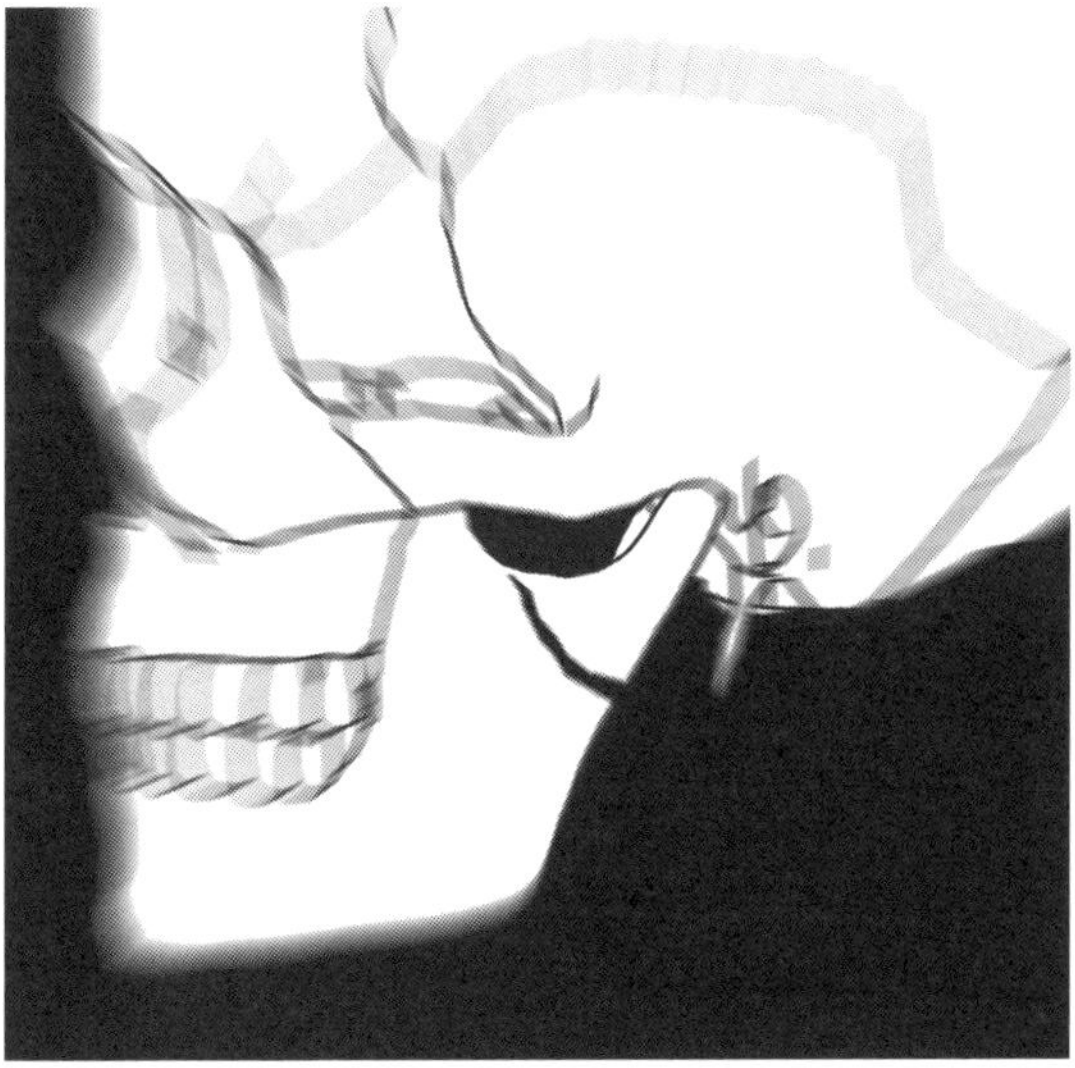

きにくくなったり、舌の一部が欠けてしまったり（次ページ図「舌欠損の種類」）、運動麻痺などが生じたりすることで上手く話せなくなる場合もあります。

舌欠損の種類

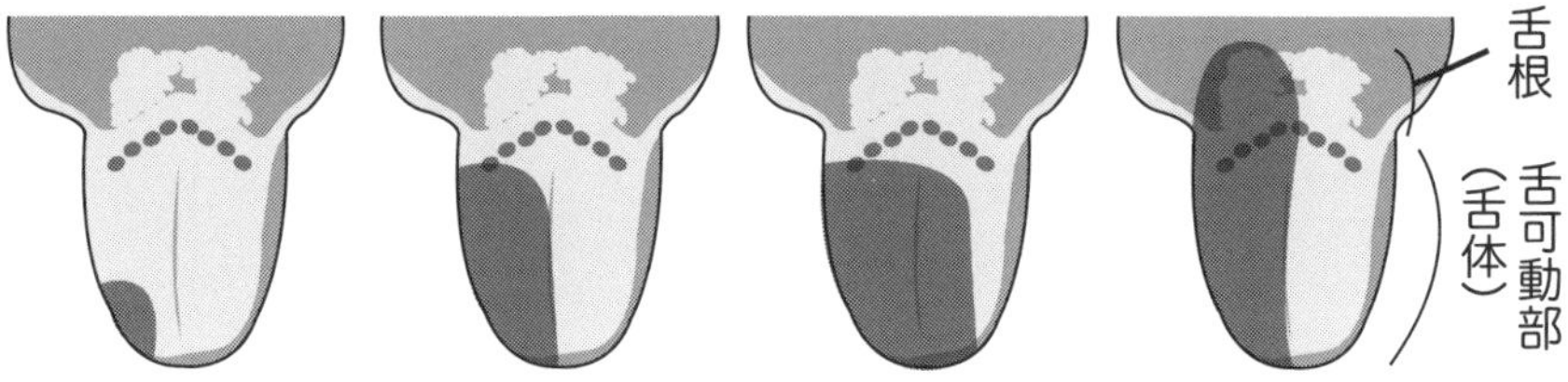

舌部分切除術
舌可動部の半側に満たない切除術

舌可動部
半側切除術
舌可動部のみ半側切除

舌可動部
（亜）全摘出術
舌可動部のみ半側を超えた（亜全摘）あるいは全部の切除

舌半側切除術
舌根部を含めた半側切除

成人で最も多いものは、脳・神経・筋肉の病気などのために、話しにくくなるケースです。

解剖② 声を生成する（発声する）とは

声が生成される過程は大きく分けて、以下の工程があります。

① **発声のエネルギー源として、肺から息を吐く**

② **吐いた息（呼気）が、喉頭（のどぼとけ）にある声帯の閉じたところに当たり、声帯を振動させ呼気流の断続音（喉頭原音）をつくる**

③ **喉頭原音が声道（咽頭・口腔・鼻腔）を通り、それらの空間で共鳴していろいろな声となる**

④ **共鳴してできた声には舌、唇、あご、歯、ほほなどで変化を加えて、さらにいろいろな声や言葉が作られる（構音または調音）**

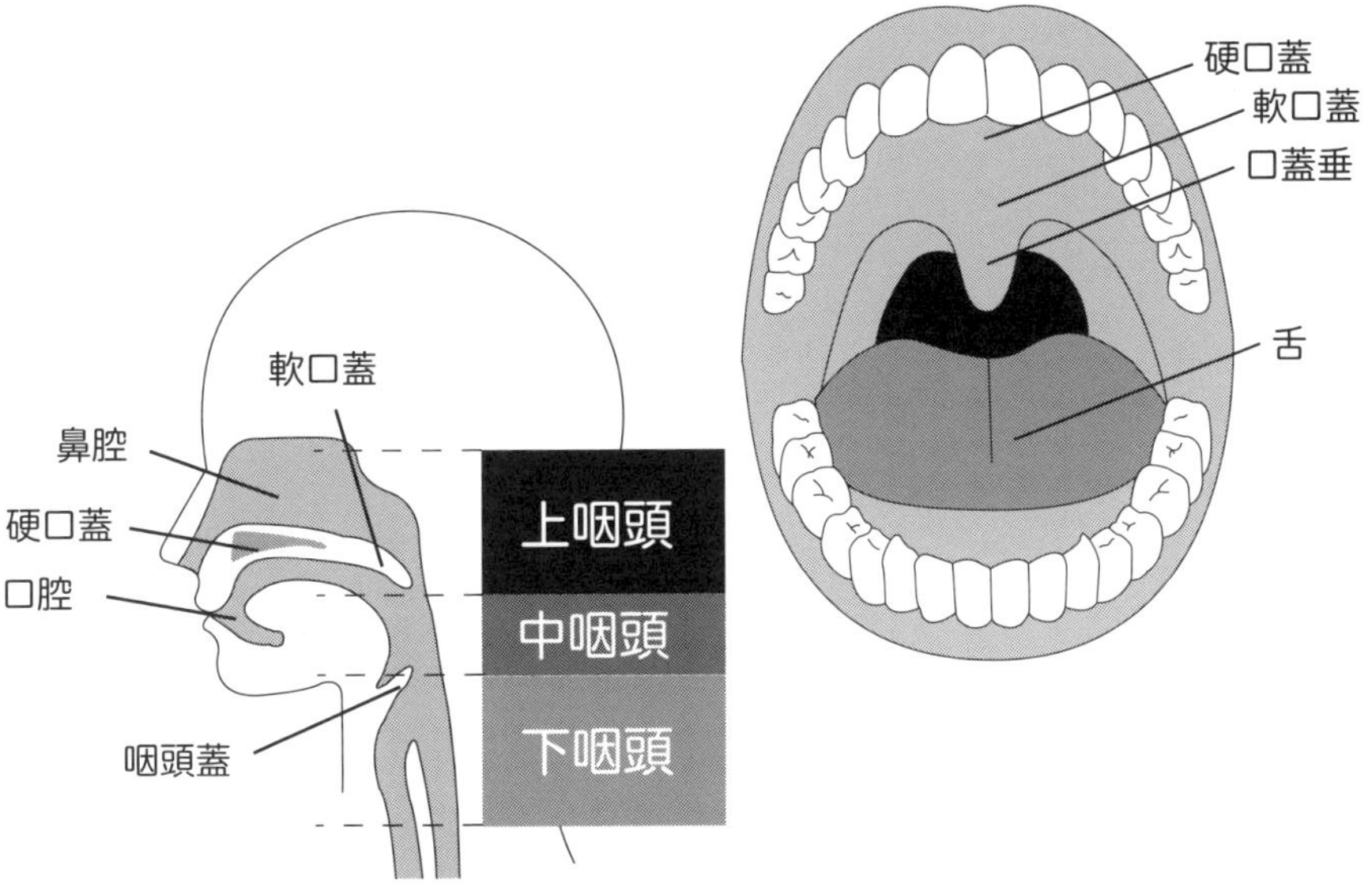

解剖③ 話し言葉を作る（構音）とは

私たちは、「どのように声を出しているのか？」を解剖学的観点から説明をしていきます。

医学的には「構音」と呼ばれていますが、一般的には「発音」と言った方がわかりやすいかもしれません。人が音を出す時、どの器官が行っているのでしょうか？　それは、主に「口腔」で行っています。

「口腔」とは、口唇から口蓋垂（いわゆる、のどちんこ）辺りまでを言います。鼻腔や咽頭に連なる部分で、舌や歯があり、消化管の入口として食物の摂取・咀嚼・消化を行うほか、発声器・補助気道としても重要な役割となります。

もう少し、専門的な解剖のお話をしましょう。

「口腔」は、口唇、顎、歯牙、舌、硬口蓋、軟口蓋、口蓋垂（のどちんこ）、中咽頭があります。更に、先程も書きましたが、鼻腔も加わります。これらの器官を使って、話し言葉を作り出しています。

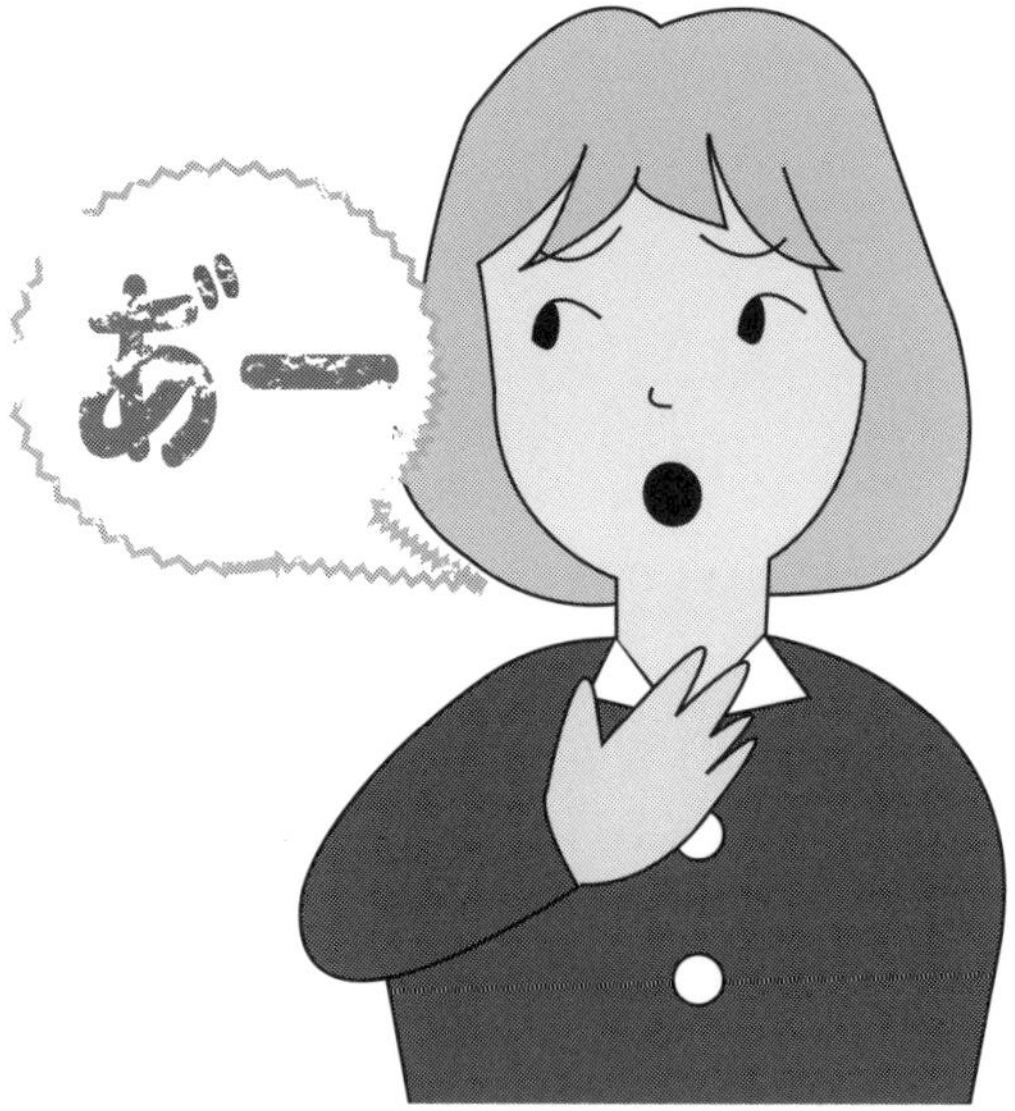

解剖④　在宅で多い発声の問題

1　かすれ声（嗄声）とは？

日常的に、「今日は声がかすれちゃってる」、「声がかれちゃった」等という場面はあると思います。声がかすれるとは、正式には「嗄声《させい》」と言い、声の音質が異常になっている状態を指します。

では、どのような時に「嗄声」は起きるのでしょうか？

①　声の出しすぎによる声帯の酷使

皆さん、カラオケは行かれますか？　声をたくさん出した後、よくかすれてしまった事を経験すると思います。また、アナウンサーや歌手の方など、職業的に喉（声帯）を酷使する方々もこのような嗄声となる事が多々あります。

②　加齢によるもの

お年を召してくると、声帯が小さくなり息が漏れる事があります。これは声帯の2枚のひだの間に隙間ができて、息が漏れてしまう事によって起こるものです。

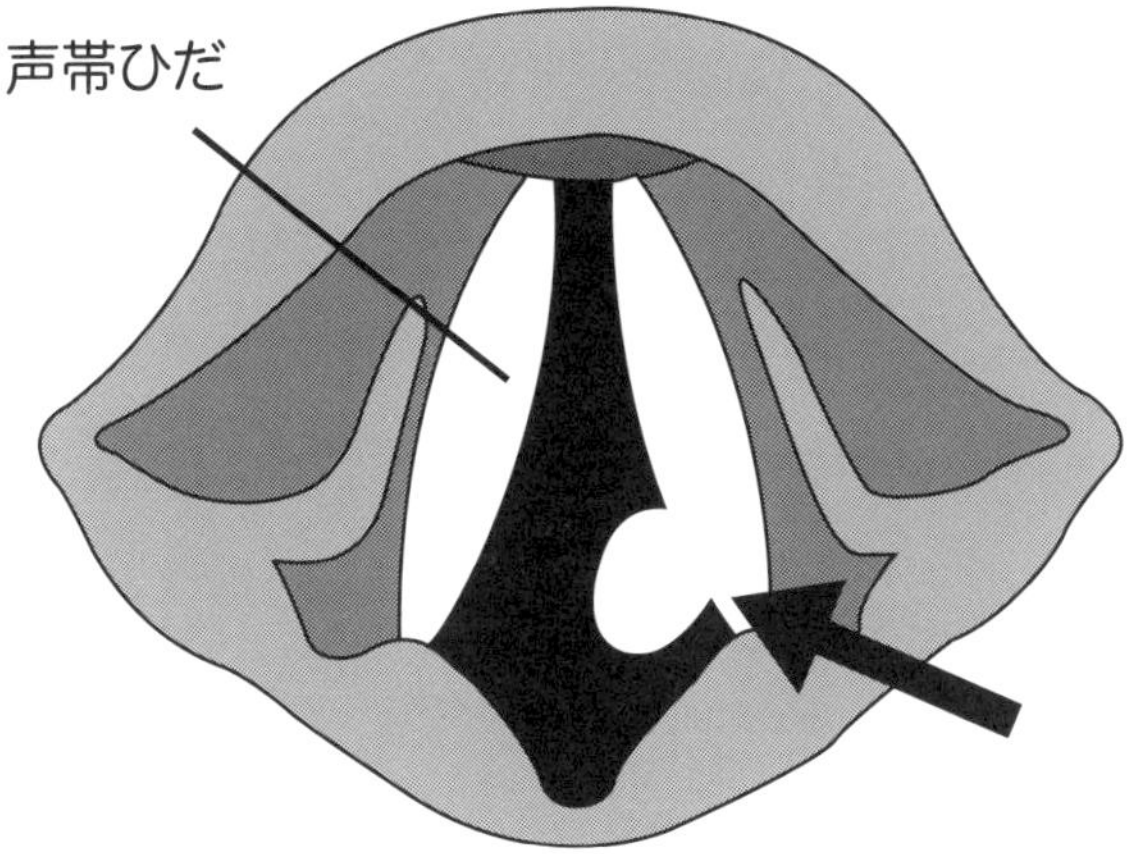

（粗造性）
声帯に丸く飛び出るポリープができた状態。

③ お酒の飲みすぎやタバコの吸いすぎ

街の飲み屋さんに行くと、ママの声が嗄すれている場面を経験する事もあります。酒焼けの状態ですよね。アルコールを頻繁に飲んでいると（特にアルコール度数の高いお酒）、声帯を刺激して嗄声を起こしやすい状態にあります。また、タバコも同様です。タバコに含まれているタールが気管や気管支を刺激して、声帯に炎症を起こします。

④ 疾患によるもの

一般的には風邪や喉頭炎、声帯ポリープ、喉頭癌の初期症状としても現れます。そして、在宅でのリハビリテーションにおいて、最も関係する疾患では、脳血管障害による構音障害での嗄声だと考えます。

嗄声の分類

嗄声について述べて来ましたが、これにも分類があります。

分類として、粗造性、気息性、努力性、無力性の４つに分けられます。

粗造性：ガラガラ声、だみ声、雑音の多い声など
　これは、声帯の振動異常が原因で起こります。

麻痺　（気息性）

片側の声帯が麻痺して動かず開いたままの状態。

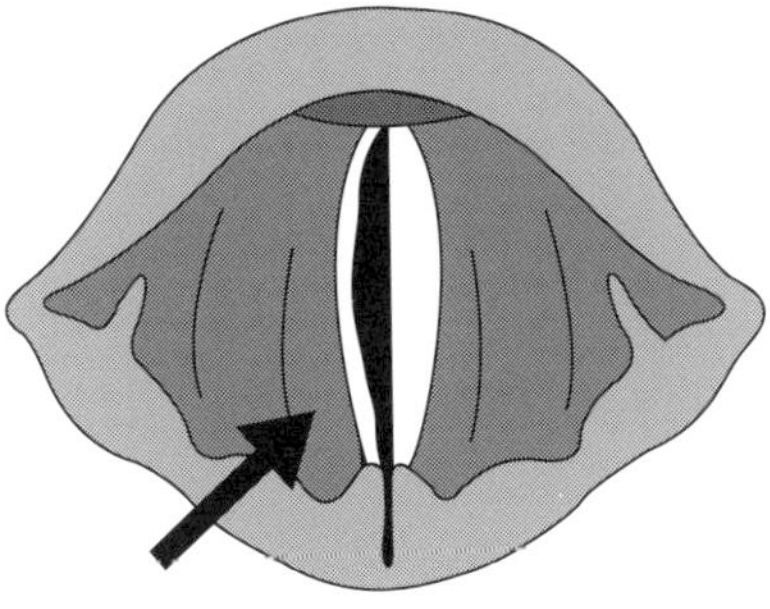

萎縮　（気息性）

両方の声帯が萎縮し細くなった状態。

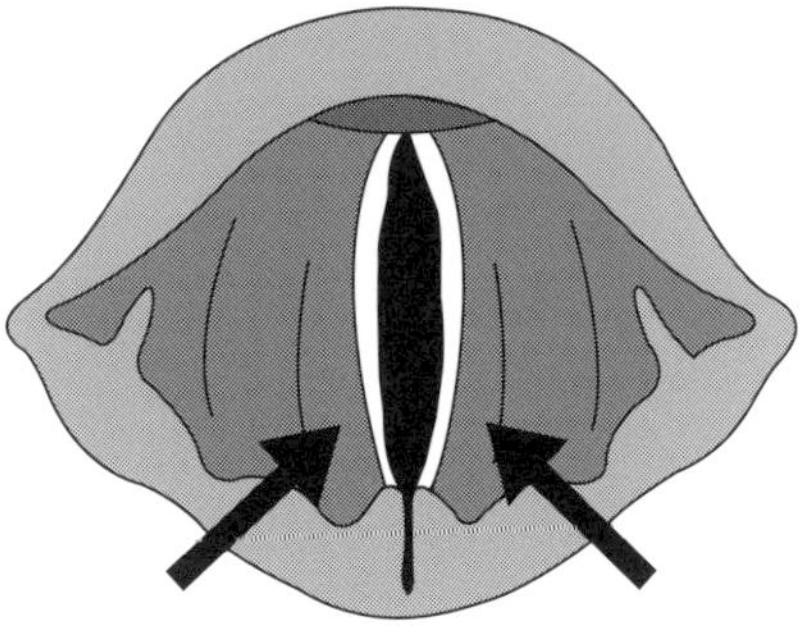

正常な声帯

左図が吸気時。右図が発声時。
発生時は声帯ひだが閉じるのが正しく声が出せる状態。

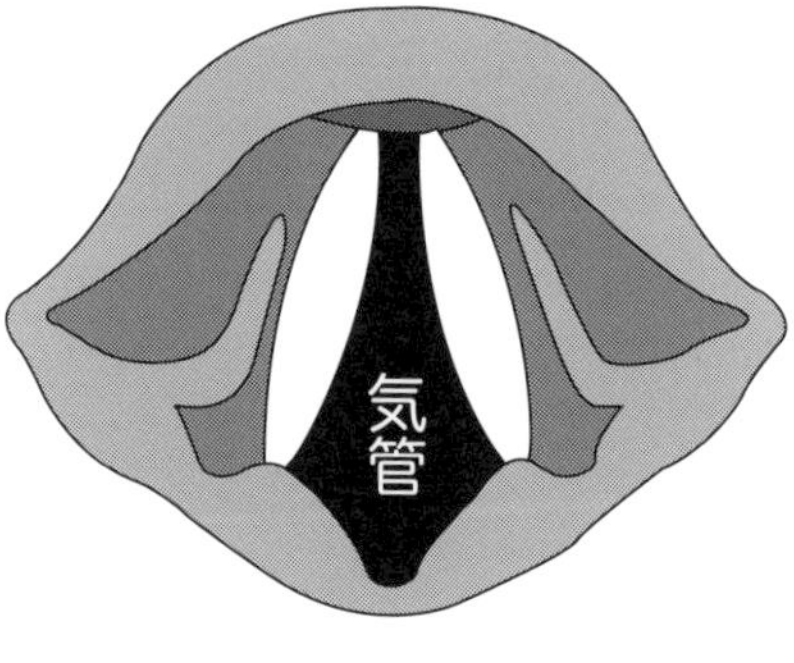

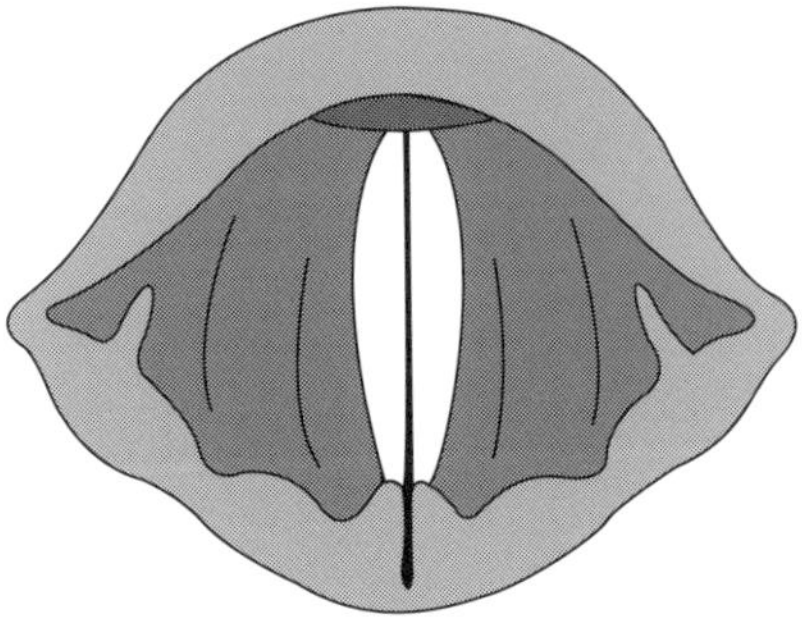

急性喉頭炎、声帯ポリープ、喉頭癌など様々な原因によって起こります。左右声帯のアンバランスによって、きめが粗くなったような状態です。

気息性：息漏れによるもので、発声時に左右の声帯の間に隙間ができて起こります。

これ等は、声帯結節、声帯萎縮、反回神経麻痺などや、急性喉頭炎などで起こりやすく、声帯の粘膜の動きが悪くなり、声帯による振動が妨げられる事で気息性嗄声となります。

声帯が萎縮してくる事で、息漏れがしやすくなります。

努力性嗄声：苦しそうな、しぼり出すような声を言います。痙攣性発生障害や喉頭癌等で起こります。

無力性嗄声：いかにも弱々しい声です。声帯麻痺や音声衰弱症の時などにも起こります。また、喉頭の筋力低下がある時に起こります。

2 在宅で多い構音障害

一言で在宅と言っても、その疾患の種類は多岐に渡ります。

構音障害に限局すると、脳梗塞や脳出血等の脳血管障害、筋萎縮性側索硬化症（ＡＬＳ）やパーキンソン病、脊髄小脳変性症、進行性核上性麻痺等の神経難病、更には悪性腫瘍等でしょうか。

☆脳血管障害によるもの

脳梗塞や脳出血によって、口唇、舌、声帯など発声・発語器官の麻痺や運動の調節障害によって発声や発音が上手くできなくなる状態です。これは、「運動障害性構音障害」と言います。

「運動障害性構音障害」は話す事だけの障害であり、失語症とは異なります。言語理解はでき、話す事が困難、難渋する、というもので、書く事でのコミュニケーションは可能となります。

☆神経難病によるもの

神経難病とは、神経細胞が変化して起きる病気の総称を言います。特に脳や脊髄等の中枢神経の神経細胞が進行性に障害される病気を「神経変性疾患」と呼びます。

先にも述べましたが、ＡＬＳやパーキンソン病、脊髄小脳変性症、進行性核上性麻痺等がその疾患となります。

・筋萎縮性側索硬化症（ALS）

40代以降に発症する事が多く、発病は緩徐で経過は進行性となります。手足、のど、舌の筋肉や呼吸に必要な筋肉が動かなくなる病気です。これにより、呂律《ろれつ》が回らなくなり、構音障害をきたします。しかし、筋肉そのものが障害されるわけではなく、筋肉を動かす神経が障害される事で脳からの指示が伝わらなくなり発症します。

・パーキンソン病

パーキンソン病による言語障害は、弱くかすれた声や鼻音、単調な声、遅いあるいは速い会話、発語困難、アクセントやリズムの障害等の多岐に渡ります。進行性であるため、これらの症状が徐々に悪化されコミュニケーションに重篤な障害が生じます。

また、呼吸機能の低下、発声と呼吸の協調性の低下、発語器官の加速化、思考過程の緩慢さ等も挙げられます。

・脊髄小脳変性症

脊髄小脳変性症とは、運動失調を主症状とします。原因が、血管障害、腫瘍、感染、炎症、脱髄等によらない疾患の総称となります。

小脳障害における構音障害は、手足や体の失調と対応されており、失調性構音障害と呼ばれます。「酔っ払いのような話し方」や「呂律が回らない」ような状態になります。

小脳は、構音の空間調節と時間的調節を制御すると言われており、それが障害される事で話し言葉の音が崩れて不明瞭となり、音の高さや大きさが不自然になり、リズムが乱れます。

・進行性核上性麻痺

進行性核上性麻痺は、パーキンソン病とは異なる神経変性障害疾患とされ、眼球運動や発語障害、歩行障害等が挙げられます。

その内、発語障害は初期から認められる事が多く、不明瞭、無言、小声、吃音、構音障害等の症状が出ます。最も多いのは、不明瞭な症状で一見すると脊髄小脳変性症のような話し方となります。

・悪性腫瘍によるもの

喉頭癌によって喉頭の機能低下や機能が失われたり、障害されて声が出せなくなったりします。また、舌癌の手術により舌が上手く使えなくなる事で構音障害を来たします。舌癌は、切除範囲によって構音障害程度は変わってきます。切除範囲が広く、そして深くなるに従って明瞭度が低下するとされています。さらに、舌縁部に比べて切除の位置が前後に偏っていても不明瞭度が増してきます。

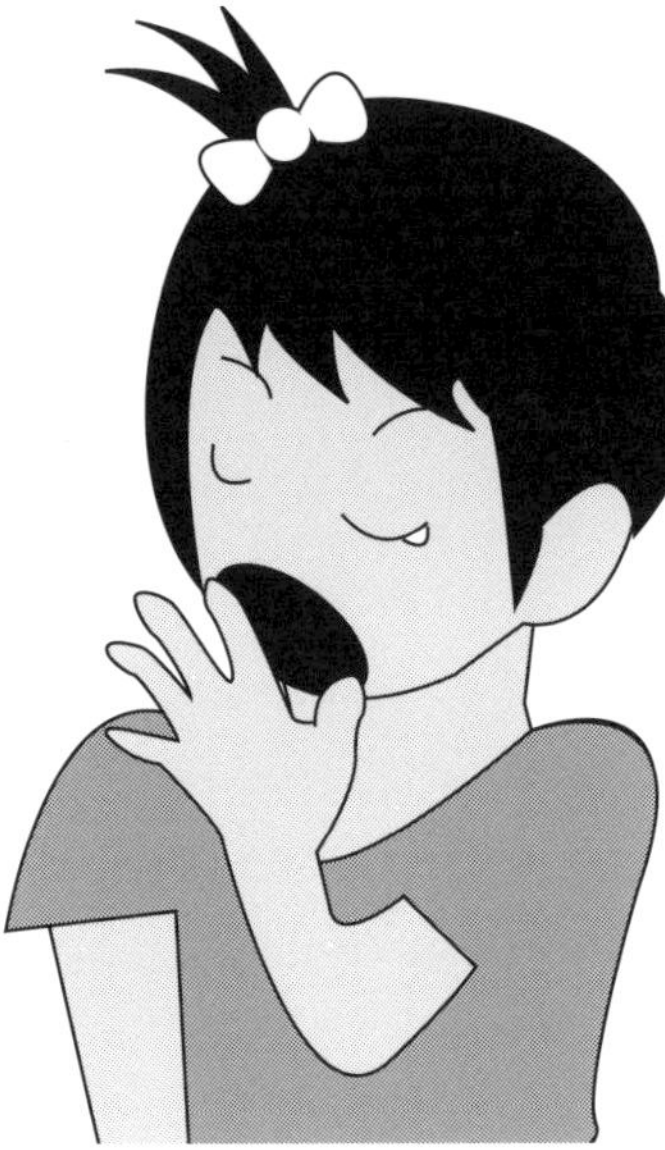

エクササイズ①
声を出しやすくするために緊張を整える

喉（咽頭筋）の緊張が高いと、喉が詰まったようなしゃべり方になってしまいます。喉をリラックスさせて緊張を緩め、声を出しやすくしましょう。

1　あくびため息法

疲れた時や眠い時、ついつい出てしまいますよね。この「あくび」や「ため息」をする時、喉は非常にリラックスしており、発声にとっても良いんです。

簡単なのでぜひやってみましょう。

① **まずはあくびをしてみましょう。**

口が大きく開いていますか？

この時、喉の奥が広がっている感じを意識しましょう。

喉に玉子が入っているのをイメージしてみると良いですよ！

② **次にあくびの状態で息を吸ったり吐いたりしてみましょう。**

だんだん喉の力が抜けてリラックス状態になります。

③ 最後は声を出します。

「はぁ〜」という感じで、声を出して下さい。

この時、喉に余計な力が入らないようにしましょう。

息の詰まったような声ではなく、軟らかく太い声が出れば完璧です！

喉の奥が広げられるようになると、力を入れなくともパワーのある声が出るようになります。

2 そしゃく法（チューイング法）

声を出そう！息を出そう！と意識するとどうしても力が入りやすくなってしまいますよね。

そしゃく法は、「モグモグ」とご飯を食べているような動作をしながら声を出す方法です。

噛む動作に意識が集中するので喉に力が入りにくく、発声に良い方法です。お行儀が悪く思うかもしれませんが、ぜひやってみましょう。

まずはガムやクッキーを噛むのをイメージして、モグモグと噛む動作をして下さい。

ポイントは、大げさに口をあけて、だらしなく噛みます。

噛む動作をしながら、「あーー」と声を出してみましょう。

余計な力が抜けて、少し気の抜けたような声が出せたでしょうか？

3〜5回程度繰り返しましょう。だんだん喉の緊張が取れてきます。

このとき、舌を噛まないように気をつけて下さいね。

3 気息性起声

気息性起声とは、簡単に言えば息まじりの発声です。

喉に負担がかからないよう、力が入らないように意識してもなかなか難しい方は、この方法を用いると比較的簡単に習得できるかもしれません。

やり方は簡単です。

まずは息を多めに「あぁ」と声を出しましょう。「はぁ」と聞こえるくらいで大丈夫です。少しずつ喉の力が抜けてくると思います。単語も用いましょう。

ポイントは、単語をローマ字にし、頭に「H」をつけるイメージです。

力が抜けてきたら、だんだん息の量を減らしていきましょう。

	例					
あ	あめ→はめ AME→H AME	あき	あらし	あたま	あいさつ	ありがとう
い	いぬ→ひぬ INU→H INU	いす	いたち	いなか	いちにち	いりぐち
う	うみ→ふみ UMI→F UMI	うし	うさぎ	うちわ	うんてん	うりもの
え	えり→へり ERI→H ERI	えき	えがお	えのぐ	えんぴつ	えいせい
お	おに→ほに ONI→H ONI	おか	おとな	おれい	おうえん	おきなわ

エクササイズ②
声を出しやすくするために緊張を高める

喉（咽頭筋）の緊張が低いと、弱々しく、力の入っていない声や、息漏れのある声になってしまいます。喉の緊張を高めることで、声を出しやすくしましょう。

◉ 硬起性発声

硬起性発生は、いわゆる「息む（いきむ）」ことを利用して行う発声です。

「息む」というのは、思いっきり息を吸ったあとに「フンッ」と体に力を入れることですが、これを発声にも応用できます。

① まずは大きく息を吸って、止めます。

息をしっかり吸って、止めましょう。この時、鼻や唇の隙間から息が漏れてしまわないように気をつけてください。鼻から息が漏れる場合には、鼻をつまんでみましょう。

息を止めることが難しい時は、まず息を止める練習から始めましょう。

② 息を止めた状態のまま、口を突き出します。

息を止めることができたら、すぐに口を突き出します。母音の「お」ぐらいの大きさに突き出しましょう。

③ 「オッ」と短く発声します。

しっかりと、息を止めてから一度に吐き出すのと一緒に「オッ」と短く発声することで、声が大きくなっているか、息漏れが少なくなっているか確認して下さい。

④ いろいろな長さや区切り方で練習します。

短い「オッ」で安定して喉に力を入れられるようになったら、「オーッ」と少し長く発声してみましょう。「オッ、オー」と最初に短い「オッ」を入れてから行う方が力を入れやすいこともあります。慣れてきたら、できるだけ長く「オーッ」と続けてみましょう。

⑤ 語頭に「オ」のつく単語を練習しましょう。

短い「オッ」長い「オーッ」がうまくできるようになったら、「オ」のつく単語を練習してみましょう。

例）「オウジョ」「オウコク」「オオカミ」「オオゼキ」「オオユキ」など

⑥ その他の単語でも練習してみましょう。

語頭に「オ」が付く単語で安定して喉に力を入れられるようになったら、その他の単語を練習し、単語でも問題なければ、文で練習してみましょう。

※注意点

・声帯の緊張を高める訓練は、やりすぎは反対に声帯の炎症や過度な緊張をもたらすのでやりすぎないように気をつけましょう。喉に炎症がある（風邪など）時は避けましょう。

・緊張を高める訓練なので、ご高齢で血圧が高いなどの循環器疾患がある場合は主治医と相談して行いましょう。

・とても負荷がかかり、疲れやすい訓練なので、長時間の実施は避けましょう。

・喉が渇きやすくなるため、こまめに水分をとりましょう。

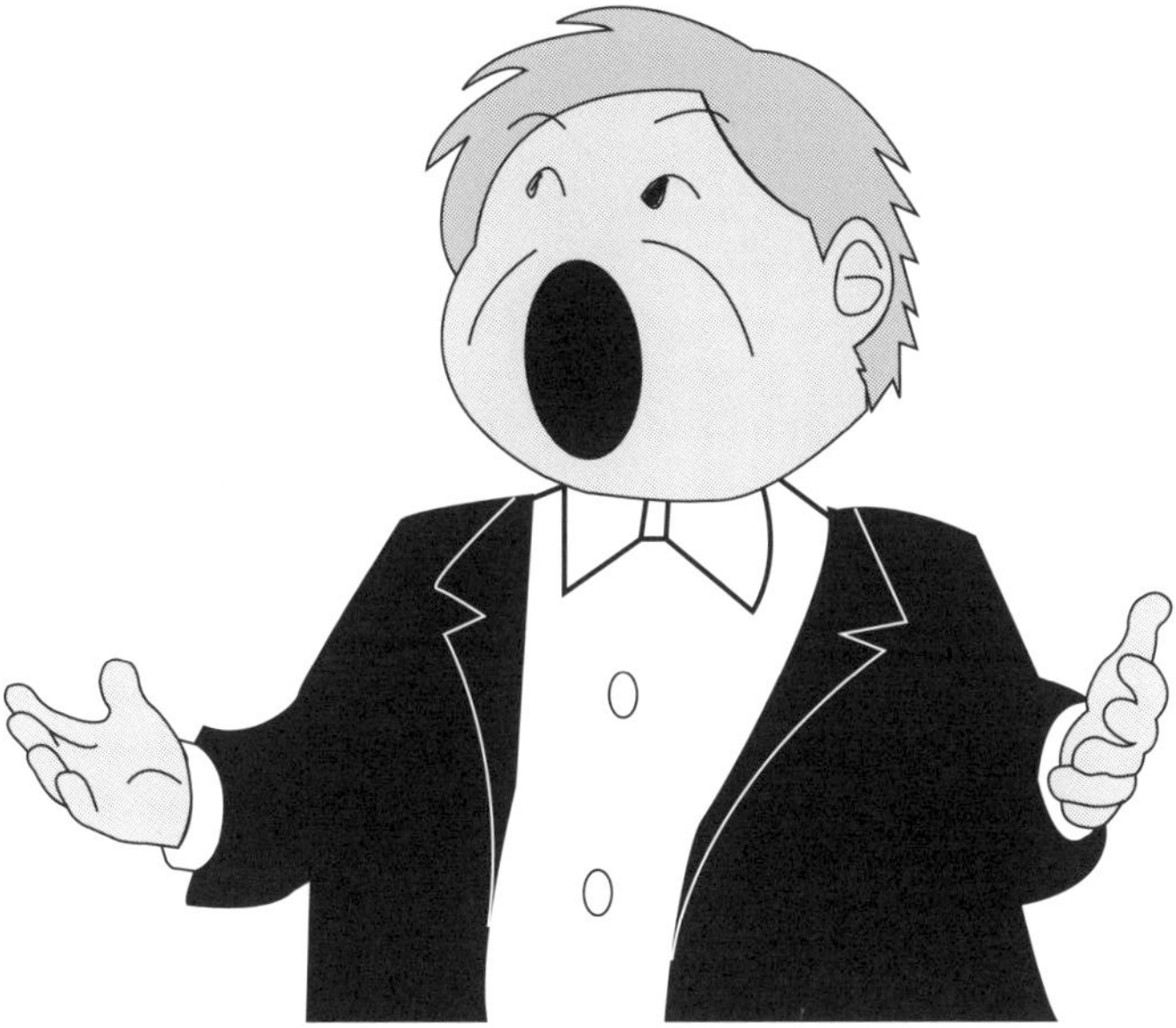

エクササイズ③
声を出しやすくするために声の高さを変えよう

1 声を低くする（硬起性発声）

喉（咽頭筋）の緊張が低いと、弱々しく、力の入っていない声や、息漏れのある声になるだけでなく、声が高くなりすぎてしまいます。喉の緊張を高めることで、声を低くしましょう。喉の緊張を高める訓練は、エクササイズ②と同じ方法で行うことができます。

2 声を高くする（裏声発声）

裏声は地声から裏返った声のことです。地声と裏声のそれぞれでの歌唱を通し、地声と裏声の切り替えを無理なくスムーズにしながら、高い声を出す練習を行います。

① フクロウの鳴き声のように「ホー」と発声しましょう。

フクロウを想像してみてください。少し高めの声で「ホーホー」と鳴いていますよね。この「ホー」を想像しながら、

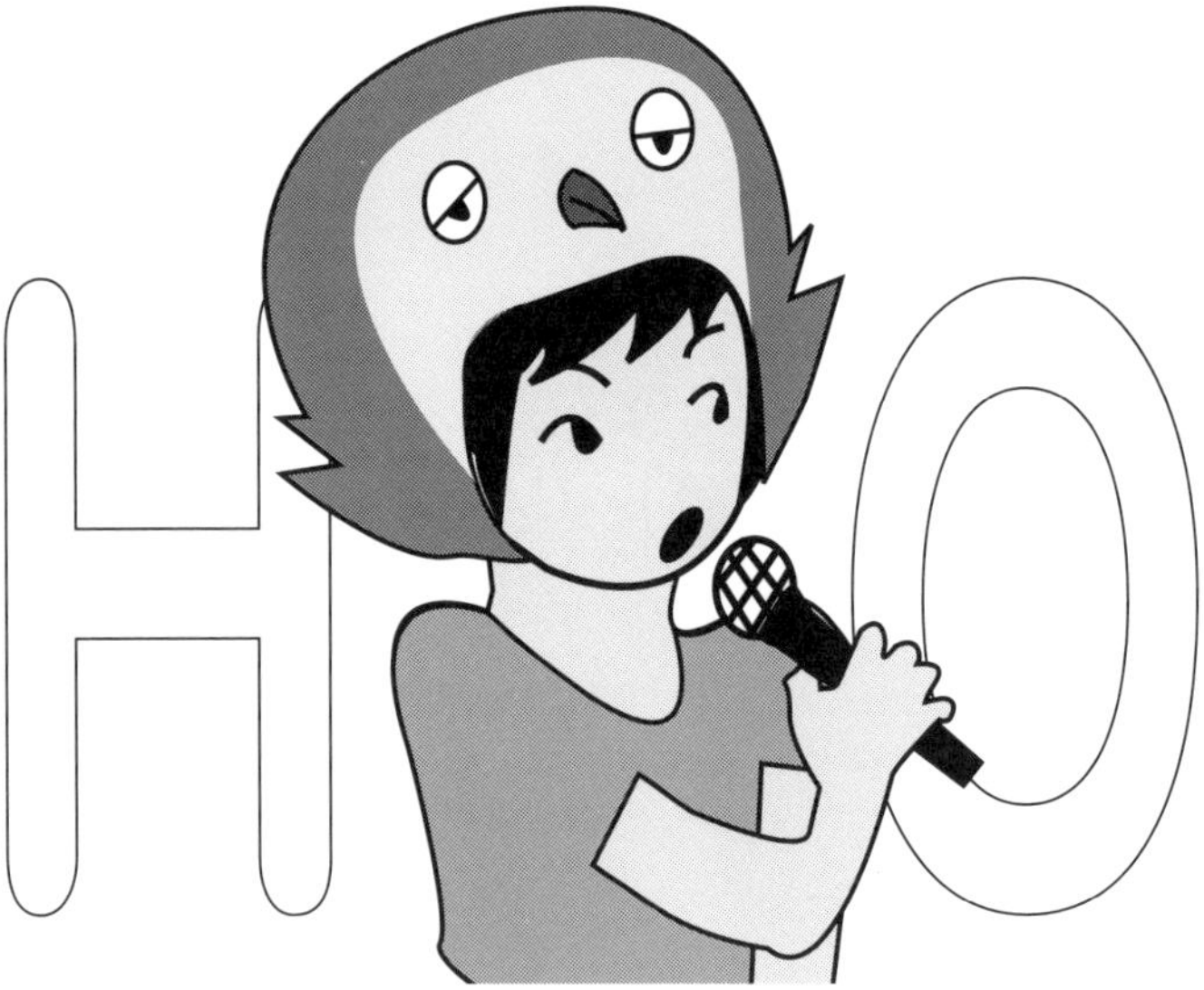

裏声で「ホー」と発声しましょう。

② 地声と裏声で「オー」と発声しましょう。

「ホー」で裏声を意識できたら、地声で「オー」と発声しましょう。

その後、今度は裏声で「オー」と発声しましょう。

この段階でしっかりと裏声と地声を使い分けられるように練習します。

③ 他の母音でも地声と裏声で発声をしましょう。

「オー」で地声と裏声の使い分けができるようになったら、「アー」「イー」「ウー」「エー」でも同じように地声と裏声をそれぞれ練習しましょう。

④ 音域の狭い簡単な曲を裏声のみ、地声のみで歌ってみましょう。

たとえば「かえるの歌」のように、音階の変化が少ない歌を裏声のみで歌います。

その次に地声のみで歌います。

⑤ 音階を少しずつ上げたり、下げたりしましょう。

地声と裏声の歌い分けができるようになったら、音階を少しずつ上げたり下げたりする練習に移りましょう。

地声から少しずつ裏声の高さまで「あーーーあ」と声を高くしていきましょう。

⑥ 高めの声で音読をしましょう。

地声で高めの声がでるようになったら、高めの声で音読の練習を行います。

単語から始め、少しずつ文の練習に移って下さい。

⑦ 録音をして、聞き比べてみましょう。

地声で一番高く出せる音を録音し、次の練習の時にその音を聞きながら練習してみて下さい。

※注意点

・新しい運動が定着して、無意識に高い声を使えるようになるにはかなりの回数の練習（1500回以上）が必要と言われています。

・最初は特に疲れやすいので、こまめに休憩をとるようにしましょう。

エクササイズ④
声を作る基礎練習（構音）

1　良い姿勢づくり

良い姿勢とはなんでしょうか？　良い姿勢には基準があります。横から見た姿勢で説明しますね！

良い姿勢は耳の穴・肩・大転子（お尻の横の骨の出っ張り）が一直線上に位置します。（次ページ上図）

一度悪い姿勢を真似してみて下さい、この様な方を思い出しませんか？（次ページ右下図）

首がかなり前にありますよね？　頭は体重のだいたい10パーセントの重さです。

体重が40キロの人ならだいたい4キロです。首はそれだけ重たい頭を支えているという事です。

美味しい食事を食べるのにも、楽しくお話しするためにも姿勢はとっても大事ですよ！

2　良い呼吸づくり

良い姿勢ができたら今度は良い呼吸づくりをしましょう！

話すため、食事を美味しくするために必要な方法は大きく分けて二つあります。

一つは肋間筋《ろっかんきん》を使う方法、もう一つは横隔膜を使う方法です。前者は胸式呼吸、後者は腹式呼吸と呼ばれます。通常はどちらか一方ではなく、肋間筋と横隔膜、両方の働きによって呼吸運動が行われています。

胸式呼吸

肋間筋が収縮すると、肋骨が持ち上がって胸郭が前後左右に拡大、これによって肺は伸ばされ息を吸い込むことができる（吸気）。反対に、外肋間筋が弛緩して胸郭が縮小すると、それによって息を吐き出すことができる（呼気）。

イメージは昔懐かしい水道のポンプの柄です。吸う時に柄を上げて、吐くときに柄を下げましょう。

腹式呼吸

横隔膜が収縮すると、下に降りて、胸郭がそれに伴って上下に拡大し、外気が取り込まれる（吸気）。横隔膜が弛緩して胸郭が狭くなると、息を吐き出すことができる（呼気）。

イメージはバケツのハンドルです。吸うときにハンドル

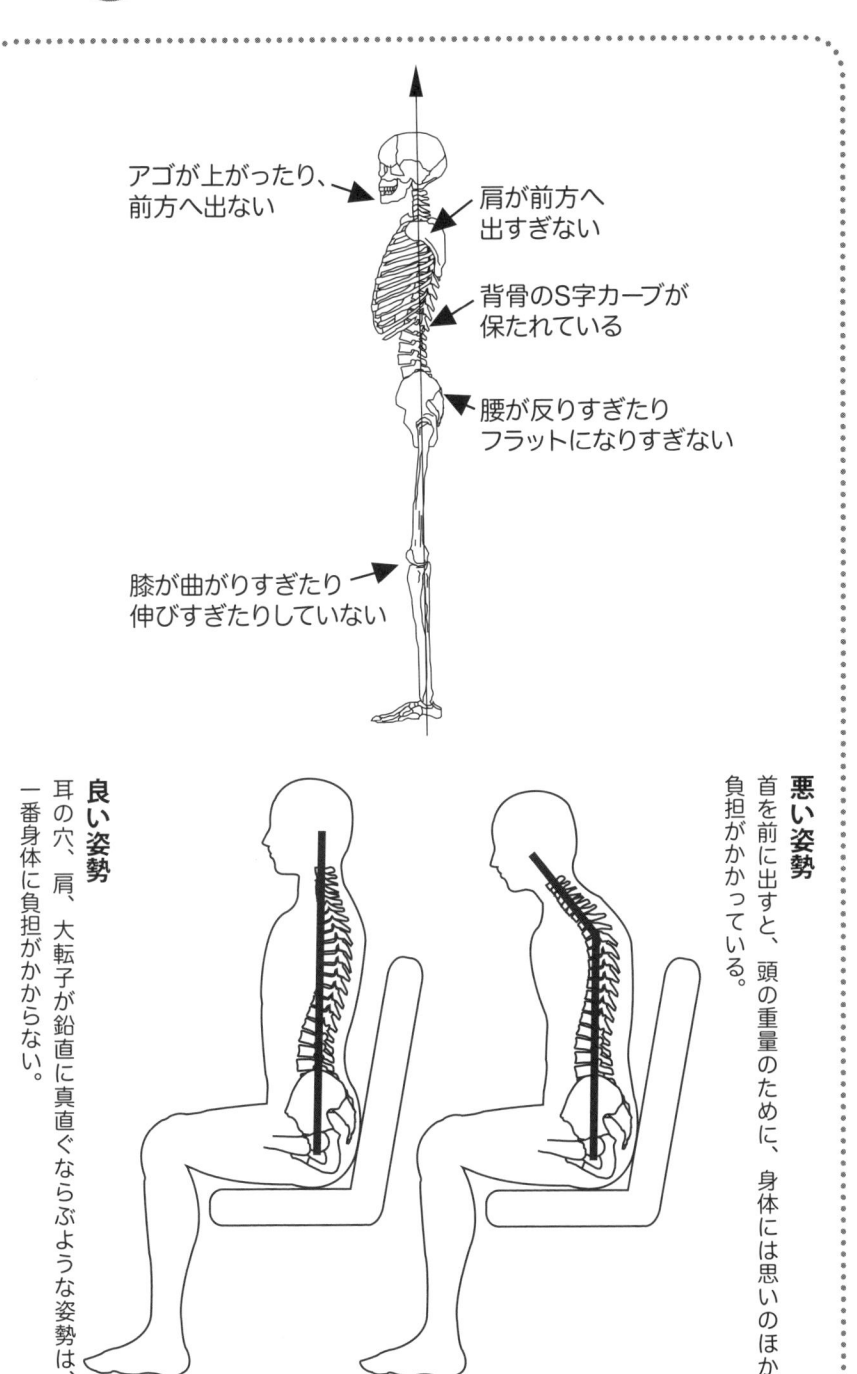

悪い姿勢

首を前に出すと、頭の重量のために、身体には思いのほか負担がかかっている。

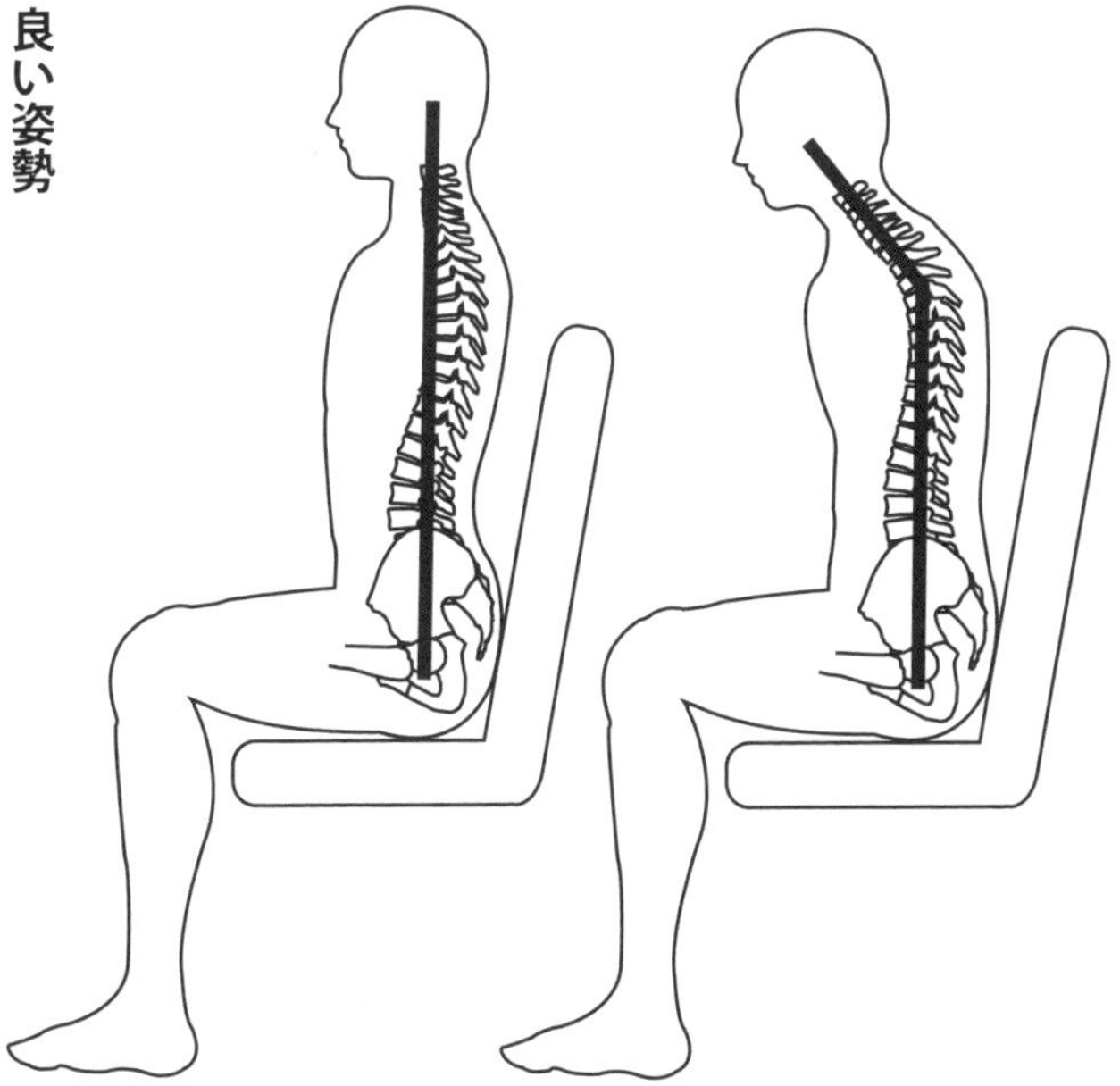

良い姿勢

耳の穴、肩、大転子が鉛直に真直ぐならぶような姿勢は、一番身体に負担がかからない。

呼吸に伴う肋骨の動きのイメージ

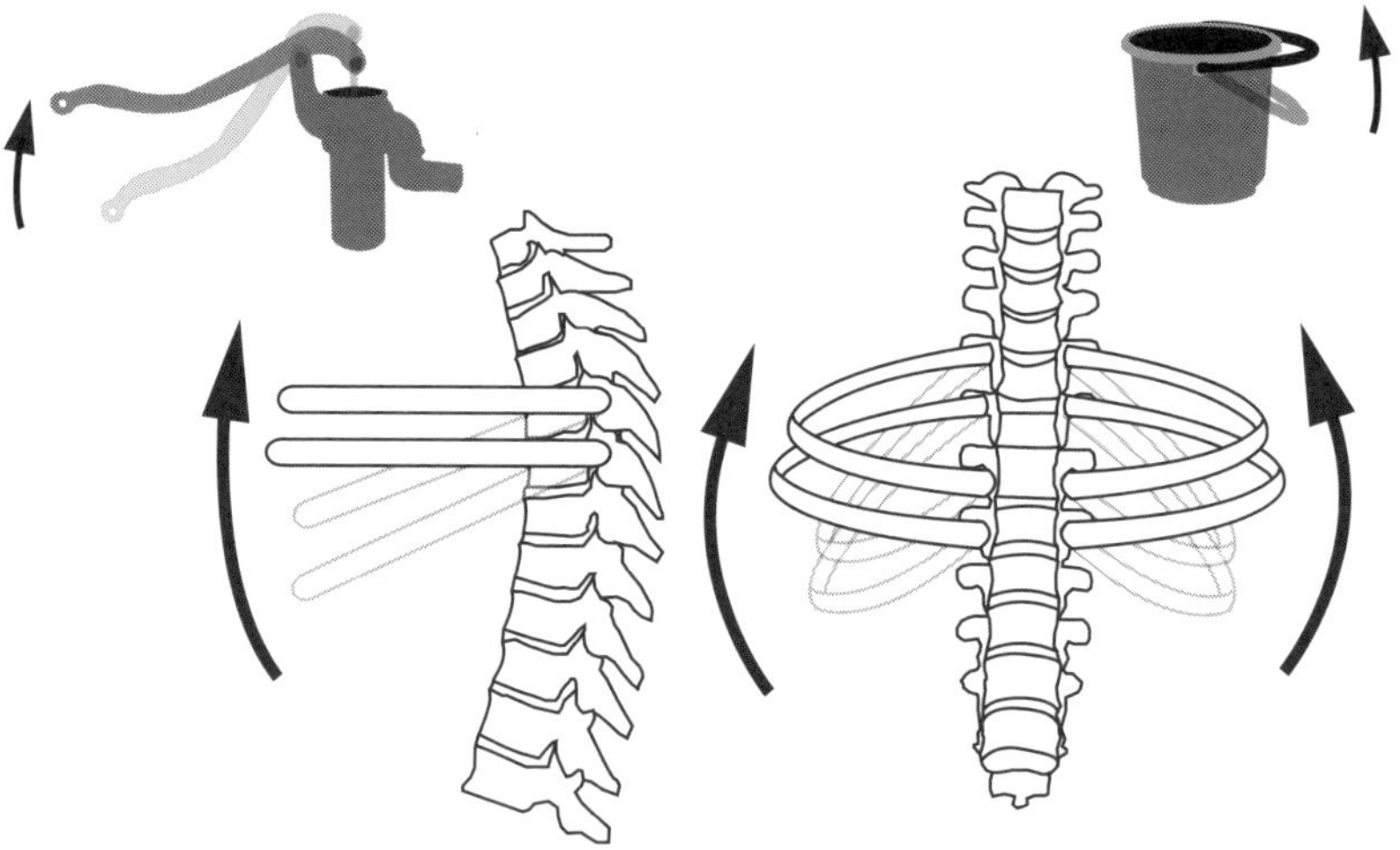

胸式呼吸

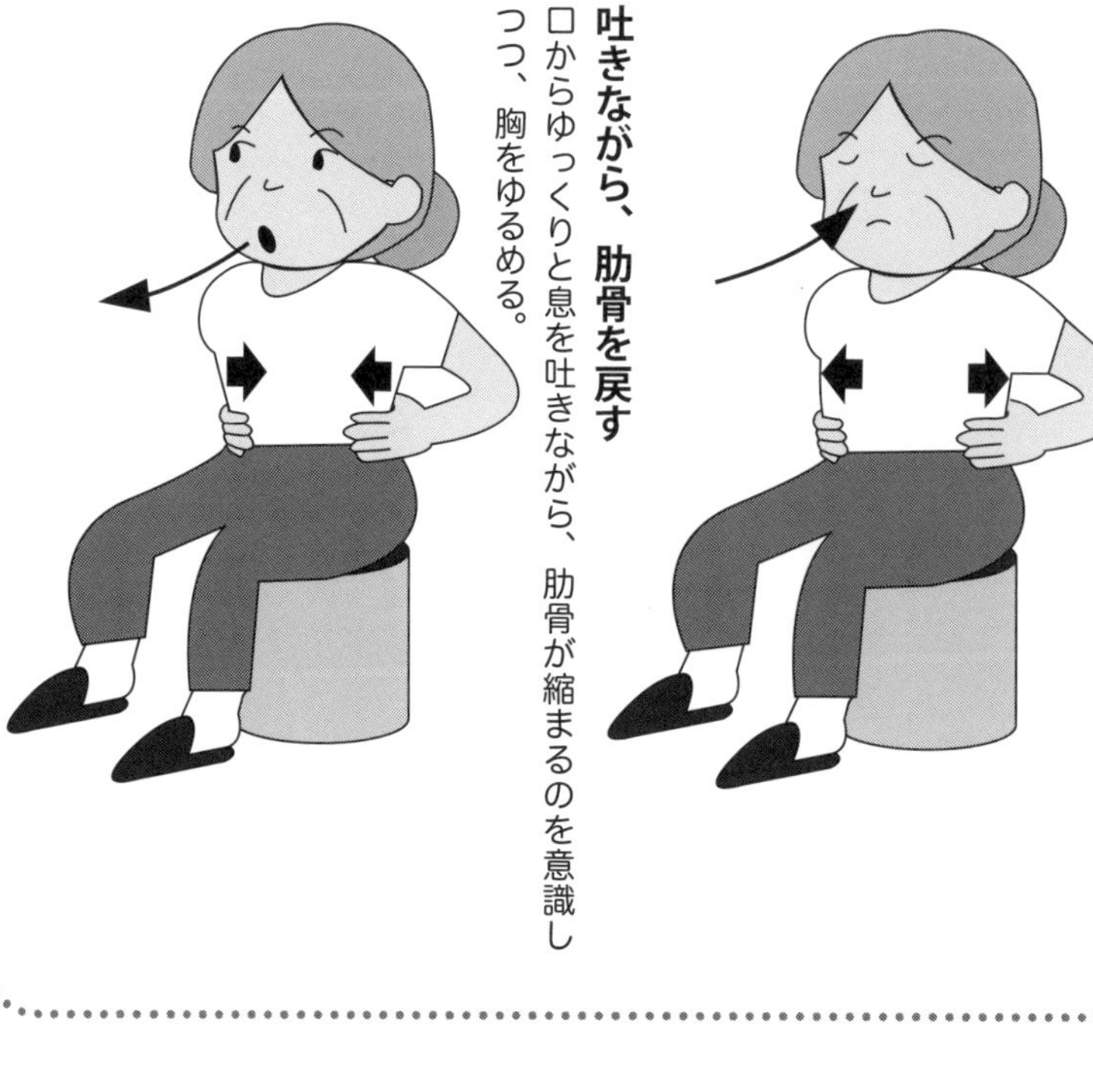

肋骨に手を当て、吸う

肋骨の側面を包むように、肋骨の下あたりに両手を当てる。胸をふくらませながら、鼻から息を吸う。

吐きながら、肋骨を戻す

口からゆっくりと息を吐きながら、肋骨が縮まるのを意識しつつ、胸をゆるめる。

① 首の横の筋肉のストレッチ
（僧帽筋上部線維、棘上筋）

首の横から肩にかけてを伸ばす。

片方の手を背中にまわして、反対の手で横から頭に手をかけてひじを下ろしながらストレッチしていく。

図のように力を加える方向に気をつけて、ストレッチする部分が伸びているのを意識しながら行う。

決して無理はせず、息を吐きながら行う。

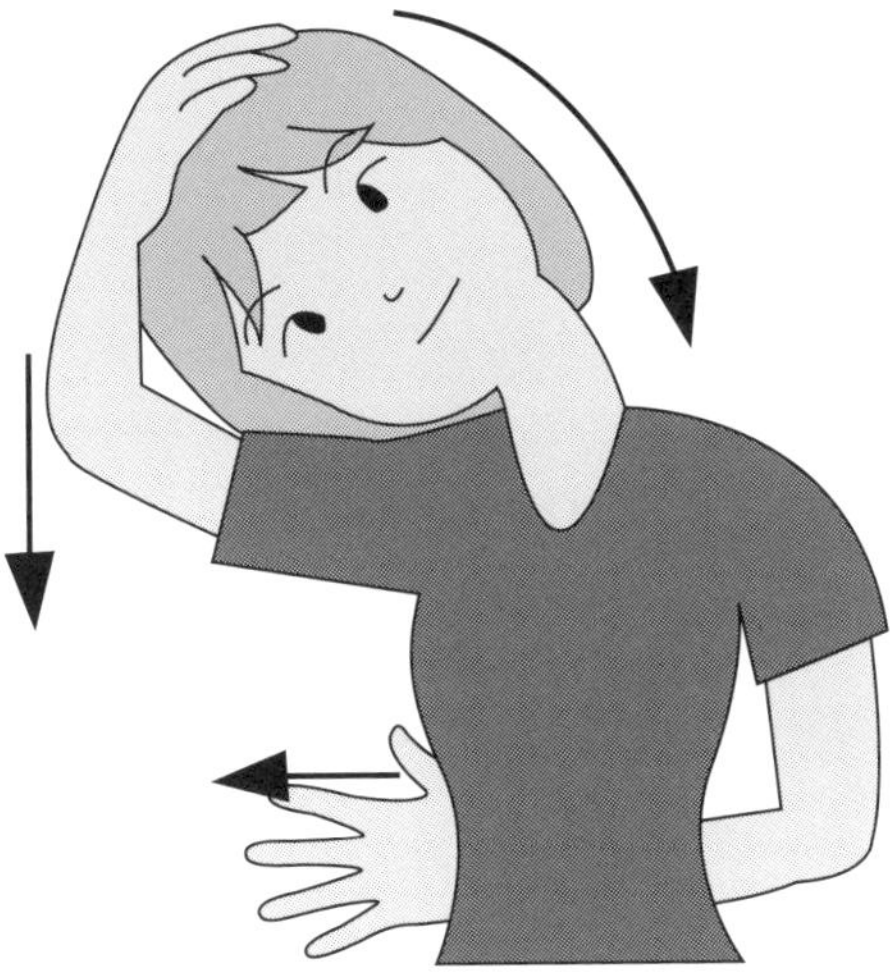

を上げて横隔膜を広げて、圧をお腹に送って膨らまします。吐くときペダルを上げて横隔膜を元の位置に戻しましょう。

胸式呼吸は悪者に思われがちですが、姿勢を保つのにとても大事な呼吸です。「猫背予防」と思ってどちらも行ってくださいね！

3 首や肩の緊張をほぐす

今度は準備体操です。首や肩の緊張を落とすことで楽しく話し、楽しく皆さんとお食事が取れるようになりますよ！ ご自分でやれる方はまず以下のストレッチとエクササイズを行ってみましょう。
※首を手術した経験がある方、もしくは疾病をお持ちの方は医療スタッフに確認を取ってください。

① 首の横の筋肉のストレッチ：僧帽筋上部線維、棘上筋

首の横から肩にかけて伸ばします。

片方の手を背中にまわして、反対の手で横から頭に手をかけてひじを下ろしながらストレッチしていきます。

図のように力を加える方向に気をつけて、ストレッチす

② 首の後ろの筋肉のストレッチ

（頸板状筋、頭板状筋、後頭下筋群）

首の後ろ側を伸ばす。

後頭部で腕を組み、腕の自重で沈むようにゆっくりと首の後ろ側をストレッチする。

図のように、ジワジワとゆっくり力を加えて行う。決して無理はせず、息を吐きながら行う。

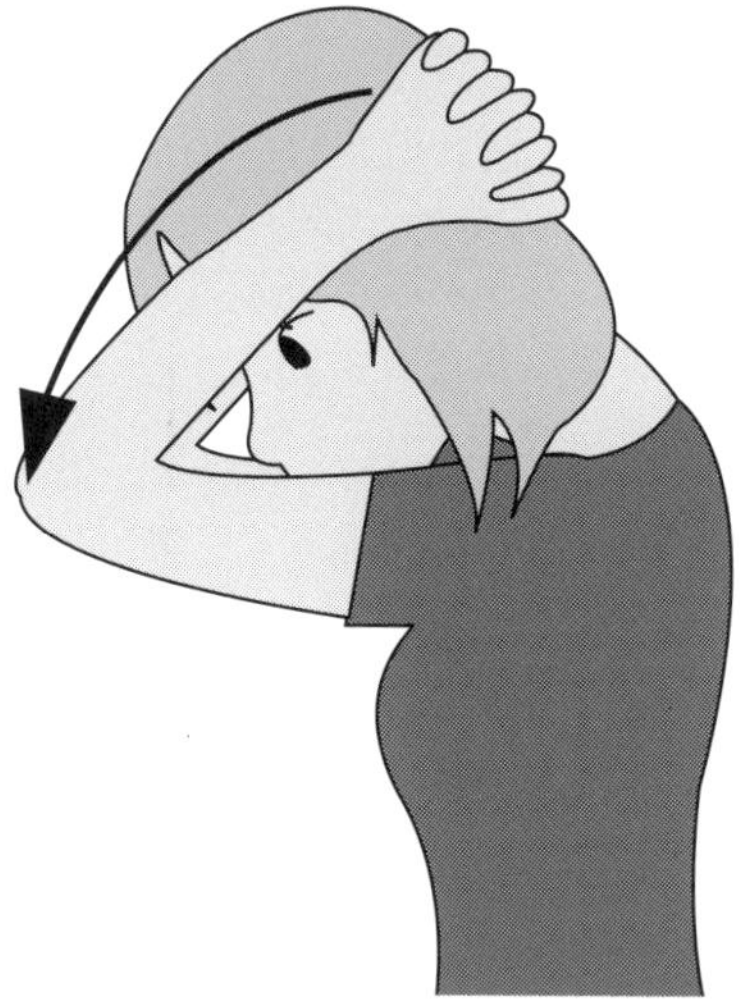

る部分が伸びているのを意識しながら行ってください。
決して無理はせず、息を吐きながら行ってください。

② 首の後ろの筋肉のストレッチ：頸板状筋、頭板状筋、後頭下筋群

首の後ろ側を伸ばします。

後頭部で腕を組み、腕の自重で沈むようにゆっくりと首の後ろ側をストレッチします。

図のようにジワジワとゆっくり力を加えて行ってください。

決して無理はせず、息を吐きながら行って下さい。

③ 胸を広げるストレッチ：大胸筋

胸の間を広げます。まず椅子に深く腰をかけましょう。お腹に力を入れたまま胸を開くように手を広げましょうそのまま胸を天井に向けるようにして10秒間キープします
※反り腰にならないように必ずお腹には力を入れておきましょう。

④ 肩甲骨周りのエクササイズ：僧帽筋下部、菱形筋

肩甲骨周りの筋肉のエクササイズをします。まず椅子に浅く腰をかけます。

③ 胸を広げるストレッチ

（大胸筋）

胸の間を広げる。
まず椅子に深く腰をかける。
お腹に力を入れたまま、胸を開くように手を広げる。
そのまま胸を天井に向けるようにして10秒間キープ。
※反り腰にならないように必ずお腹には力を入れておく。

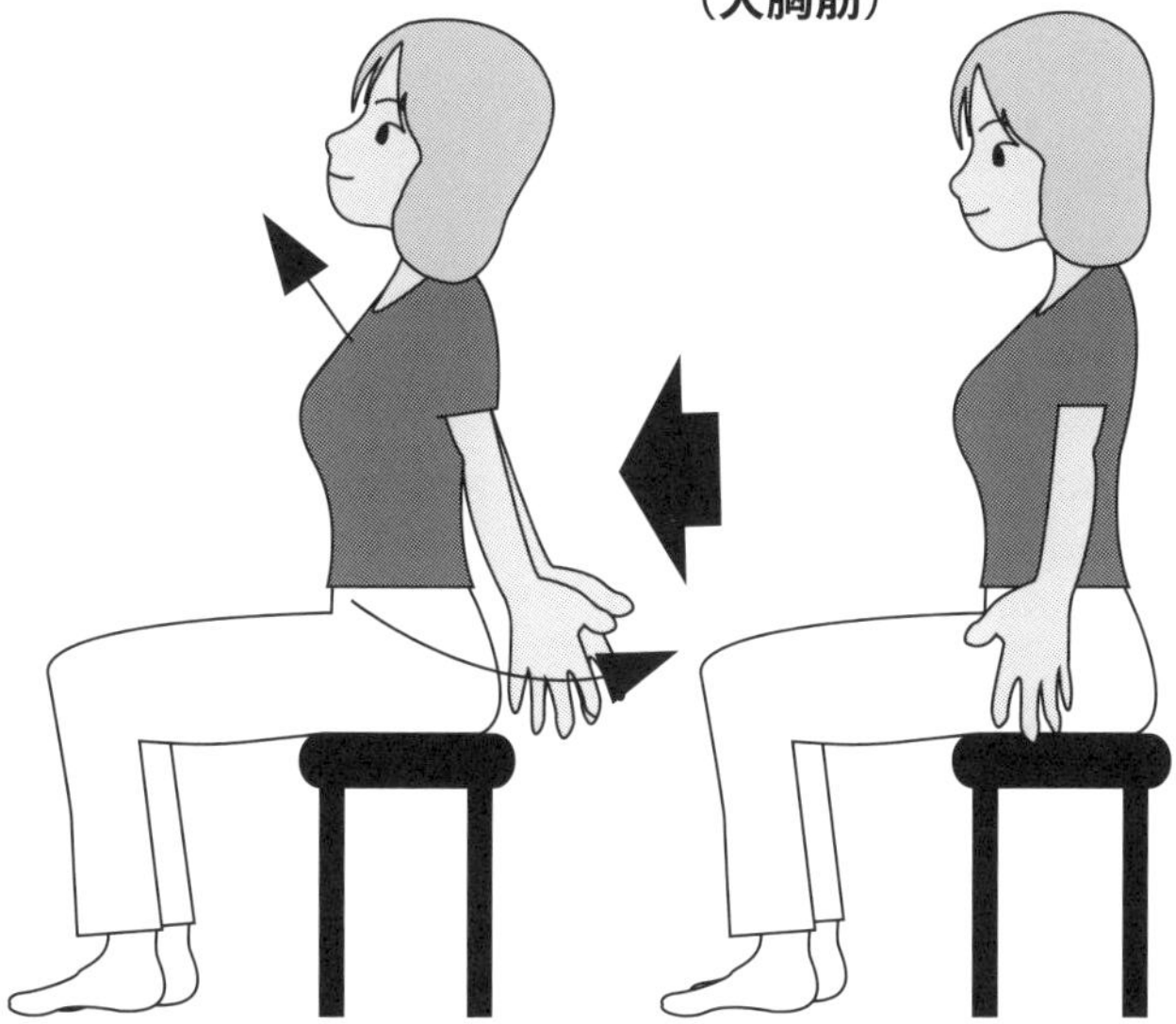

④ 肩甲骨周りのエクササイズ

（僧帽筋下部、菱形筋）

まず椅子に浅く腰かける。
小指を後ろに向けて胸を張って手を上げる。
肩甲骨同士を近付けながら肘を下げていき、10秒キープする。
※反り腰にならないように必ずお腹には力を入れておく。

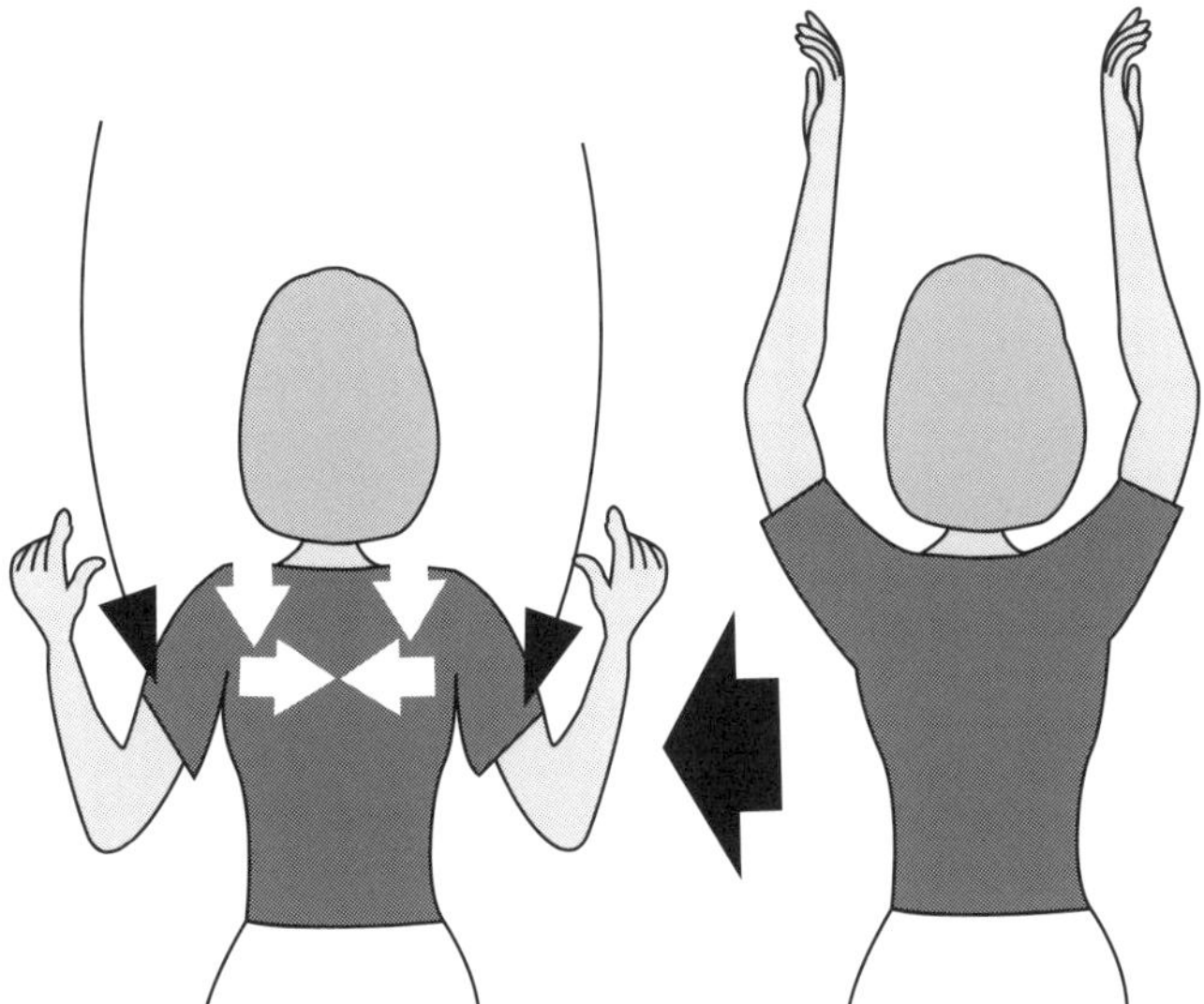

⑤ 家族と一緒にエクササイズ！

〈顔〉

A 眉毛と目を思い切り引き上げ、額に力を入れる。唇はギュッとすぼめる。その後、顔全体を弛緩させる。

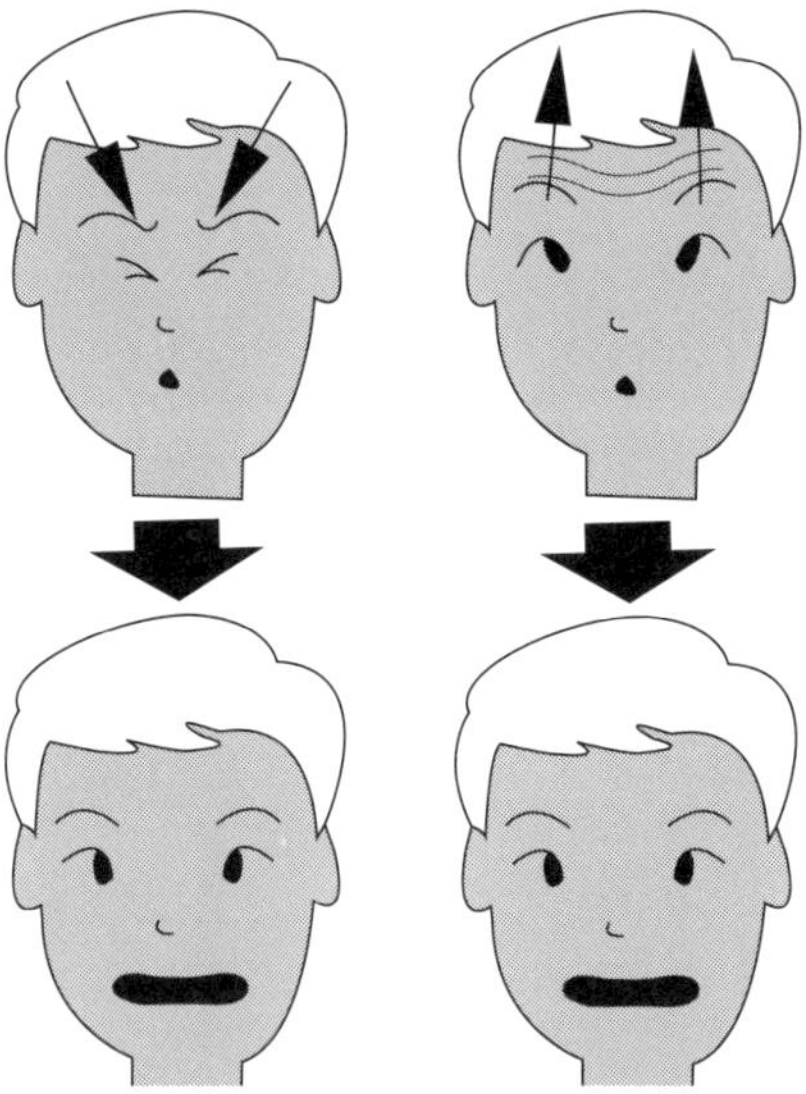

B 目は固く閉じ、唇はギュッとすぼめる。そのままパーツを顔の中心に集めるつもりで緊張させる。その後、顔全体を弛緩させる。

小指を後ろに向けて胸を張って手を上げましょう。肩甲骨同士を近づけながら、肘を下げていき、10秒キープします。

※反り腰にならないよう必ずお腹に力を入れましょう。

⑤ 今度は家族と一緒にエクササイズ！

今度は一人でストレッチをする事が難しい方用です。ご家族と一緒にやってみましょう。やり方は簡単です。力をぐーっと入れ、筋肉をゆっくり3秒間緊張させ、次に筋肉の緊張を一気に抜くという作業です。できる人はそこから「そのままリラックスした状態を続ける事」もやってみましょう。

〈顔〉

A 眉毛と目を思い切り引き上げ、額に力を入れます。唇はぎゅっとすぼめます。その後顔全体を弛緩させます。

B 目は固く閉じ、唇はぎゅっとすぼめます。そのままパーツを顔の中心に集めるつもりで緊張させます。その後顔全体を弛緩させます。

〈背中・頸〉
頸を引き、こぶしを握り、頸と背中に力を入れる。その後弛緩させる。

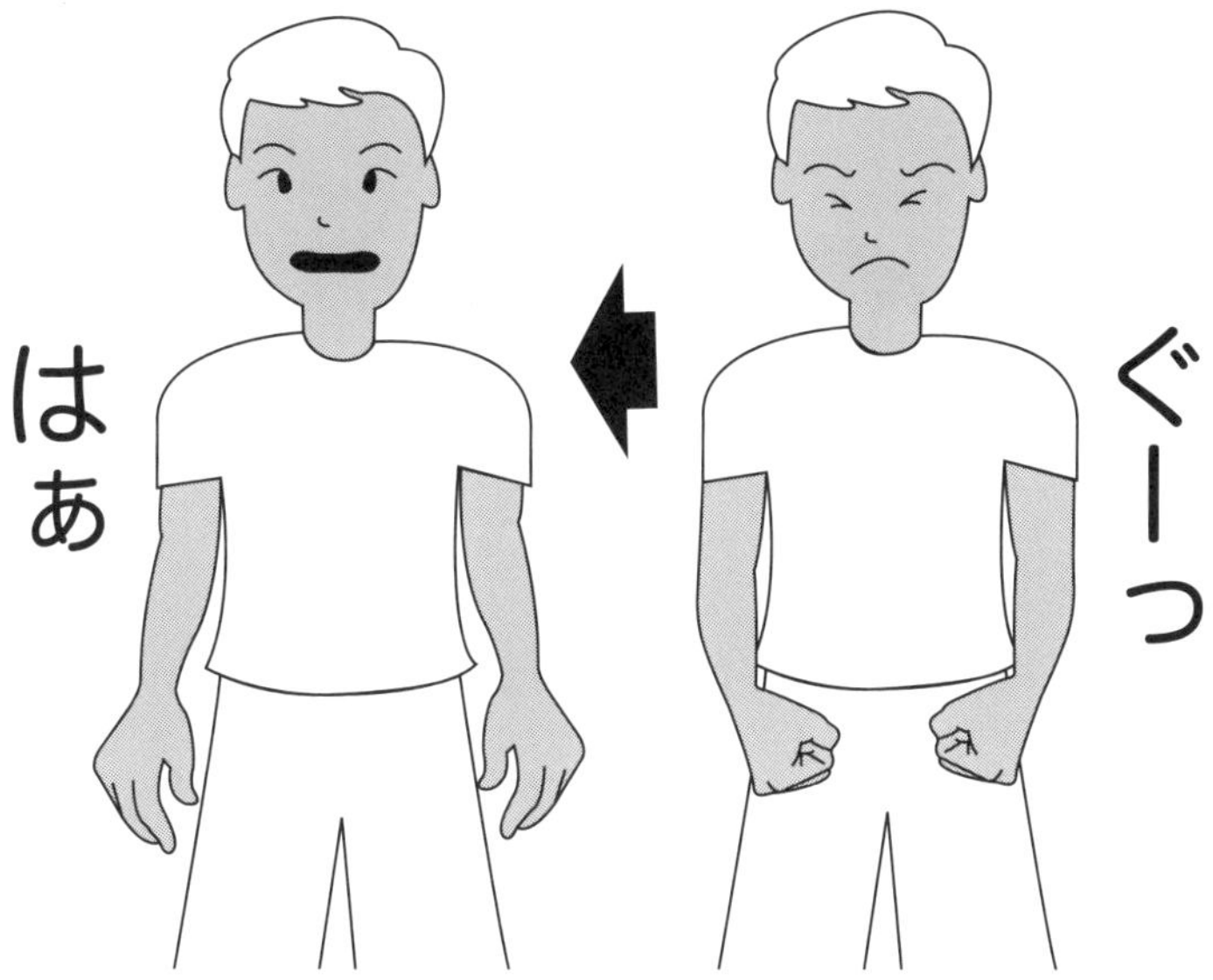

〈肩〉
両肩に力を入れて引き上げ、首をすぼめる。その後弛緩させる。

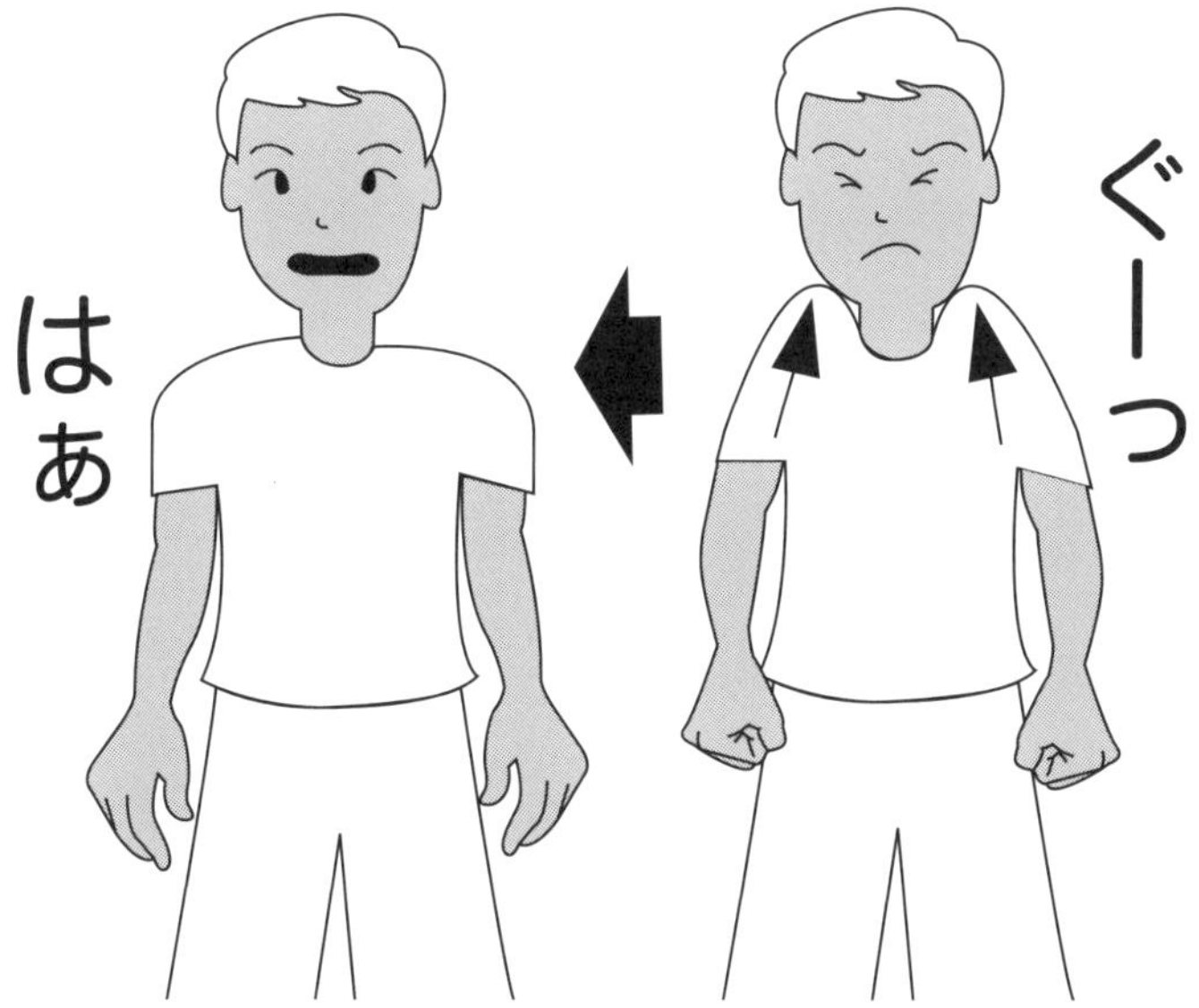

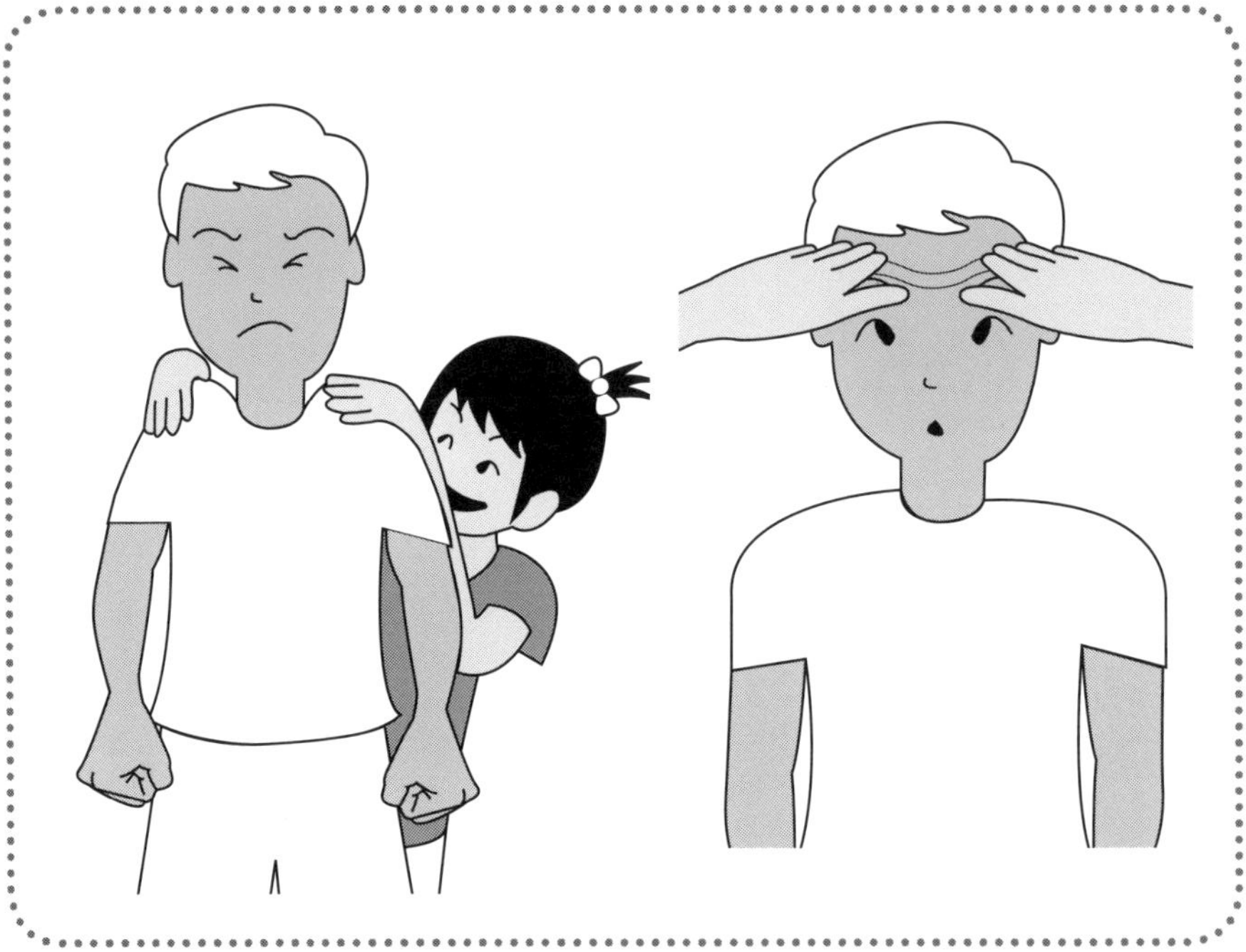

〈背中・頸〉

顎を引き、こぶしを握り、頸と背中に力を入れます。その後弛緩させせます。

〈肩〉

両肩に力を入れて引き上げ、首をすぼめます。その後弛緩させせます。

感覚がなくなっていると、この「ぐーっ」と力を入れて動かす感じがわかりにくくなっていますが、これに対して抵抗する力を誰かにかけてもらって行うと実感する事ができます。

わかりにくい方はご家族に抵抗する力を入れてもらって、行ってください。慣れてきたら自分の力の方向を覚えておくようにしましょう。

体幹は4つの筋肉によって囲まれている

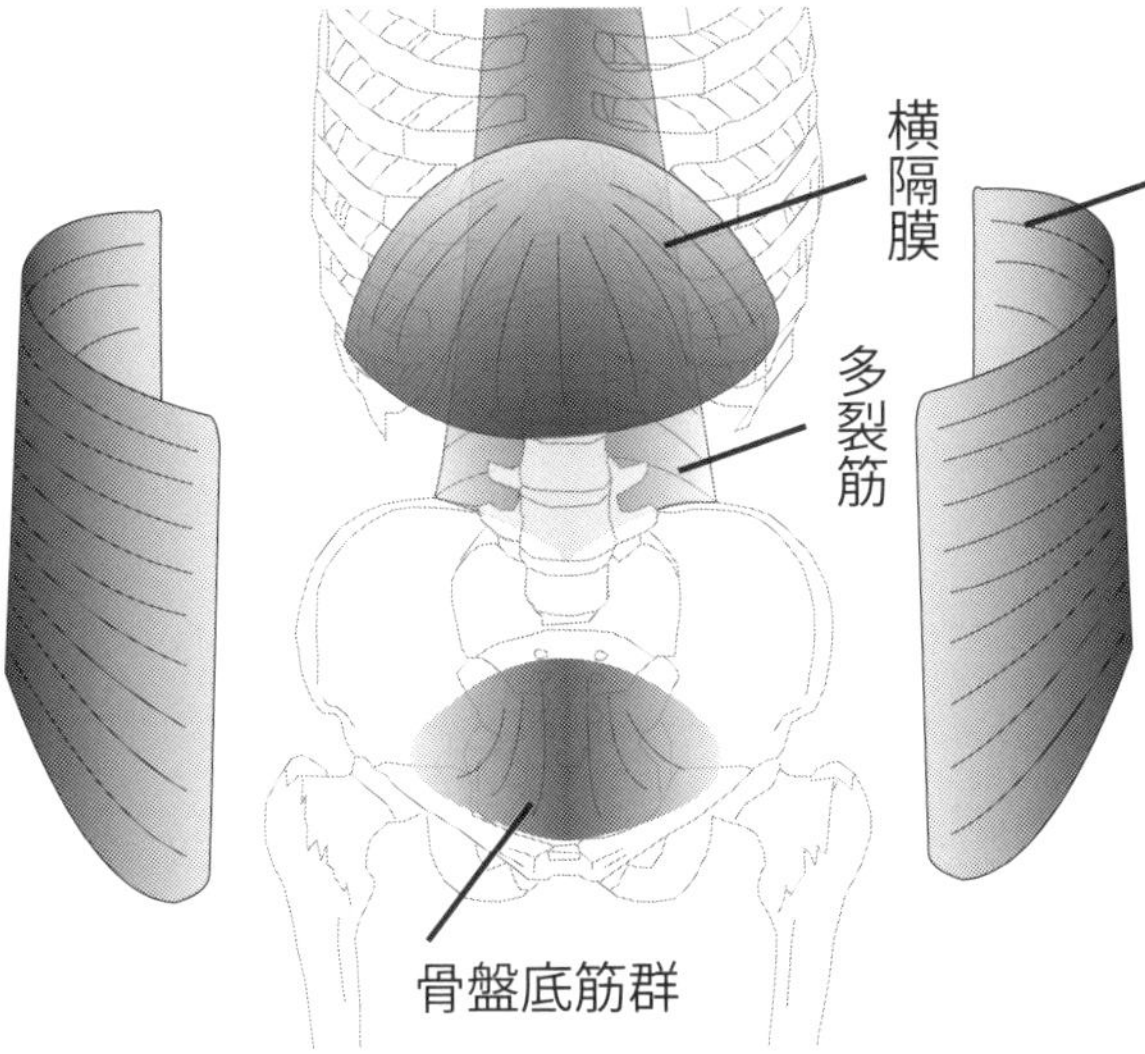

エクササイズ⑤ 声を出すための筋力トレーニング

声を出すための下腹部のトレーニングについてです。

声は、喉だけで出すのではなく息を吐く行為なので下腹部からも出すものですよね。声を発する＝コアマッスルを使って息を吐いて声を出すと言ってもいい行為です。この《下腹》というのが《コアマッスル》なんです。

ではコアマッスルとはどういったところなのか？　腹横筋だけでなくお腹全体の横隔膜・骨盤底筋・多裂筋の事です。

コアマッスルのエクササイズで、どこでもできる手軽なエクササイズにドローインというものがあります。英語表記だと（draw in）、日本語で息を吸う・引っ込めるという意味であり、息を吸ってお腹を大きく引っ込めるエクササイズです。

ドローイン

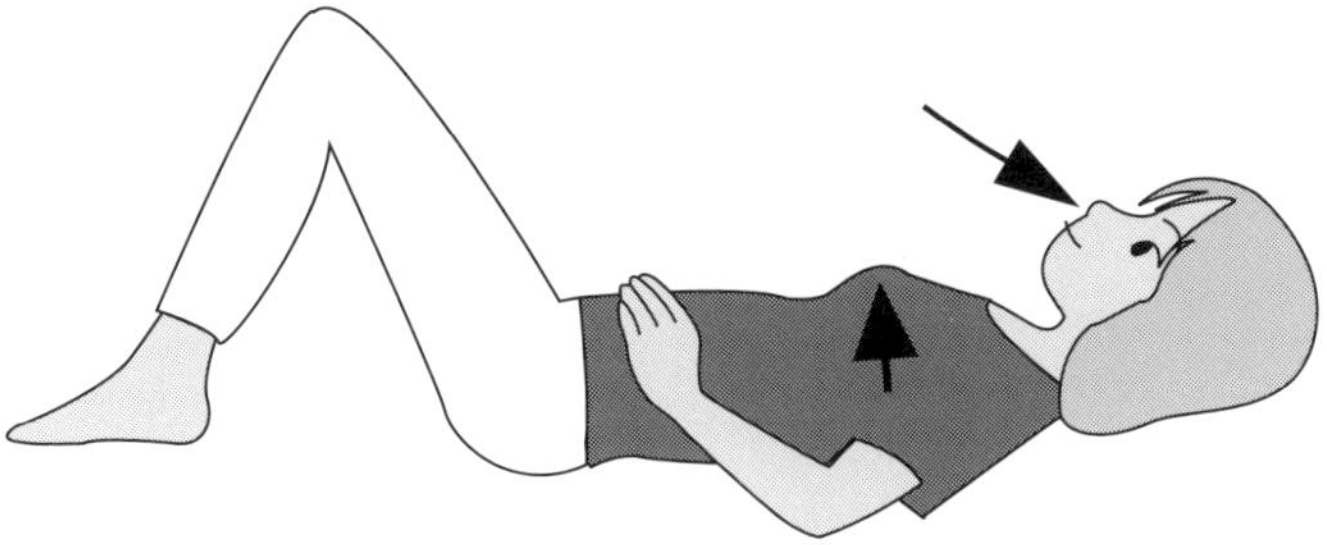

① 背筋を伸ばして胸を張り、胸を大きく膨らませる意識でたくさん息を吸い込む。

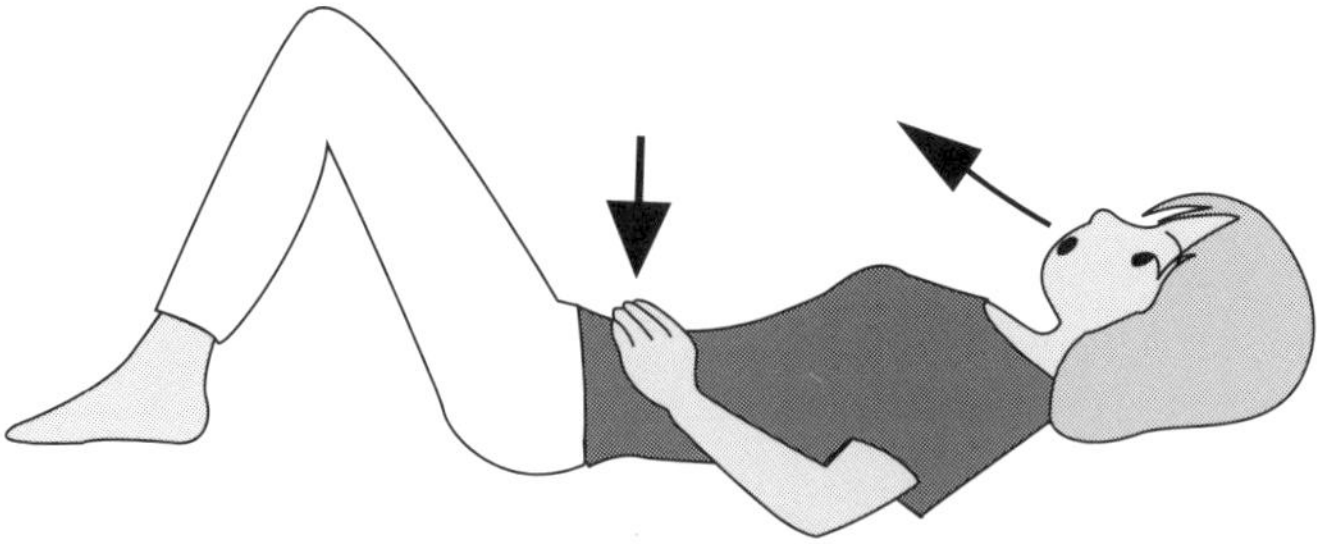

② お腹を凹ませ、肛門を締めるイメージで息をゆっくり吐いていく。
お腹を凹ませたまま、浅い長い呼吸を行う（15 秒を目指す）。

◉ ドローインのやり方

今回お伝えするドローインの方法は常にお腹を凹ました状態で呼吸を行なう胸式呼吸に近い方法です。

立位（立った状態）、または仰向けに寝て足を骨盤の幅程度に広げ、膝を90度ぐらいに曲げた状態が行いやすいです。

・背筋を伸ばして胸を張り、息を大きくゆっくり吸い込みます。この時もお腹は凹ましたままで、胸を膨らませるようにたくさん息を吸い込む。

・息をゆっくり吐きながら、さらにお腹を凹ますイメージ。この時、お尻にも力を入れる（肛門を締めるイメージ）となお良い。

・お腹を凹ませたまま、浅い長い呼吸を行うようにし、お腹を凹ましている時間15秒を目指す。

慣れてきたら、維持する時間を30秒・40秒と徐々に延ばしていくと良いです。インナーマッスルの腹横筋を鍛えることができるとされている方法です。

ドローインは姿勢を選ばずできるので、イスに座っている状態や、体育座り・三角座り（膝を立てて座った状態）やあぐら(胡坐)をかいた状態でも行うことができ手軽です。

その際も、コアマッスルに向かってお腹の皮膚を近づけ

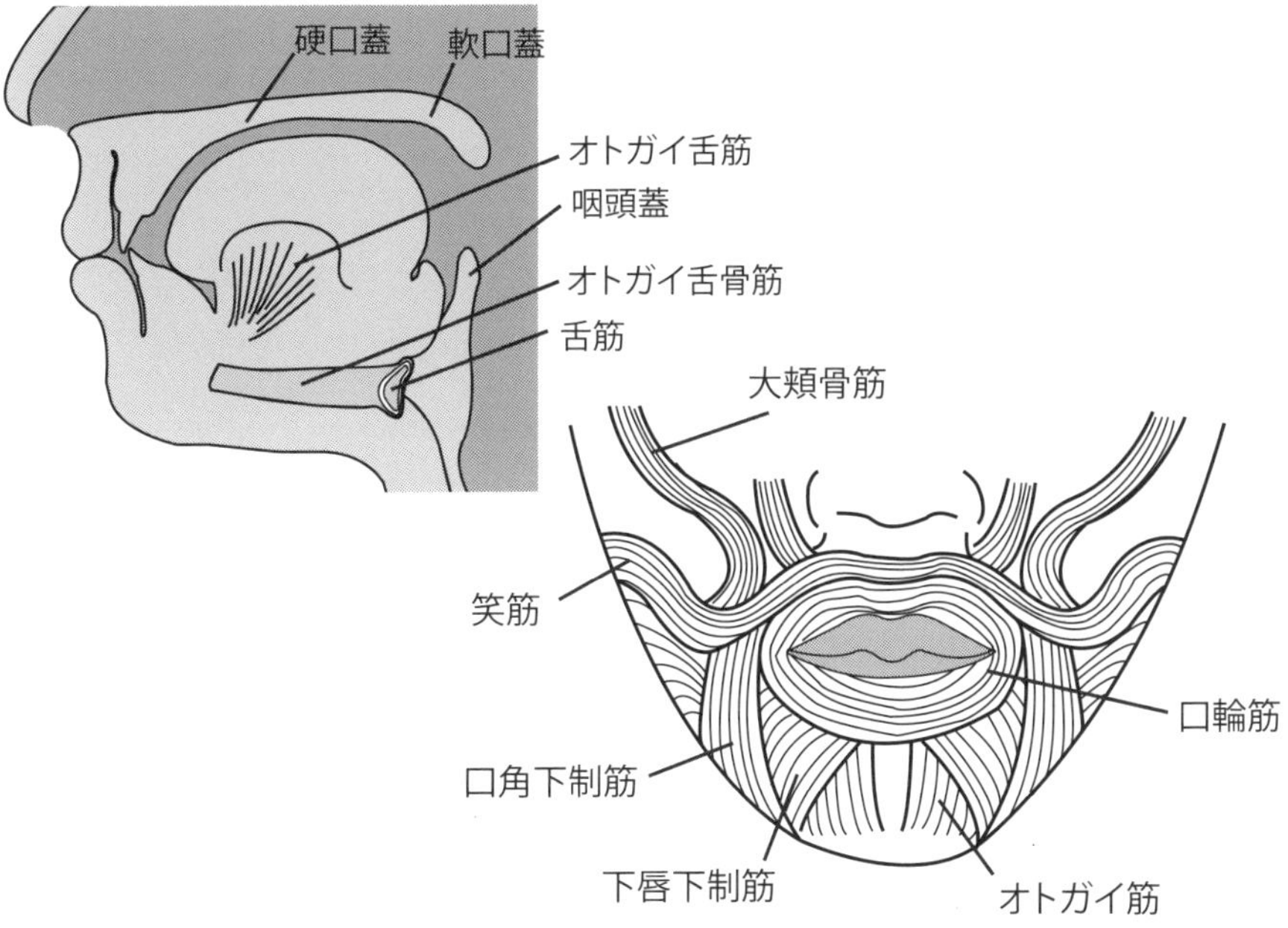

るというイメージを持つことが大切です。

エクササイズ⑥ 声を出すために必要な顔面の筋肉を鍛える

声を出す事や飲み込むためには姿勢の筋肉と顔の筋肉のトレーニングが必要です。今度は特に声を出すトレーニングをしていきましょう。

猫背で顎を前に突き出した姿勢だと背中から頭、顔、頸の前側にかけての筋肉、それを覆う筋膜に加わる力のバランスが崩れ、顔の筋肉にも影響が出ます。

声を出す事や飲み込みのトレーニングをする時は、いい姿勢を保ちながら「パタカラ体操」をしてみましょう。

ここまでで正しい姿勢を作って来たので、ドローインで使ったお腹を意識しながら声を出す練習をしてみてくださいね。

◉ パタカラ体操

「パ」の発音は、一度閉じた唇をあけ、息を軽く破裂させるように吐き出して発音します。

筋肉はパは口唇音で口輪筋です。意識しながら行ないましょう。

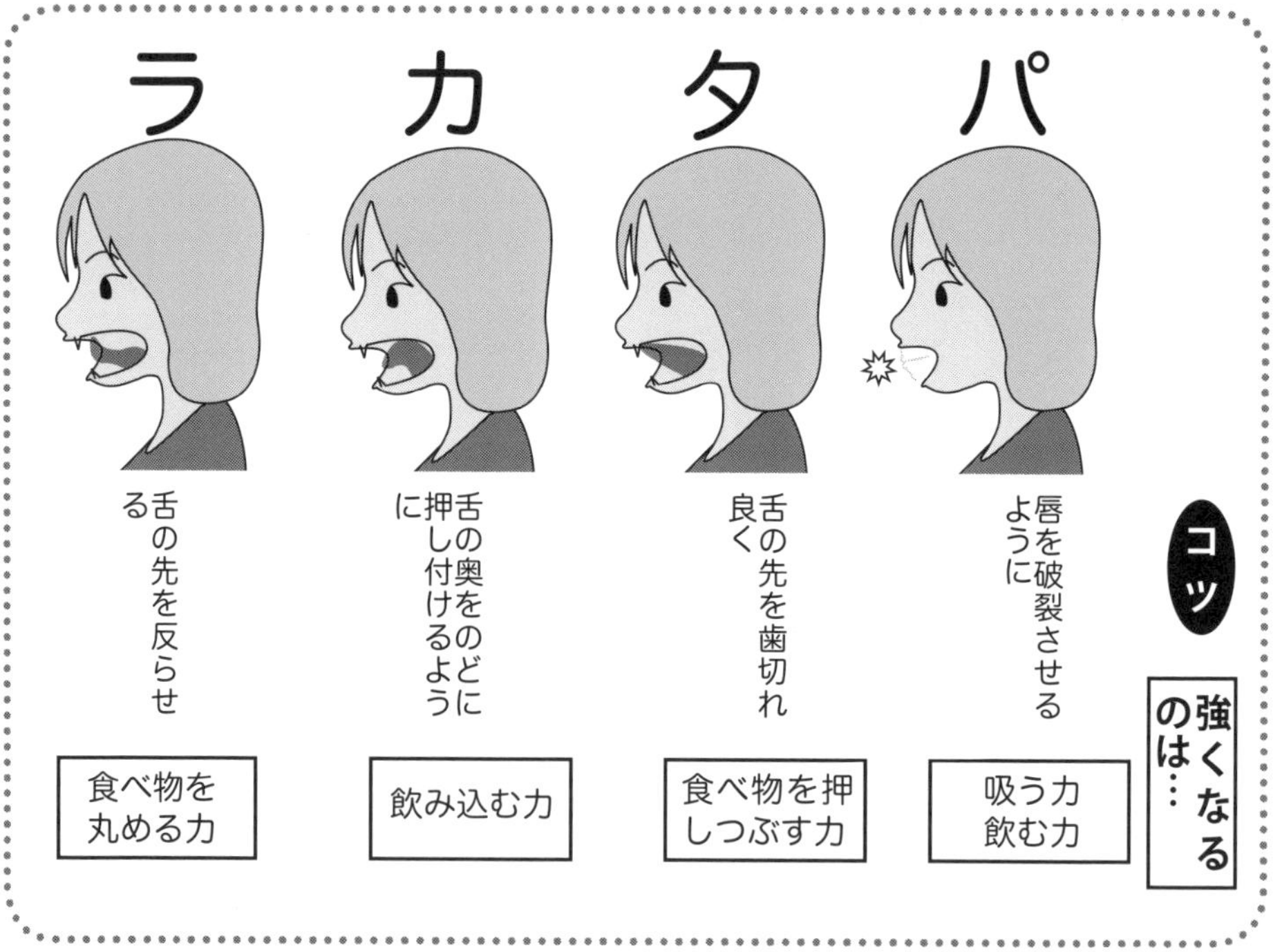

唇をしっかり閉じる事で出る音です。

唇の閉じる力を鍛える事で食べ物をこぼさないように口を閉じて飲み込みができるようになります。

「タ」は、舌を前歯の上部にしっかりつけて、放すと同時に息を吐き出して発音します。タは舌筋（舌尖）です。意識しながら行いましょう。

舌先の前方が口の上に触れて出る音です。舌を前に押し出す力を鍛える事で、舌で食べ物を取り込み、口の奥に運ぶ事ができます。

「カ」は、のどの奥の方にチカラが入り、のどが閉まることで発音します。カは舌筋（舌奥）です。意識しながら行いましょう。

舌を後方へ引き力を鍛える事で、舌の付け根を使いのどの奥に運ばれた食べ物をさらに食道へ運ぶ事ができます。

「ラ」は、舌先を前歯の上部にあてて発音します。舌が上顎について離れる時に出る音です。ラは舌筋（舌端裏）です。意識しながら行いましょう。

舌の上方への動きを鍛える事で、舌を使ってゴックンと

より響きの良い声を出すエクササイズ

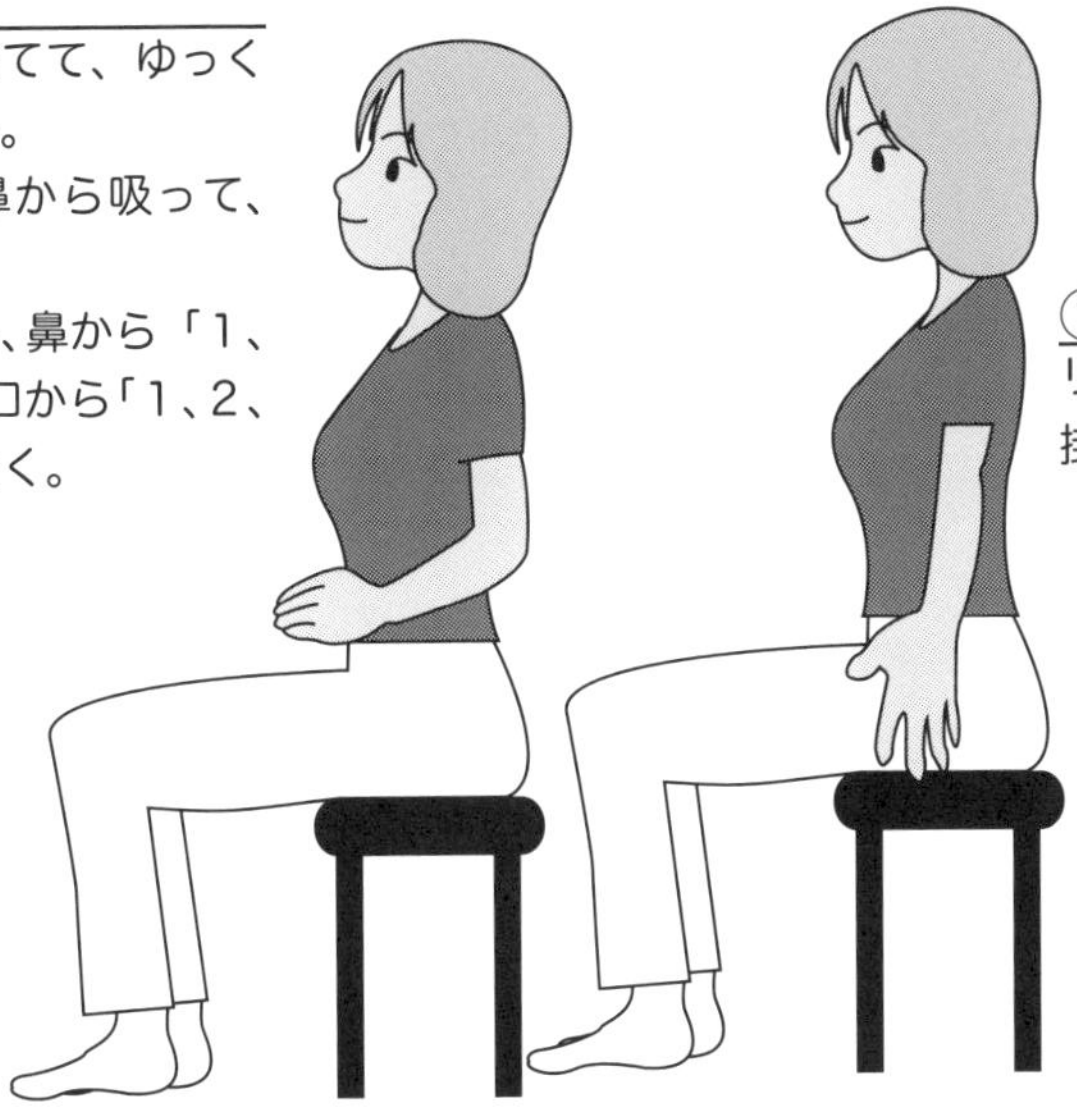
② 深呼吸
お腹に手を当てて、ゆっくり深呼吸する。
ゆっくりと鼻から吸って、口から吐く。
馴れてきたら、鼻から「1、2」で吸って口から「1、2、3、4」で吐く。
① 姿勢
リラックスして腰掛けた姿勢をとる。

飲み込みができるようになります。

エクササイズ⑦ より響きの良い声を出す

1 構音点別の練習

お話ししていて、声は聞こえていますが何を話しているかわからないことがあると思います。よくお話しを聞いていると、出にくい音が決まっている方もいると思います。

まずは、全体の顔と口の運動です。

以下にご紹介する口部顔面体操＝嚥下体操と言われている体操は有用です。

また、食事の前の体操としてもむせにくく食事の準備運動となりますのでおススメです。

① **姿勢**：座り方が浅すぎないか、傾きやすいようならクッションなどを間に入れてご本人様が辛くない姿勢で行います。

② **深呼吸**：ゆっくりと鼻から吸って、口から吐きます。慣れてきたら鼻から「1．2」で吸って、口から「1．2．3．4」で吐きます。

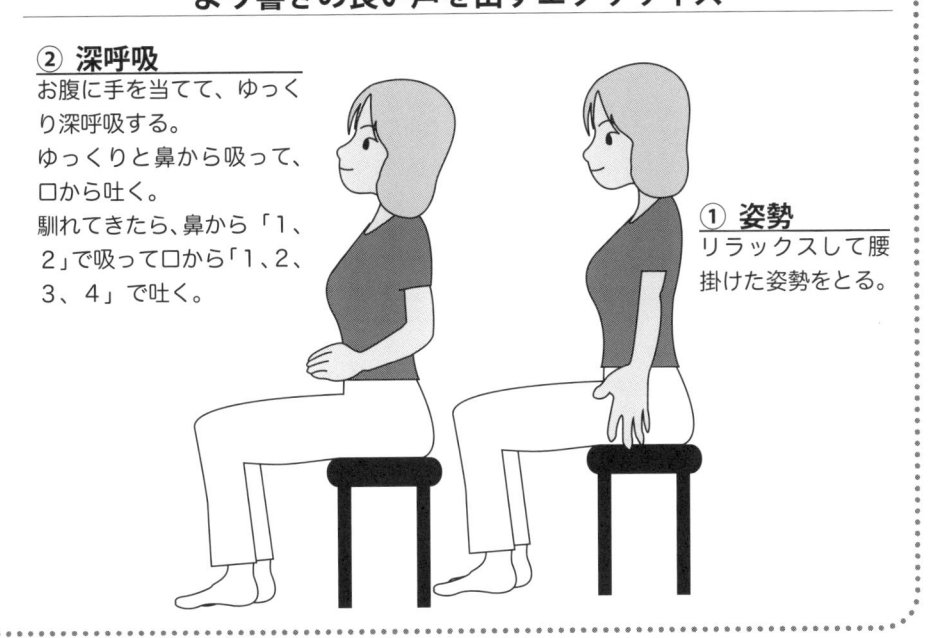

より響きの良い声を出すエクササイズ

③ 首の体操

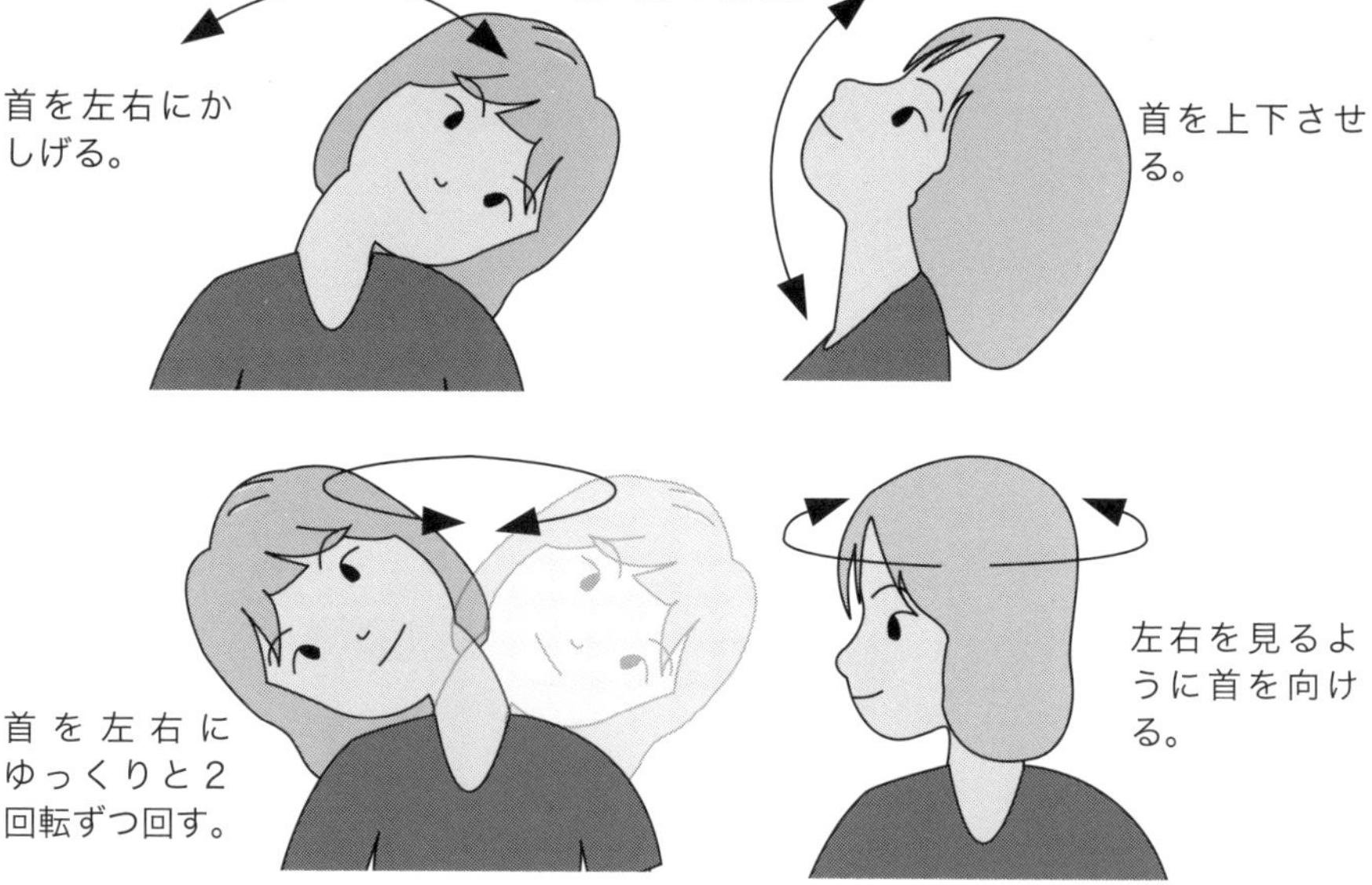

首を上下させる。
首を左右にゆっくりと2回転ずつ回す。

吐くことに集中することで息を多く取り込むことができます。

※最後に「ため息」を2回つきます。ため息をつくことで力が抜け、緊張が和らぎリラックスした状態でお話しができます。

③ **首の体操**：首を上下させる×5（天井をみる・下にうつむく）

首を左右にかしげる×5

左右を見るように首を向ける×5

首をぐるっと左右に2回転ずつさせます。

※ただし、首を動かすことでめまいがする方はとばしましょう。ムリは禁物です。

④ **肩の体操**：首・肩の緊張をほぐしてから、顔の体操に移るといつもより顔の緊張がほぐれ動かしやすくなるでしょう。

⑤、⑦の口と舌の体操は96ページの図の動作で十分に準備運動となります。あくまでも準備運動です。上手くできなくても構いません。発音の練習を行なっていきましょう。

⑥ **ほほの体操**：ほほを15秒間膨らまします。×3回

ほほを膨らます→へこますを交互に5回

ほほを左右片方ずつ膨らますを交互に5回

より響きの良い声を出すエクササイズ

④ 首の体操

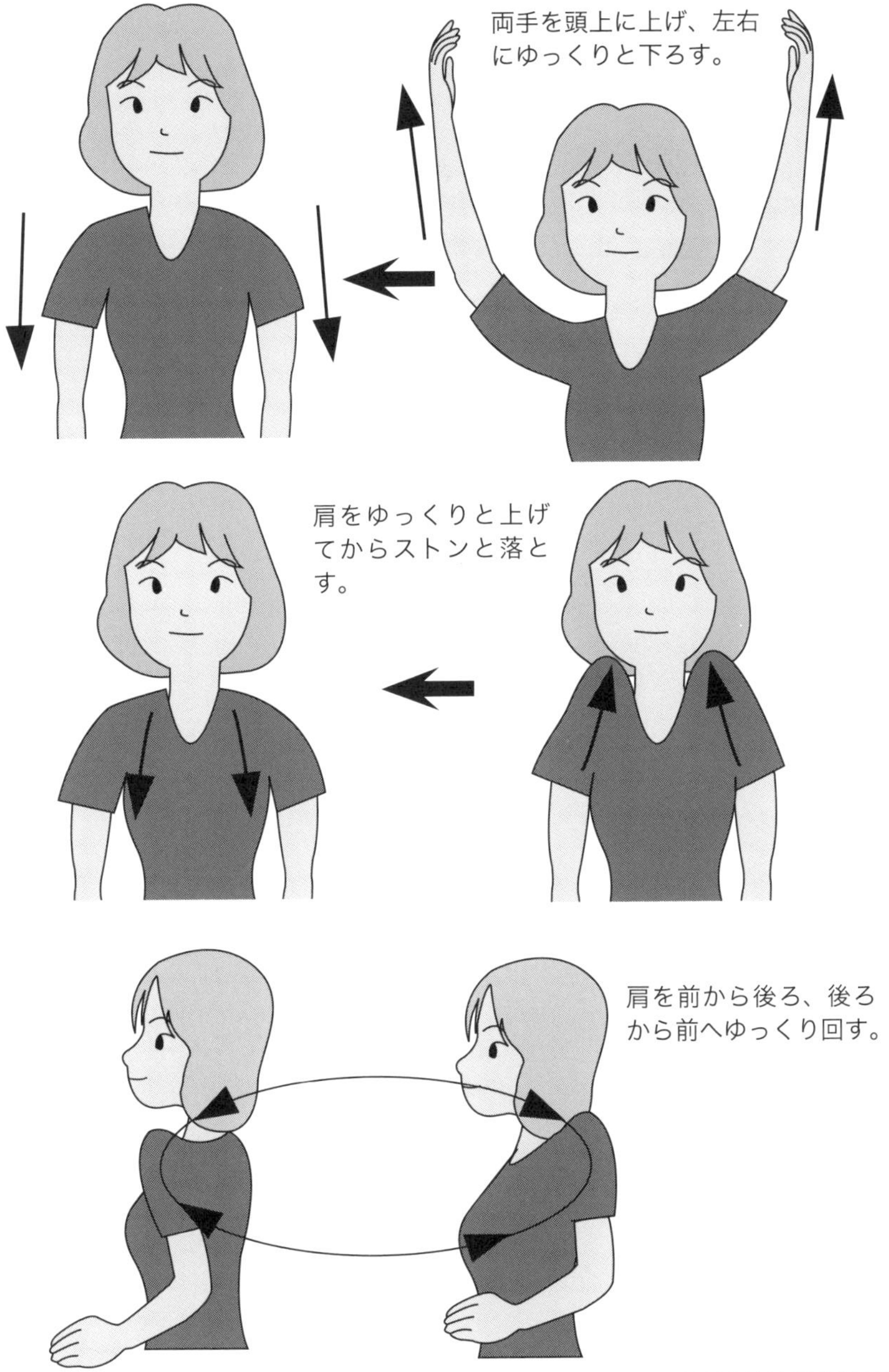
両手を頭上に上げ、左右にゆっくりと下ろす。
肩をゆっくりと上げてからストンと落とす。
肩を前から後ろ、後ろから前へゆっくり回す。

より響きの良い声を出すエクササイズ

⑤ 口の体操

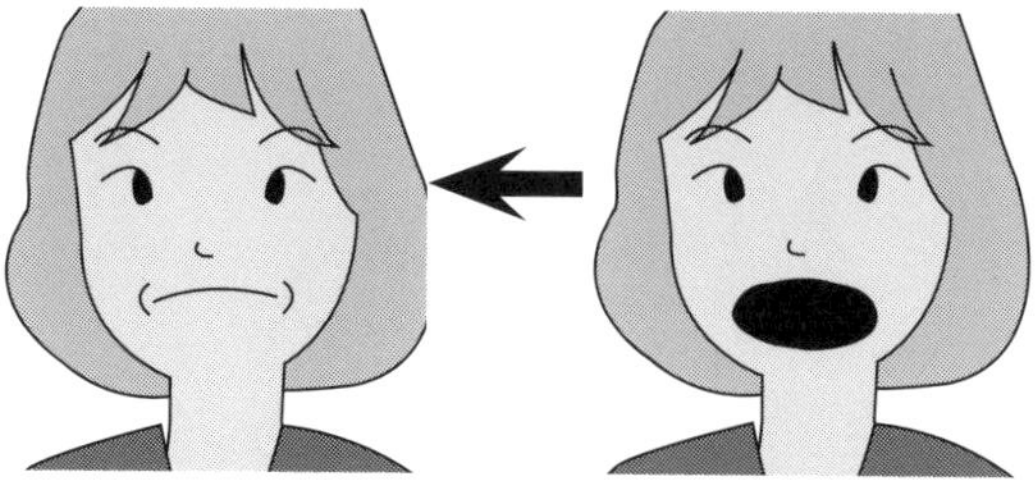

口を大きく開けたり、口を閉じて歯をしっかり噛み合わせたりを繰り返す。

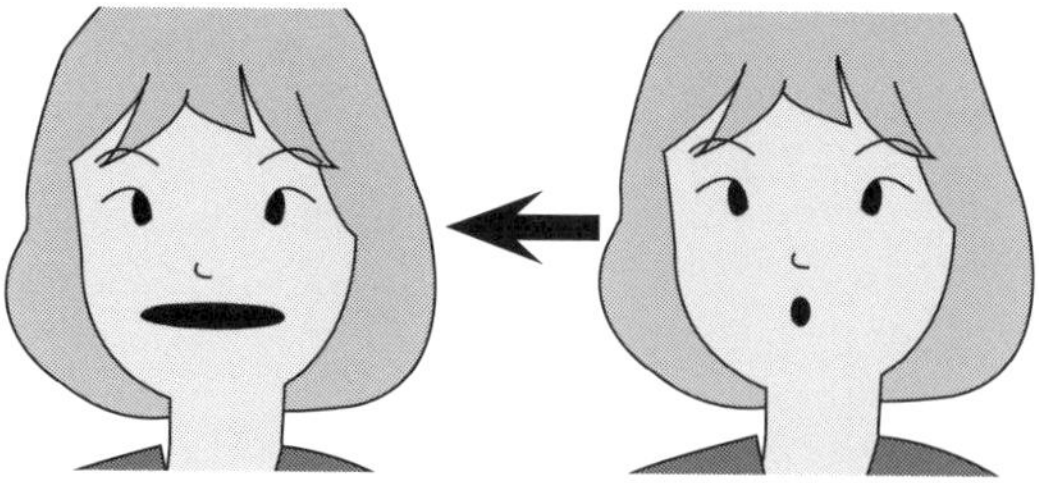

口をすぼめたり、横に引いたりする。

⑥ ほほの体操

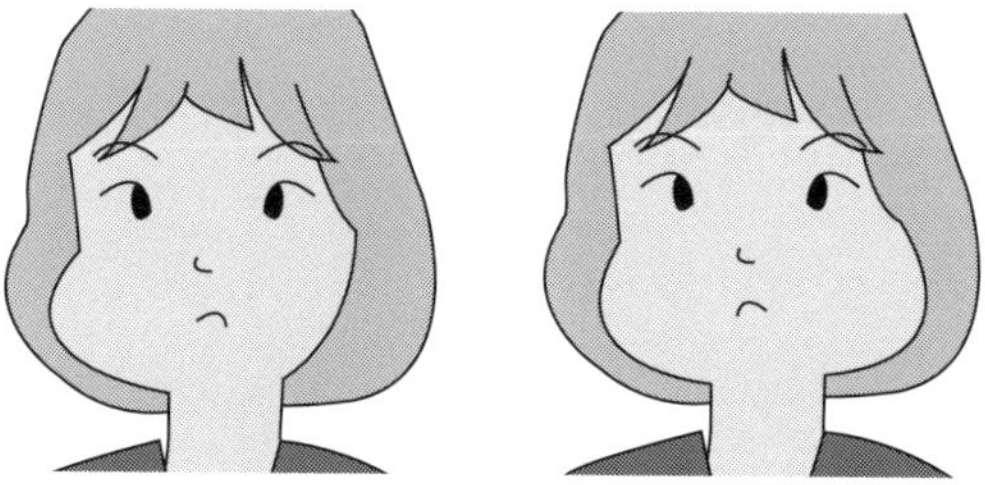

ほほを15秒間膨らます。(3回)
ほほを膨らます⇄へこますを交互に5回。
片ほほずつ膨らますを交互に5回。

⑦ 舌の体操

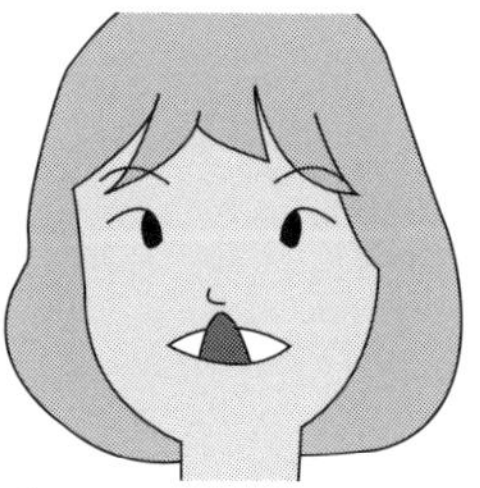

鼻の下、顎の先を触るようにする

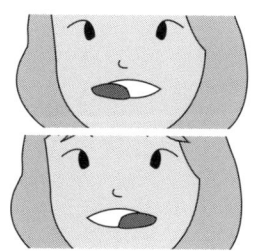

口の両端をなめる。

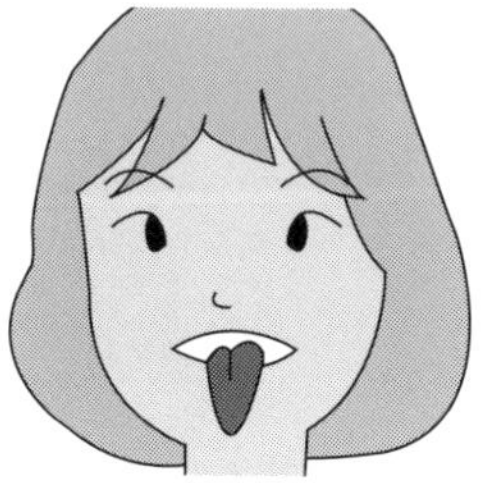

舌をベーと出す。舌を喉の奥の方へ引く。

◉ 発音しにくい音を重点的に練習しましょう!!

〈「あ」「ま」「ば」「ぱ」行〉

口唇の形により発音できる音です。

そのため、口唇の動きをハッキリさせていくことでお話ししやすくなります。

方法をいくつかご紹介します。

① **口の周りのマッサージ：口の周りを指でもむ。**

② **口の中から刺激をする：舌が自由に動く場合は舌を口唇と歯の間で回します。**

その他に、スポンジブラシを使用しほほから口唇まで伸ばすように撫で、口唇と歯の間を伸ばすように撫でます。

※②のスポンジブラシを使用する方法はスポンジブラシを冷たい水に浸し、ぎゅっと強く絞ってから行うと口腔内の感覚を刺激し効果がより現れます。

③ **食事をされている方については、氷をなめる・冷たいものを飲んだり、食べたりする。これも口腔内の感覚を刺激します。**

④ **口唇のストレッチ：口を大きく動かします。**

・口唇を意識し、「ア」「ン」を繰り返す。

・口唇を横に引く、尖らす、「イ」「ウ」を繰り返す。

〈「か」「が」行〉

奥の方の舌を上あごの奥につけることで発音できます。

この音のための舌の動かし方は意識的に行うことが非常に難しいです。

① **くやしがる様に「クゥー」っと食いしばるように唸りましょう。**

② **「ククク」とほほ笑むように連続して発音しましょう。**

③ **「か・き・く・け・こ」のうちどれか出しやすい音がある方はその音をしっかり発音できるよう重点的に連続して発音させましょう。**

〈「さ」「た」「ざ」「だ」行〉

舌を歯の裏側や歯茎につけて発音する音です。

「さ」行は「スー」と息が吐けたら、後は口の形を変えて発音していくことができます。

「ざ」行は「ズー」と発音し、後は口の形を変えて発音していきます。

「た、だ」行は舌打ちの練習、「チッチッチ」と発音していきます。

〈「な」行〉

① **口を閉じて鼻声で「んー」と発音**

② **舌の力を抜いて口を開け閉めして「ナンナンナン」と**

発音しにくい音の改善

「あ」「ま」「ば」「ぱ」行

上下それぞれの唇をさまざまな位置でつまんで、四方八方いろいろな方向へひっぱりつつマッサージします。

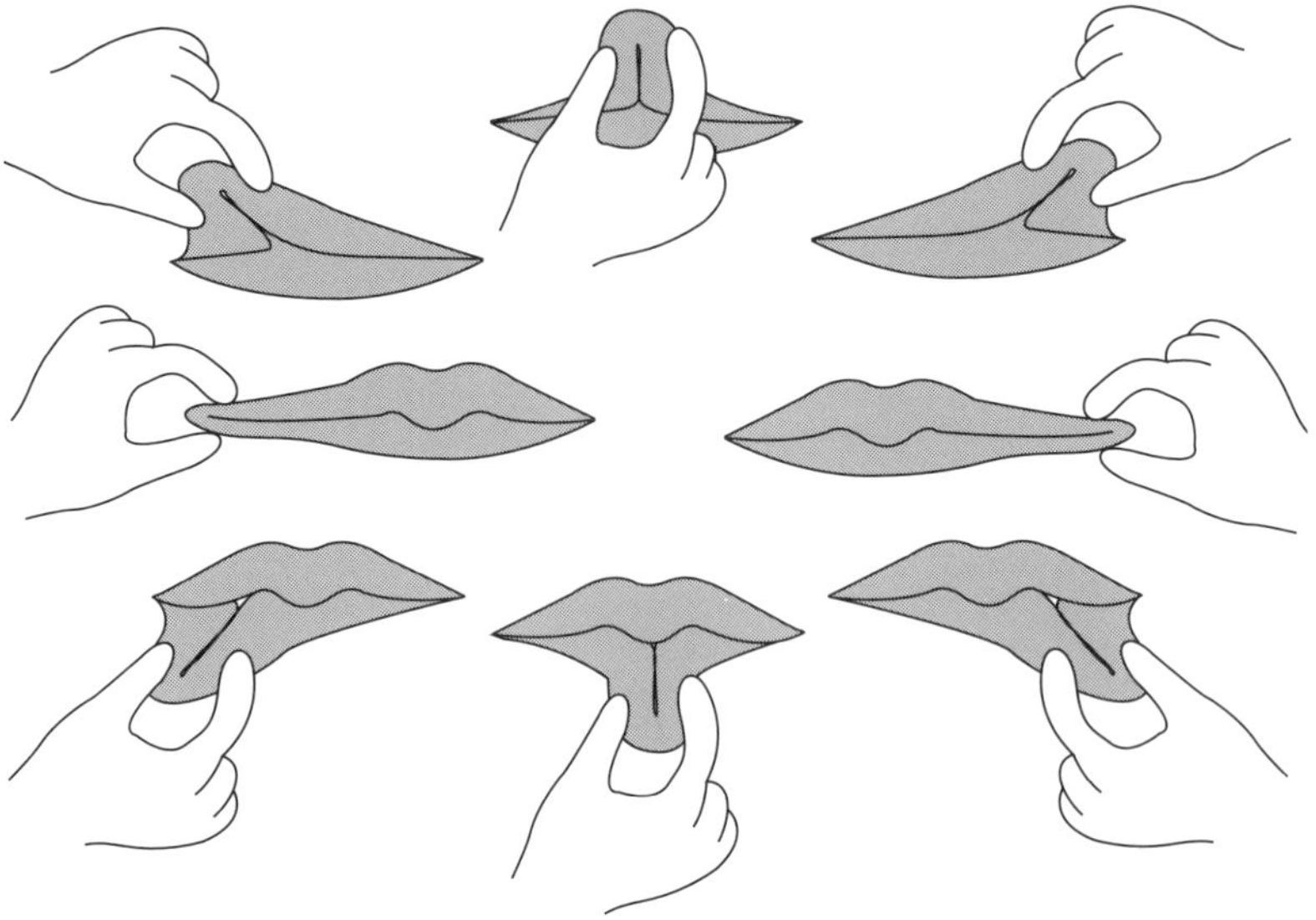

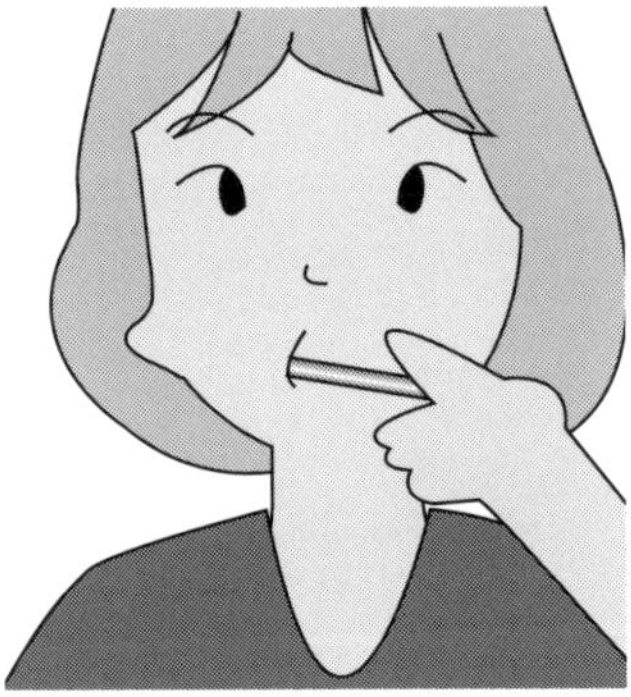

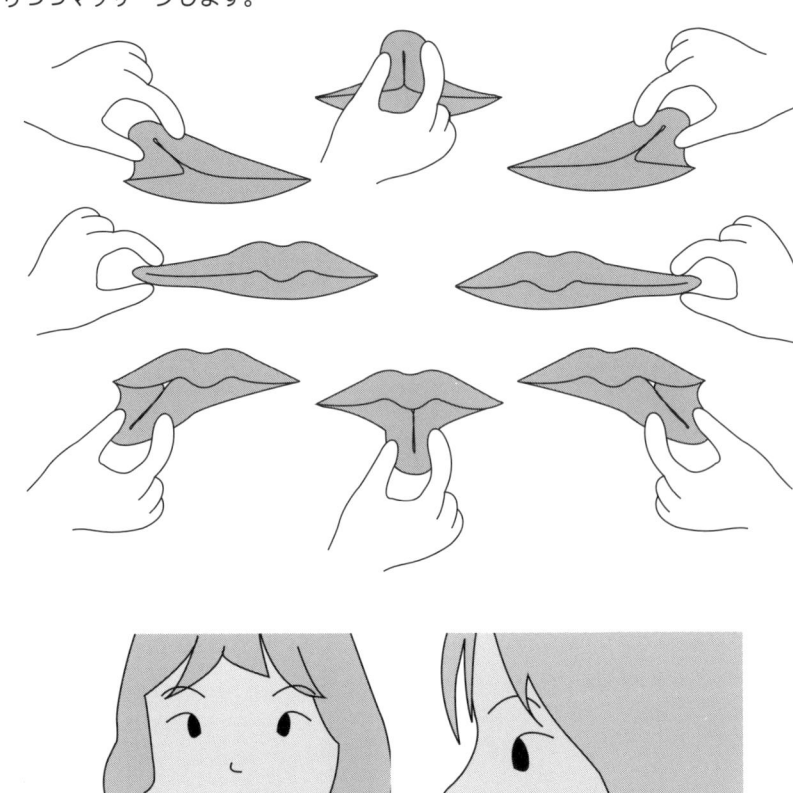

スポンジブラシ（47 ページ参照）を使用し、ほほから口唇まで伸ばすように撫でる。

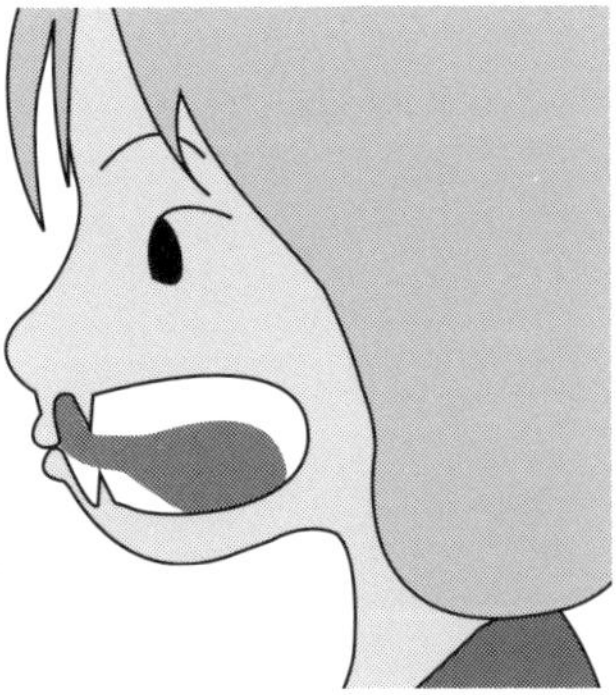

舌を口唇と歯の間で回す。

発音しにくい音の改善

「あ」「ま」「ば」「ぱ」行

口唇を横に引き、尖らす。
「イ」「ウ」を繰り返す。

「ア」「ン」を繰り返す。

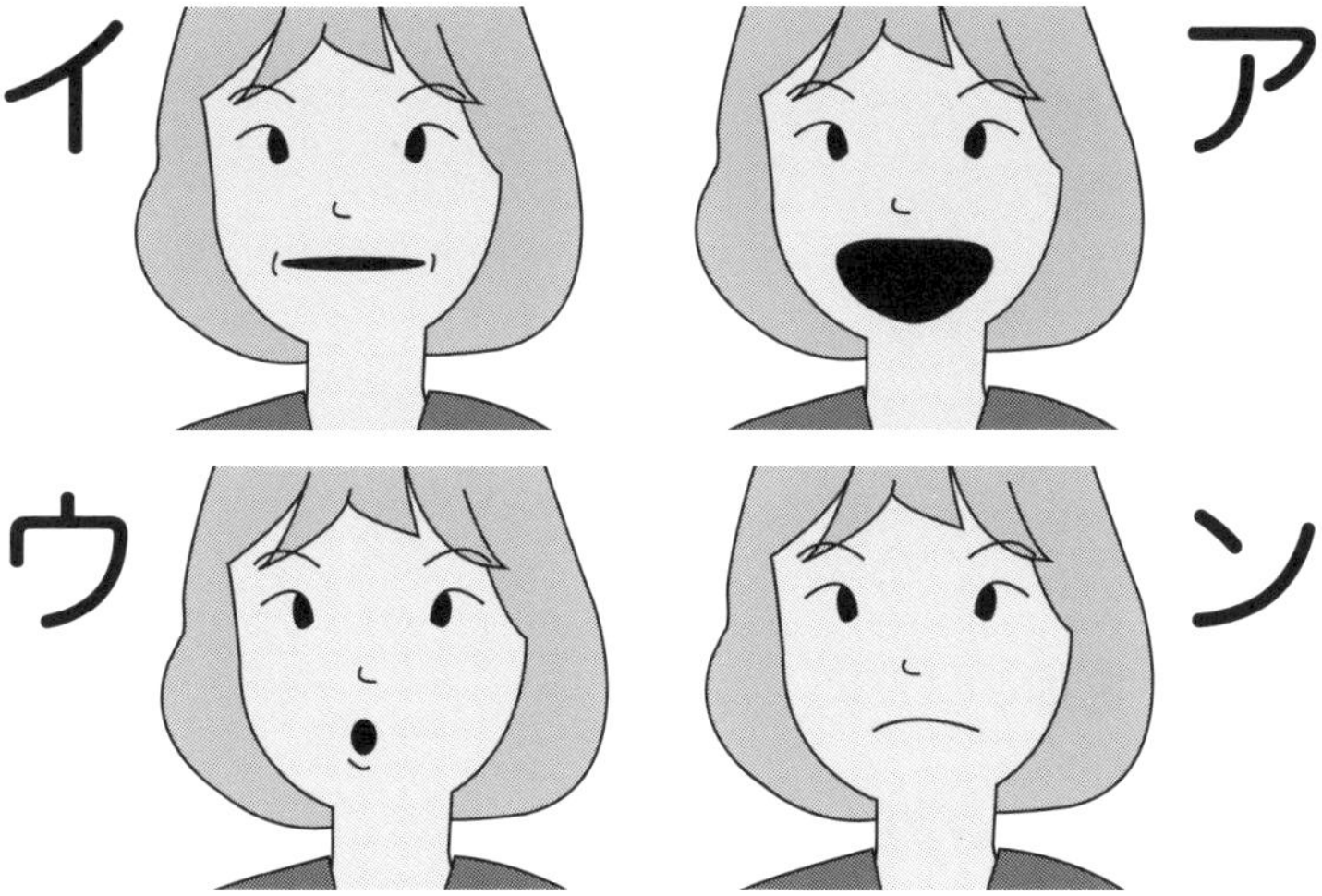

発音しにくい音の改善

「か」「が」行

「ククク」とほほ笑むように
して発音する。

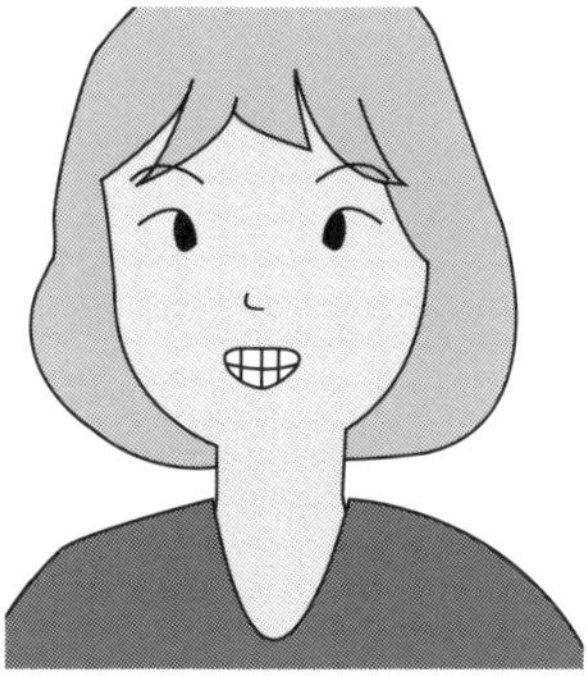

くやしがるように「クゥーッ」
と食いしばるように唸る。

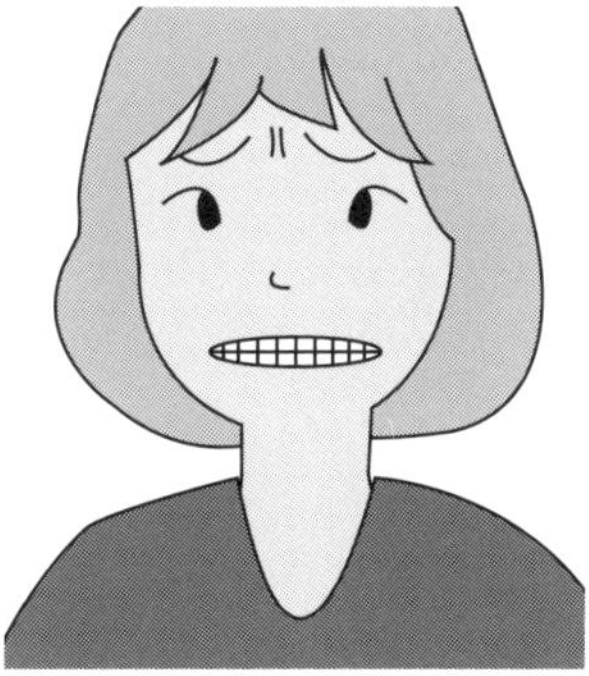

発音しにくい音の改善

「は」行

声に出して「ふー」とため息

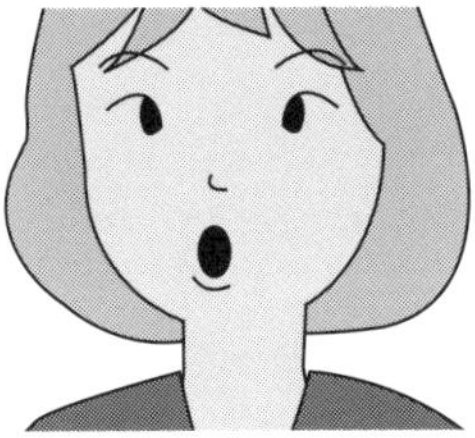

ティッシュペーパーを「ふー」と優しく吹いて揺らす。

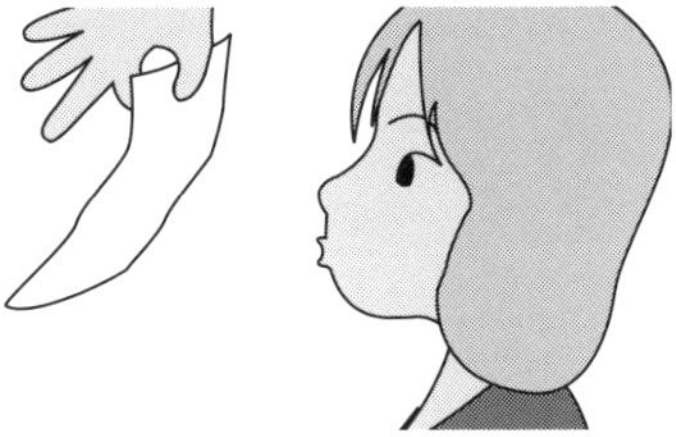

「はー」とため息

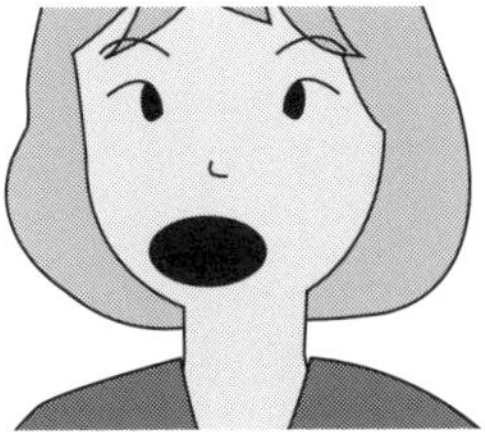

「ハッ」と強く吹いて揺らす。

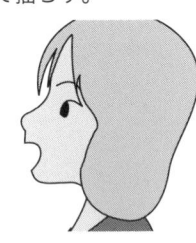

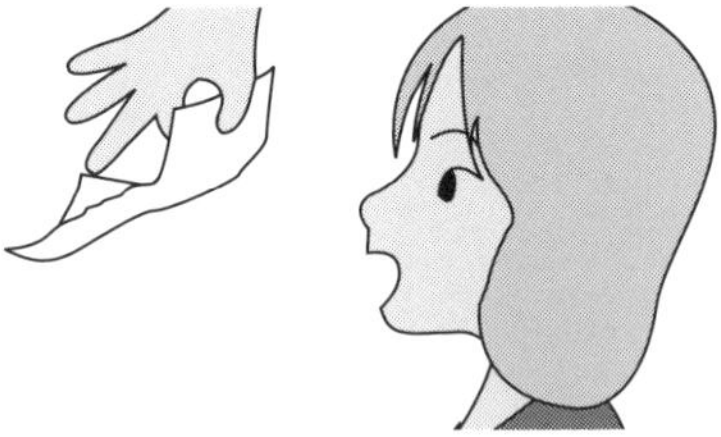

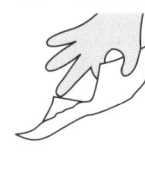

練習していきます。

〈「は」行〉

① 呼吸を意識します。リラックスします。

② ティッシュペーパーを「ふー」と優しく吹いて揺らします。

③ ティッシュペーパーを「ハッ」と強く吹いて揺らします。

④ 声に出して「ふー」っとため息、「はーっ」っとため息。力まずに発音します。

上手くできたら、他の音も発音していきます。

〈「ら」行〉

舌を上あごにつけて弾く音です。

① 舌を上あごにつけて舌打ちのように鳴らしましょう。高らかに、大きな音で鳴らします。

② 「ランランラン」「ルンルンルン」とお話しします。

〈「や」「わ」行〉

「や」行は「ニヤニヤニヤ」と繰り返し発音し、徐々に「ヤヤヤ・・」と発音していきます。

「わ」行は「ウワウワウワ」と繰り返し発音し、徐々に「ワワワ・・」と発音していきます。

◉ 50音、濁音、拗音を発音しましょう。

50音

あ	い	う	え	お
か	き	く	け	こ
さ	し	す	せ	そ
た	ち	つ	て	と
な	に	ぬ	ね	の
は	ひ	ふ	へ	ほ
ま	み	む	め	も
や		ゆ		よ
ら	り	る	れ	ろ
わ				を
ん				

拗音

きゃ	きゅ	きょ
ぎゃ	ぎゅ	ぎょ
しゃ	しゅ	しょ
じゃ	じゅ	じょ
ちゃ	ちゅ	ちょ
ぢゃ	ぢゅ	ぢょ
にゃ	にゅ	にょ
ひゃ	ひゅ	ひょ
びゃ	びゅ	びょ
ぴゃ	ぴゅ	ぴょ
みゃ	みゅ	みょ
りゃ	りゅ	りょ

濁音

が	ぎ	ぐ	げ	ご
ざ	じ	ず	ぜ	ぞ
だ	ぢ	づ	で	ど
ば	び	ぶ	べ	ぼ
ぱ	ぴ	ぷ	ぺ	ぽ

◉ **単語、短文を音読して練習していきましょう。**

・新聞や好きな本、詩、ご家族の名前などたくさん発音して練習していきましょう。

・苦手な音だけよりも単語の方が話しやすく、単語の中でも2音目以降にその苦手な音が入る音の方が話しやすく、特に母音の次に苦手な音の単語が話しやすいです。

2 話し方の速度や調子を変える

お話しがとてもゆっくりになったり、早くなり過ぎたり、上手く聞き取りづらいこともあると思います。

・深呼吸、ため息を十分に行ないます。

・テンポをこちらで調整しましょう。

① 机を「トントントン・・」と叩きながら「パパパ・・」と単音から復唱を始めます。

② 同様に2音、3音と机を叩くのと同じテンポで話すよう復唱していきます。

3 歌唱する

・口を大きく開けて、できるだけ大きな声でリラックスして歌います。

・発音に自信がない方は歌いやすいように好きなように歌います。

・「らーらーらー」と歌うのもいいでしょう。
呼吸、お話しの仕方の練習になります。
特に童謡は歌いやすいものが多く、おしゃべりの練習になりますのでおススメです。

第4章

失語症「話す、読む、聞く、書く」

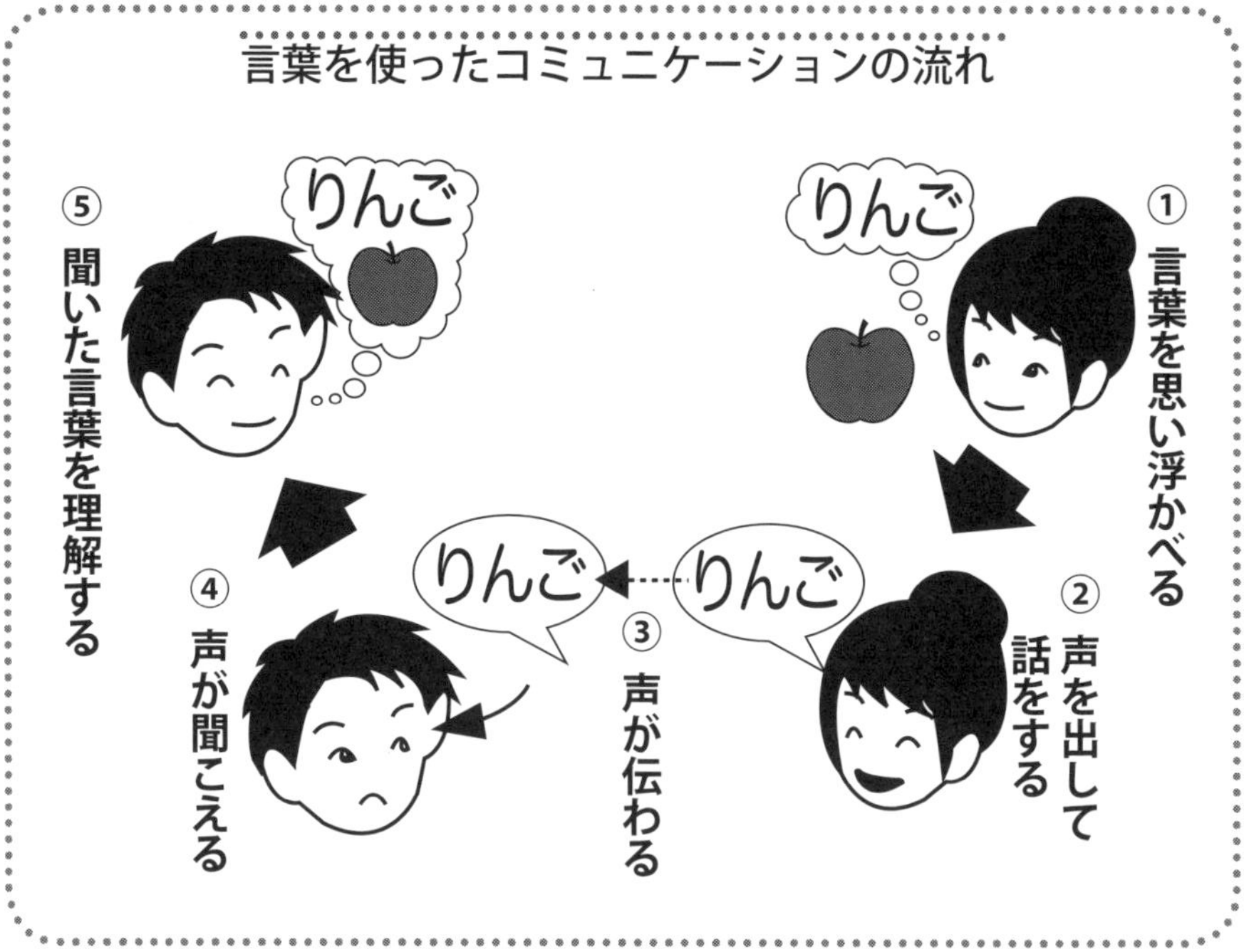
言葉を使ったコミュニケーションの流れ
① 言葉を思い浮かべる
りんご
② 声を出して話をする
りんご
③ 声が伝わる
りんご
④ 声が聞こえる
⑤ 聞いた言葉を理解する
りんご

解剖① 失語症によるコミュニケーション障害とは

コミュニケーションという言葉はたくさんの意味をもつ言葉ですが、失語症はコミュニケーションの中でも「話す」「聞く」「書く」「読む」ことが難しくなった状態のことを指します。

まず、私たちがコミュニケーションをする仕組みについてお話しします。

上の図は言葉を使ったコミュニケーションの流れの一例です。

私たちは人に何かを伝えようとした時、伝えようとした言葉を思い浮かべます（①）。次に、声帯、顎、唇、舌など話すために必要な器官を動かし、声として言葉を発します（②）。そして、その声は空気の振動として伝わります（③）。空気の振動は聞き手の鼓膜や耳小骨という耳の骨を通して聞き手に声が伝わります（④）。最後に声が聞き手の大脳に届き、言葉として理解します（⑤）。

第3章でお話しした音声障害・構音障害は、「話す」こと、つまり②のみの障害でしたが、失語症によるコミュニケーション障害は、図の①②④⑤のどの段階にも問題が生じる可能性があります。

解剖② 失語症の原因

失語症の原因は大脳の損傷です。主には脳梗塞や脳出血などの脳卒中や脳腫瘍、事故による頭部外傷などが挙げられます。

解剖③ 失語症と間違えられやすいその他の病気

失語症は解剖②でお話ししたように大脳の損傷が原因で生じます。次に失語症と間違えられやすい病気についてお話しします。

◇失声症

失声症は声を失う症状で、主にストレスなど心因性の原因から声が発せられなくなる状態です。失語症は心因的な問題ではなく、大脳の損傷によって生じます。

◇難聴

難聴は聴力が低下した状態のことです。失語症は聴力には問題がなく、言葉を聞き取ることができても理解することが難しい症状です。

解剖④ 失語症の症状

失語症にはいくつかの種類がありますが、分類するために、まずは失語症の症状についてお話しします。

◉理解面

◇意味理解の障害

言葉と意味が結びつかないことです。言葉自体はきちんと聞こえているため、聞いたままに復唱したり文字で書くことは可能な場合もあります。

◇聴覚的把持力の障害

聴覚的把持力とは、聞き取った言葉を短時間覚えておく機能のことです。この機能が障害されると、言葉を聞き取る能力、単語単語を理解する能力は保たれていても、言葉を覚えていられません。

◉発話面

◇流暢性について

失語症の方は「話す量が少ない、話の内容が伝わらない」と言われやすいですが、これは流暢性の問題から生じており、失語症の話す症状の中で目立ちます。

話し方が変わった、たどたどしく話すようになった、「あれ」や「それ」など（機能語といいます）が多く、話している中で内容のある言葉が少ない、話したいことを話しているが、聞き手に正確に伝わりにくい、といった症状がみられます。

流暢性は非流暢性発話と流暢性発話の二種類に分けられます。

○非流暢性発話の特徴

・発話量が少ない。話す量が少なく、助詞が抜けやすく、たどたどしい印象。

・話しはじめに努力が必要。話しはじめに力んでいる印象で、1音目が出にくい。

（例）「おもちゃをしまってほしい」

↓「お・・・お・・・もちゃ・・し・し・・しまって」

・話し言葉に抑揚やがつかず、棒読み。

（例）「大変だった時にデイサービスで血圧が高くて、みんなに心配されちゃった」

↓「デイ・・サービ・ス・・・血・・圧・・た・たか・・いってみ・・んな」を抑揚なく話します。

・発話が不明瞭。上手く発音ができません。口唇や舌に問題はないですが、発音の仕方が上手くいきません。

（例）「かえる」↓「くぁえる」

「でんわ」↓「どえあ」など

※非流暢性発話には、発語失行（後に説明します）を併発していることが多い。

○流暢性発話の特徴

・発話量は多い。話す量が多いですが、「あの」や「これ」などの機能語を多用され、正確に相手に伝わりにくくなります。

（例）「椿が咲いたの」
↓「あれがね、あそこのそれがね、なったのよ」
※抑揚やアクセントは正確で話しはじめの努力はなく、イントネーションもあり一見するとよくお話しされているように感じます。ですが、必要な単語が抜けているために聞き手はかなりの推測を必要とします。そして、単語も錯語により性格な発話はできないことが目立ちます。

◇喚語困難

言いたい言葉が物は頭に浮かんでいても言えないという、失語症の中で、最も目立つ症状。頭の中で浮かんでいる言葉が出てこない、出てきにくい状態です。

○喚語困難により出現する症状

◆迂言《うげん》

別の言い方をするけれども言いたい事物がわかっていることを「迂言」と言い、ご本人なりに別の言い方でお話ししようとされています。

（例）「蕎麦」↓「ほら、食べる、すうーっとする」（ジェスチャーつき）

「ラーメンじゃなくて、メン・・・・じゃなくて・・・」

◆無反応

聞くことはできているが、単語が理解できず思い浮かばず応答できない状態。質問に対する応答ができなかったり、頷くだけや言いたい言葉が思い浮かばないため反応できず、話をきいているのか、聞いていないのかが人によっては無視をされているように感じる人もいるでしょう。

◇錯語

単語や文章の中の1文字や一部の音の言い誤り、そのもの自体が違う単語に置き換わります。錯語の中でも音韻性錯語・語性錯語・新造語と三種類に分けられます。

◆音韻性錯語

「テレビ」↓「テレシ」、「ごみ箱」↓「ごろ箱」のように一部の音を誤ることを言います。

◆語性錯語

「テーブル」↓「台所」、「鉛筆」↓「はさみ」のように別の単語に置き換わります。

その中でも、意味が関連している言葉に置き換わるものを「意味性錯語」、意味の関連がない言葉に置き換わることを「無関連錯語」と言います。

語性錯語の場合で「意味性錯語」の場合、お話の流れやジェスチャーから、なんとなく言おうとしている言葉がわかると思います。「無関連錯語」の場合でも、話の流れがあり無関連ですが、いつも同じ単語に置き換わる方もいますので、「ボール」→「卵」（共通点〝丸〟）など何らかの共通点が存在する場合もあります。

◆新造語

「ズボン」→「テット」、「インターホン」→「カリオウム△×■」のように伝えたいことはありますが、全く音が変わるので理解することが難しいでしょう。

◇失文法

単語ごとにゆっくり発話ができても助詞や接続詞が出ずに、文章で話せない。

◇発語失行

口や舌の動きは麻痺がなく良いので、お食事には問題ない方がほとんどですが、おしゃべりになると発音がゆがんで聞こえます。

系列的なこと（数字〝1〜10〟まで順に数える、平仮名50音など）や復唱では、発音がキレイに聞こえますが、話し手が自分から話すことや文章を音読することで発音が上手くできなくなります。

（例）「コンビニに行く」

→「ケントニに行て」→「あっじゃなくて、け、、ケン、、、コンビニにいた、行か行く」

※運動障害性構音障害との違いについて

顔や口の麻痺による発音が上手くできなくなることを運動障害性構音障害と言いますが、それとは全く違います。

運動障害性構音障害は舌や口が麻痺することでできる動作が限定されます。

	発語失行	運動障害性構音障害
話す音の誤り	一貫性がない	一貫性がある
音の誤りを直す	修正しようとする	しようとしても修正できない
発話の開始	話し始めに力が入る	話し始めに力まない

◇ジャーゴン（ジャルゴン）

ご本人様は意味のある内容を話しているつもりですが、聞き手には話が通じない・意味がわからない話し方をされます。

ウェルニッケ（感覚性）失語症の方にみられます。話は聞き手が理解できませんが、意味のわかる言葉をそぐわない状況で話されるタイプと全く意味が理解できない言葉を話されるタイプがあります。

（例）「いただきます」と言おうとして「あのー、ジジョコレソロ」

「今日の体調は？」と聞かれ「ぜんぜん、あそんで、のもう」

◇迂言

その単語ズバリの名前が言えず、その単語に関連していることを言ってくれます。単語が言えなくても聞き手にわかるように色々な言い方をしてくれます。

◇反響言語（エコラリア）

超皮質性感覚失語症の方の特徴です。理解を伴わず、相手の話した言葉をオウム返ししてしまいます。

◇保続

一度言ったことや書いたこと、動作が〝その時〟が終わって必要がない場面でも出現します。

（例1）復唱で「リンゴ」と言ってもらう。次は「バナナ」と復唱を促すも「リンゴ」と復唱してしまう。

（例2）書く場面で、住所を書いてもらう時に
「世田谷区・・谷区谷区谷区・・」

◇再帰性発話（常同言語、残語ともいいます）

ほとんど話せない方で何かを言おうとすると全くその状況にそぐわないですが、いつも同じ言葉が出てきます。全失語症の方に多く見受けられます。

（例1）時計の絵を見せながら「これは何でしょう？？」と質問すると「こんなに・・・」

（例2）「何のテレビ番組を見ましたか」と質問すると「こんーなーにー、こんなに・・・」

（例3）「おはようございます」と挨拶すると「テコテコテコ」応答しようとしてくださいますが、応答はできるものの言葉にならず、ご本人様も伝わってないのかなと気づかれていると思います。

◇補完現象

系列語や決まった語句の続きを言うことができます。

◉読む側面

◇錯読

◆視覚性錯読

形の似た文字に読み間違えてしまう事。

(例)「大」→「犬」、「き」→「さ」など

◆音韻性錯読

音を読み間違えてしまう事。

(例)「りんご」→「りごん」

◆意味性錯読

意味的に似ているものに間違える事

(例)「机」→「椅子」「みかん」→「りんご」

◆類音性錯読

意味を無視して漢字の音だけを読んでしまう事。

(例)「風船」→「かぜふね」「梅雨」→「うめあめ」

◉書字面

◇錯書

◆音韻性錯書

一部分のみ間違えてしまうことです。(音韻性錯語の書く版)

(例)「りんご」→「りごん」「でんわ」→「でんな」

◆語性錯書

語そのものが入れ替わってしまうことです。

(例)「鉛筆」→「消しゴム」「テーブル」→「台所」

◉数字の理解障害

失語症では、文字だけではなく数字を読む(数字の意味を理解する)ことが難しくなります。

書いてある数字を「1、2、3」と音読することができる場合もありますが、音読ができても、できなくても、数字の意味(何を表すのか)を理解することが難しくなります。具体的には次のような症状があります。

◇日付がわからない

今日が何月何日なのか、聞かれても答えることができないことがあります。また、今後の予定など目の前には存在しない事柄も理解が難しいことがあります。

(例)「4月5日に病院に行きましょう」

↓いつのことだろう…。

◇時間がわからない

日付同様、時間の数字も理解が難しくなります。時計を見ても、今が何時何分なのかわからないこともあります。また、〝13時、14時、15時…〟という24時間で表す時間はわかりにくいです。

(例)「15時にお友達が会いに来ますよ」

↓15時って朝だろうか、昼だろうか…。

◇お金がうまく使えない

硬貨や紙幣がそれぞれいくらを表すのかわからなくなります。そのため、自分で買い物に行くことや、切符や運賃を払って交通機関を使うことが難しくなります。

また、硬貨や紙幣それぞれの意味がわかっても、計算(特に暗算)ができないために買い物で困ることもあります。繰り上がり、繰り下がりがわかりにくくなるため、買い物をする時、〝今持っているもので、だいたいいくらになるのか予想する〟〝ぴったりの金額を出す〟〝おつりの硬貨が少なくなるように出す〟ことは難しいです。そのため、気づくと財布の中に硬貨が溢れている、ということもあります。

(例)①「新宿行きの電車に乗りたい」

↓新宿行きの電車賃がいくらなのか運賃表を見てもわからない。

②「バスに乗りたい」

↓運賃表のどこを見ればいいのかわからない。運転手から言われた金額がいくらなのかわからない。

③ 1000円持ってきたけど、540円のものを買ってあといくらのものを買うことができるだろう…↓わからないから、とりあえずこれだけ買おう

④「合計で1530円になります」

↓(2600円持っている)お釣りの計算ができないから10000円出しておこう

解剖⑤
失語症の種類

失語症は大きく分けて、運動性、感覚性、全失語の3種類に分けることができます。

◇運動性失語（ブローカ失語）の特徴

話すことが苦手です。言葉を思い出せない。違う音になってしまう。とぎれとぎれの単音や単語で話、文章での会話が難しい方が多いです。話している音が歪みやすく、違う音になることも多くみられます。それに比し、理解面は良好でこちらの話は概ね理解できている方が多いです。

◇感覚性失語（ウェルニッケ失語）の特徴

聴くことが苦手です。話す量は多い方が多く、聞き手が理解できる意味のある言葉の量は少なく、聞き手の推測を多々必要とします。

◇全失語の特徴

話す・聞く・読む・書く全てにおいて障害され、在宅に戻られる時には話すモチベーションが低下されている方が多い印象を受けます。でも、残語や補完現象、状況判断により日常生活を過ごされ、ご家族との関わりを密にされている方が多い印象を受けます。

以上の3種類の他にも、次ページの表のように、おおよそタイプを分類することができます。

失語症の方は、きっと、ご自身がどのタイプの失語症なのか病院で説明を受けているかと思います。

しかし、軽度～重度はもちろんのこと年齢や認知症状・耳の聞こえはどうか・目の見え方はどうか・他の高次脳機能障害（次の項目でお話しします）の有無・身体の麻痺の程度・性格・生活環境・教育歴・飲んでいる薬の影響・ストレスなど他にも失語症の病状に影響する要因があります。

在宅の世界で仕事をしていると実際には失語症だから！種類がこれだから！　と決めつけては医療職の独りよがりとなってしまいます。その人が何に困り、どんなサポートを必要としているのかを丁寧に探り、コミュニケーションを取りながら周囲でサポートできる人たちと一緒に考え

失語症のタイプ	話す	聞く	読む	書く
ブローカ失語 （運動性失語）	発話が少ない 喚語困難 錯語 失文法 発語失行を伴うこともある。	比較的良好だが、単語・短文での話の方がわかりやすい。	障害	障害
ウェルニッケ失語 （感覚性失語）	発話は多いが相手に伝わりにくい 喚語困難 錯語 ジャーゴン	著しく障害	読みの方が「聞く理解」より良好	障害
全失語	困難	困難	困難	
健忘失語	発話が少ない 喚語困難 迂言	比較的良好	比較的良好	考える時間が長い場合がある。 病前に比べ漢字が書けない。
伝導失語	音韻性錯語 音の修正をしようとする。 復唱困難 喚語困難 迂言	良好	障害	障害 仮名文字は音韻性錯語と同様の誤りを書く場合がある。
超皮質性感覚失語	錯語が多い 反響言語がみられる。 喚語困難 発話が空虚	著しく障害	障害	仮名の方が漢字より保たれている場合がある。
超皮質性運動失語	発話が少ない。 発話開始の困難さと努力性の発話がある。	比較的良好	可能だが、努力的	著しく障害

ていきましょう。

ぼんやりしている、イライラする、子供っぽい、忘れっぽい、上手く行動できない。

言われていることがわからない、上手く話せない、物が上手く見れない。

解剖⑥ 高次脳機能障害とは

脳卒中などの病気や事故、加齢による脳の萎縮でもこのような高次脳機能障害の症状はみられます。

高次脳機能障害とは、脳になんらかの損傷を受けたことが原因により、外見ではわからない様々な今までできていたことができなくなったり、性格が変わったり、考え方が変わったりすることをいいます。

失語症もこの高次脳機能障害のひとつです。

「失語症」は単独で症状が出る方もいます。しかし、その他の高次脳機能障害が同時に生じることがあります。次に失語症以外の高次脳機能障害についてお話します。

◇感情の障害（社会的行動障害）

意欲がでない、感情のコントロールができない、こだわりが強すぎるなど病前みられなかった症状がみられます。ぼんやりする、やる気がでない、怒りやすい、せっかちになった、暴力、暴言がある。「性格が変わった」「感情の起伏が激しくなった」「何を話しても無気力で返事もあまりしてもらえない」など戸惑うこともあると思います。

◇記憶障害（健忘）

病前の記憶を忘れてしまうことや、病後に事柄や物事を覚えにくくなります。

◇失行症

麻痺はなく、言われていることもわかっているのに、動作や行為を行うことが難しくなります。また、マネをするよう促しても難しいこともあります。失行症には以下のようなタイプがあります。

① 観念運動失行

自分で無意識に、反射的に行うことができるのに、人に言われてやろうとすると、できません。

（例1）「手を挙げてください」
↓一生懸命努力してやろうとしてもできないのに、頭がかゆくてかこうとすると、問題なく手を挙げてかくことができます。
（例2）「バイバイをしてください」
↓一生懸命努力してやろうとしてもできないのに、実際のお別れの場面で問題なくバイバイの動作をすることができます。

② 観念失行

複数の道具を用いていくつかの動作を連続して行う必要がある場合に、動作の順序の間違いや、動作の抜けがみられます。

（例）「急須でお茶を入れてください」
・急須に蓋をしたままお湯を注ごうとする。
・急須に茶葉を入れずお湯だけを入れ、湯呑みに注ごうとする。

③ 口部顔面失行

麻痺はしていないのに、指示された顔や口の動作ができません。マネをするよう促してもできません。

（例）「舌を出す」 ↓ なぜか出ず
「ほほを膨らます」 ↓ やろうとしても膨らまず

本来はお話ができ食事を食べることができて、蕎麦を吸えています。できるのですが、言われている動作はわかっているのに動かせない！マネできない！それが口部顔面失行です。

◇注意障害

集中がしにくい、長時間の集中ができない、2つの作業を同時に行えなくなる、選択ができなくなるなど注意が十分に向けにくくなります。

そのために、話の辻褄が合わなくなることや意識しないといけないことを意識できなくなったり、日常生活でミスが増えてしまいます。

◇失認

半側空間無視・病態失認・半側身体失認などがあります。

対象の事柄や感覚に対し、ないように振る舞います。わざとではなく、忘れているわけでもなく「ない」状態として振る舞います。

お食事や身体を動かす前に意識をしてもらうような声かけや工夫が必要です。しかし、「ない」状態のものなので意識し続けることが難しく、何度も注意をするとケンカに

さまざまな症状

半側空間無視

・片側のひげを剃り残す。
・左側のものを取り残す（描き残す）。
・食事の時に左（右）側のものを残してしまう。
・車いすの左（右）側によくぶつかる。

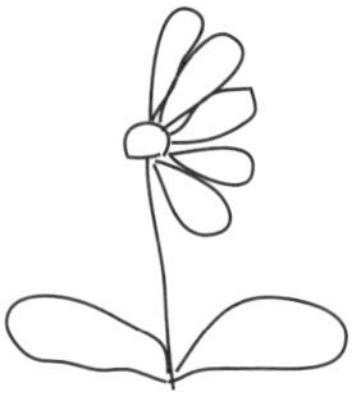

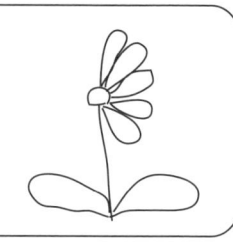

半側身体無視

・片側の手（足）の感覚がない。
・身体の一部を言われたり、触られたりしても
　その部分がわからない。

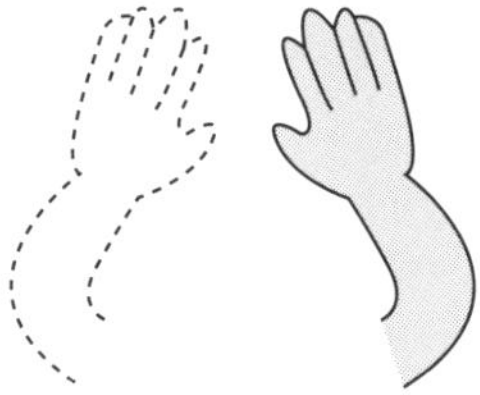

記憶障害

・病前の記憶を忘れてしまう。
・昨日のことしか覚えていない。
・さっき食べた食事のことを覚えていない。
・新しい事を覚えていない。

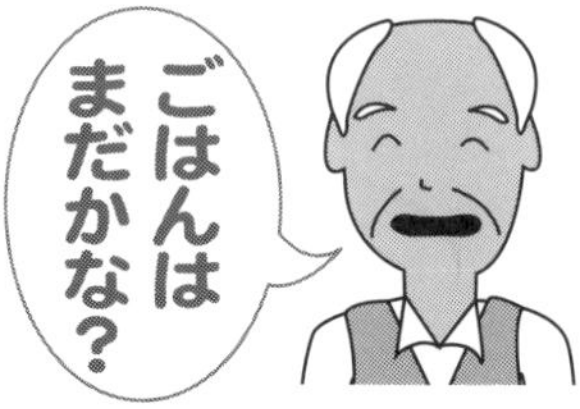

失行症

・お茶（急須）の入れ方がわからない。
・くしの使い方がわからない。
・お箸、スプーン、フォークの使い方がわから
　ない。

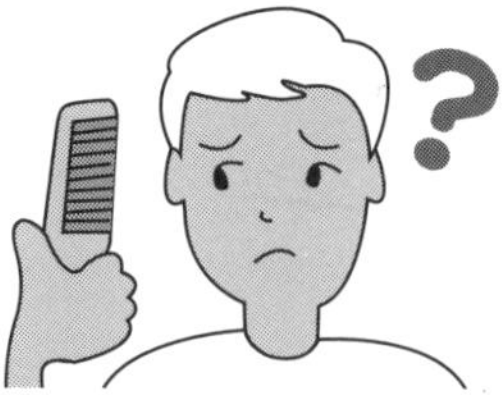

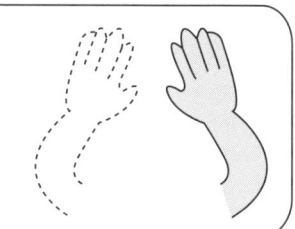

遂行機能障害

・仕事や日常生活で目標と計画を立てて、処理
　と実行ができない。
・見通しを立てて行動できない。
・行き当たりばったり。

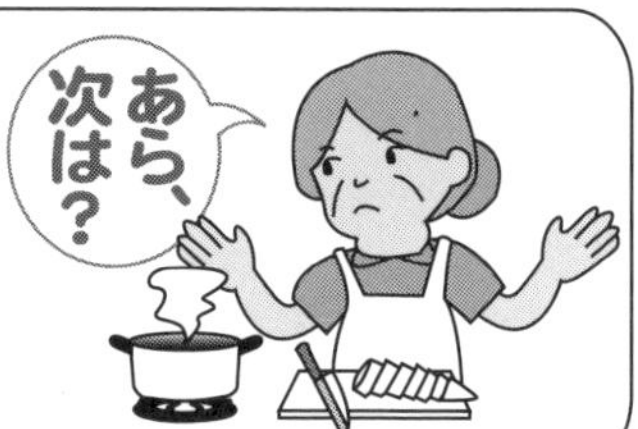

高次脳機能障害の

視覚失認症

・家族・親戚を見てもわからない。
・りんごを見てもわからない。
・はさみを見てもわからない。

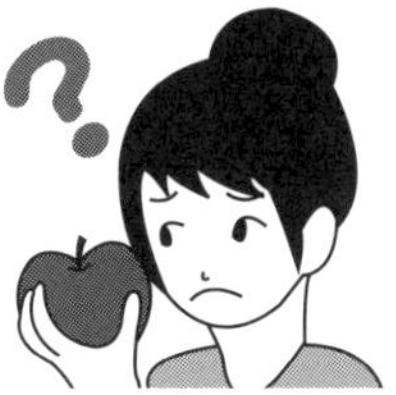

失語症

・話す、聞く、書く、読む、の障害。

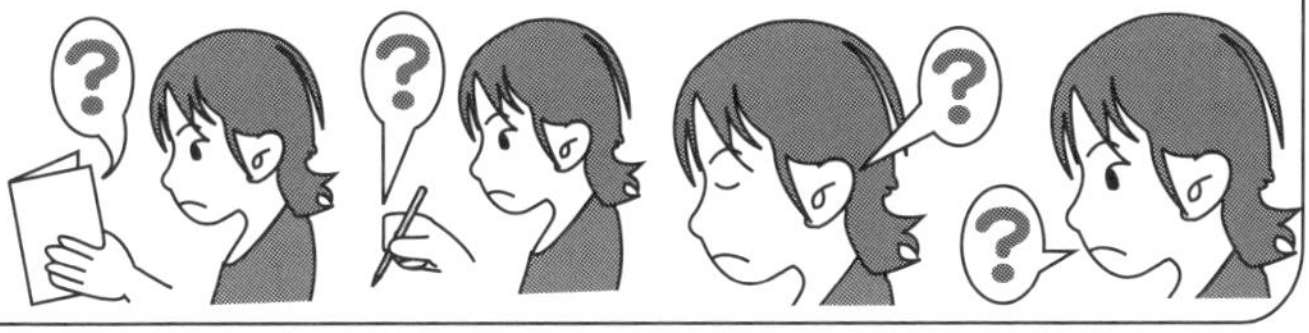

注意障害

・周囲が気になってしまってソワソワする。
・気が散りやすい。
・注意が向けられずボーッとしてしまう。
・１つの課題を持続して続けられない。

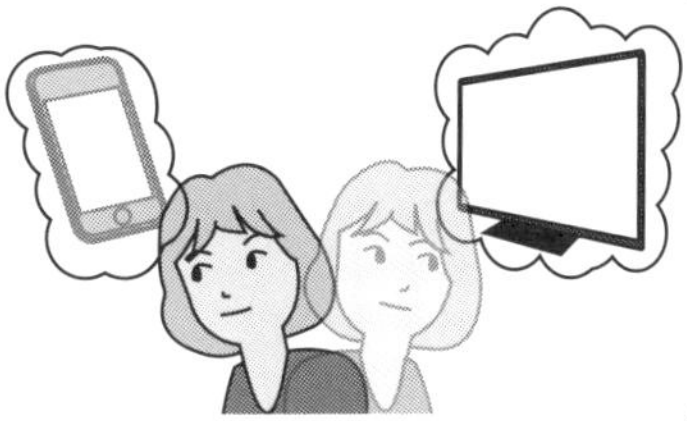

失算

・数がわからない。
・暗算も筆算もできない。

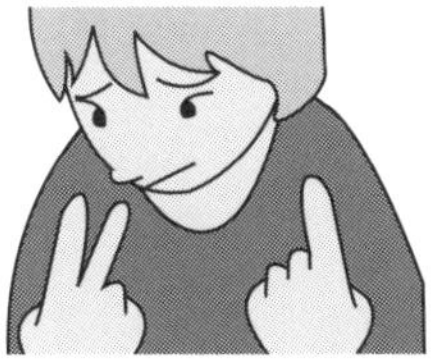

社会的行動障害

・後先考えずに行動や発言をする。
・ちょっとしたことでも怒りやすい。
・あるだけのお金を使ったりしてしまう。
・やる気がない。
・欲求が抑えられない。

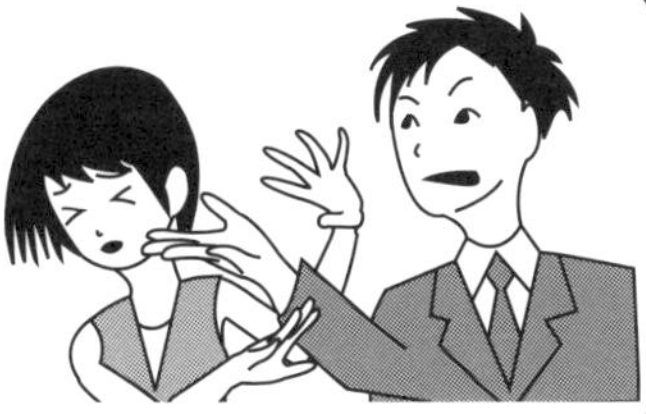

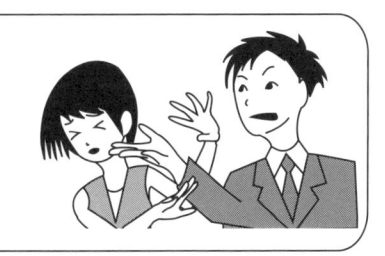

なりますので、その方に合った工夫が必要です。

◇遂行機能障害

順序立てて、行動することが苦手となります。

今まで行えていたスケジュール管理や洗濯機の使い方、パソコンの使用方法などがわからなくなります。

色々書きましたが、高次脳機能障害の症状がどれか一つだけというよりも複合的に症状が出ることの方が多く、その方に合った関わり方をご家族様や関係者で模索し、ご活用者様に寄り添い一緒に考えていくことが肝要です。

■失語症の方へのアプローチ①
アプローチの前に

失語症は家族・友人・知人と会話や電話でコミュニケーションをとることが困難になったり、日常生活で文字が読めず・話しづらくなります。

でも、失語症だからといって何もコミュニケーションがとれないわけではありません。失語症の方と生活していく中で気づくと思いますが、コミュニケーションがとりづらいだけで全てが分からないわけではなく、話の中で見て・感じて・理解してちゃんと分かっています。それをどれだけ周囲の人が理解できるか、その人にあった「声のかけ方」「言葉の引き出し方」を掴むかです。

言語聴覚士としてはコミュニケーション・日常生活での困り事を少しでも減らし、よりストレスの少ない日常生活を送っていただきたいと思いリハビリしています。症状に対して、辛くなることもあると思いますが、それでもコミュニケーションはどうしても必要で、リハビリの時間にご本人様・ご家族様の笑顔は見られると安心します。

また、この本では失語症だけでなく認知症・「話しにくくなった」・「わかりにくくなった」等でお困りの方にも日常生活へのヒントとしてご利用いただければと思います。

■失語症の方へのアプローチ②
失語症の方と関わるポイント

① 話す姿勢を示す

話したい意思が伝わるよう正面から和やかな表情で口元も見せ、できるだけはっきりした声で話し始めましょう。

② 正面から

相手の視界に確実に入りましょう。ただ話すだけでも口元や表情を見ているものです。

正面から話すことで相手は話に集中しやすくなります。

③ 身振りを加える

聞き手がどんなに頷いていても、どの言葉を理解でき、どの言葉がわかっていなかったか会話をしている最中に毎回理解を確認することは困難です。そのため、できるだけ身ぶりを加え少しでも相手にわかってもらえるように工夫していくと誤解の少ない会話ができると思います。

④ 道具を使う

③と同様に身近なものが登場する会話では、コップを指さし「何か飲む？」↓冷蔵庫前では「牛乳」と「お茶」と「リンゴ酢ドリンク」を手に取り「どれにする？」と聞いてあげると言葉で選びやすく、選択できるものはご本人に選んでもらいましょう。

⑤ わざとらしくない、ゆっくりとした低い声での話しかけ

テレビのアナウンサーが話しているスピードよりも少しゆっくりがいいと思います。自分の話す速度は意識しづらいものなので、録音や周囲の人に聞きながらするのもいいと思います。

また、声の高さはやや低めにしましょう。加齢の影響で耳の聞こえが徐々に悪くなることや病気や事故の影響で聞こえにくくなることもあります。低い声の方が最後まで「聞く力」として残りますのでコミュニケーションが取りにくい時は低い声で再チャレンジしてみて下さい。

⑥ 文節ごとにさり気なく区切りながら話す

できるだけ文章は短く話します。

「明日はおじいちゃんのお墓参りだから13時に出発します。」

↓①「明日はお墓参りよ」②「13時に出発だから」③「10月だからおじいちゃんのお墓ね」

一つの文章を長くしないで、できるだけ短く！ 重要なことから！ 重要な単語は言い方を変えて2回くらい言いましょう。

⑦ そばに筆記用具をさりげなく置いておく

上手く話せない・聴くことができなくても書いたり、読

んだりすることが上手な方もいらっしゃいます。また、絵で表現することができる方もいます。失語症は左脳に障害を負った方が非常に多く、そのために右片麻痺となりペンやお箸を持つことが苦手になってしまいます。それでも、書きやすい方の手で少しずつでも練習することでコミュニケーションの手がかりにすることができ、書いて表現される方もたくさんいらっしゃいます。

⑧ 言葉が上手く言えないときは、話の流れから推測される言葉を2つまで言ってみる

言葉が途中で出にくくなることが多々あるものです。推測できることを2つまで言ってみましょう。それで、ダメなら相手の出方を待ちましょう。見当違いの事を言ってばかりいると「なんでわからないんだ」「どうせわからないし」とコミュニケーション意欲を低下させてしまいます。相手の出方を待ちながら、今までの話から頭を柔軟にして、推測できる言葉をもっと考えてみましょう。

⑨ 相手が話したいことを上手く話せずグーっとなったら引く

話したいことがあるのに出てこず、何回も言い直し、それでも上手くいかず顔を真っ赤にされたり、ストレスが一気に溜まるものです。血圧も上昇してしまい、話せないストレスから意欲が低下するものです。何度か試してダメなときは、おもむろにお茶を出し直したり、窓を開けに行ってみたり、何か物を出したりしまったりして「間」を取りましょう。

一回、「間」を置くことで急に言葉を思い出したり、話し直すことで伝わるようになることが多々あります。

⑩ 軽視した発言は絶対しない

上手く話せないこと・理解できないことを声を大にして言う必要はありません。

それが「失語症」です。本人が一番困っています。周りはそれに対して、どうコミュニケーションを行っていくかを考えることが大事であって「わからないから」「話せない」と軽んじることはご本人様のプライドを傷つけ、会話する意欲を損なうリスクが非常に高いです。ご家族も悩まれることがあると思いますが、病院・地域・「失語症友の会」・訪問スタッフ・デイサービスや通所施設のスタッフと相談し、お互いにストレスを溜めないよう工夫していく必要があります。

■失語症の方へのアプローチ③
相手を助ける具体的なヒント

◉発話面

◇流暢性について

◆非流暢性発話

一生懸命話しているのになんとなくの相槌や話し途中に話しかけることは、相手を不快にさせたり、話すことを忘れたり、話し直す苦労をかけるので、話し手が一通り話し終えるのを待ち、その間は相槌も控えます。その後に内容を確認するとお互い落ち着いて理解しやすいです。

◆流暢性発話

話している時のジェスチャーや視線の先を確認し、流暢性発話を患う人は相手の話していることも全体の会話から推測し、実際の話題のものを聞き手もジェスチャーや物を指さしたり、絵を書いて確認していくことで会話がスムーズになります。

◇喚語困難

最初の1文字を言うと、復唱や事物の名前がわかっている場合に言いやすくなります。

〝ピアノ〟を指さしながら「ぴ・・」とヒントを与えると「ピアノ」と言葉のきっかけとなる場合があります。

また、それに似たもので補完現象を利用しましょう。例えば、「鉛筆」と答えてほしいときは「鉛」と質問側が声掛けすると「ぴつ」、「あいうえお」では「あい・・」と声掛けすると「うえお」と応答しやすくなります。

選択できるよう、反応しやすくなるよう物を前に置いたり、ホワイトボードとペンを置いて〝絵〟でもいいでしょう。

注意した方がいいのは、周りが「○なの？△なの？」「□でしょ！」とせっかちに話しかけないことです。

言葉も出にくく、他の高次脳機能障害もあれば反応は遅くなります。

考えてもらう時間を十分に与えます。

理解が難しかった可能性もあるので、できれば別の言い方で聞き、その時にはいくつか選択できるような形で話しかけることがベストです!!

発話が出にくかったり、間違えることは多々あります。決して焦らず、言えないことを笑ったり、あきれるような仕草をせずにゆっくり向き合いましょう。

もし、ご本人様やご家族様が焦ったとしても深呼吸をひとつ挟むだけで出やすくなることがあります。

また、別の手段としてコミュニケーションボードというものがあります。

※コミュニケーションボード

・必要な物や場所の写真や絵を一つのファイルに分類しまとめて入れておくと指差しがしやすくなるので、会話がスムーズになります。

◇錯語

お話の中であれば、選択肢を3つ程度まで言って（もしくは物を並べて）選んでもらえると双方わかりやすいです。

日常でも、錯語の場合は同じ言葉や同じ音に変わりやすく一貫性があることが多いので、たくさんお話をしていきましょう。

また、錯語を指摘する時は会話の中で3回までにしましょう。それ以上はご本人様の話そうとする意欲を損ないますので注意しましょう。

聞き手側も推測できるよう会話の内容を考慮し、話そうとしていることが理解できるよう心掛けます。相手が話し終わったら「こういうことですか」と話をまとめて伝え話が合っているか確認しましょう。

◇発語失行

ご本人様も音の誤りに気づいています。そのため、何度も修正を繰り返します。ですが、毎回なのでご本人が一番困って、慌てています。

ここは一つ、一回深呼吸、そして溜息をついてリラックスしてもらいましょう。そうすると、きれいに発音できる方が多いです。

また、系列的な言葉〝1～10〟、〝あ～お、わ～ん〟、〝月火～日〟は話しやすく、口腔をほぐすのにちょうどいいです。

◇ジャーゴン（ジャルゴン）

話そうとすると、そういった話し方になってしまうのでジェスチャーや目線をしっかり確認し、ご本人様の意図を確認しましょう。

先に「喚語困難」のアプローチ方法でも説明しました〝コ

ミュニケーションボード〃を利用し絵や写真をファイルに入れ、ご本人様が説明しやすい状況にしましょう。

◇保続

深呼吸です！　一度、その状況をリセットする場合にとても有効です。

他にも、その状況・場面をリセットするよう話の方向を少しずらし、リラックスしてから再度同じ話をします。

◇再帰性発話（常同言語、残語ともいいます）

■決まった言葉を答えてもらいたい時

復唱であれば話してもらう直前に「せーの」と声かけしてみましょう。毎回同じ声かけをすることで、ご本人様もタイミングが掴め、話せる機会が増えます。

補完現象を利用する。（「喚語困難」のアプローチ方法でも書きましたが）単語や名前のはじめの方を言うと言葉が出やすくなります。

◉読む側面

◇錯読

仮名よりも漢字の方が、文字そのものに意味が含まれているために理解しやすい事があります。漢字か仮名、理解が良いのはどちらなのかをまず把握しましょう。アプローチしやすくなります。

絵や図の理解が良い場合、文字と一緒にイラストを提示すると理解しやすく、読みやすいです。

はじめのうちは一緒に声に出して読んでみましょう。

◉書字面

◇錯書

見本を見せて模写してもらいましょう。また部首（偏やつくりなど）や文字の一部分をヒントとして提示してみると書きやすいです。

麻痺による動かしにくさや利き手交換されている場合もあるため、可能な範囲で代筆するなどのサポートもしていきましょう。

4月5日（木）の予定	
午前8時	朝食
午前9時	リハビリ
12時	昼食
午後3時	入浴
午後5時	夕食

◉数字の理解障害

◇日付がわからない

手帳やカレンダーを使用しましょう。いつ、どこに、何をしに行くかなど予定をカレンダーに書いておきます。それを見ながら説明をすると、理解の手がかりになり、ご本人様が自分で予定を把握できます。

◇時間がわからない

アナログ時計・デジタル時計、より理解しやすい時計を使いましょう。

デジタル時計では、「午後3時32分」など12時間で表す時計の方が理解しやすいです。

予定は、日付同様に手帳やカレンダーに書いておきましょう。1日の予定の把握も難しい場合は、1日のスケジュールを上記のように書いておくことで、予定を把握することができます。

◇お金がうまく使えない

公共交通機関はICカードが利用できるものであれば、予め多めにチャージしておくことで、金額を計算しなくても利用することができます。定期的に利用する場所であれば、定期券を購入することで利用しやすくなります。

硬貨のお釣りが少なくなるようにすることは、繰り下がりを使用した暗算が必要なためなかなか難しいです。そのため、まずは、「1530円のものには2000円」など、お札のお釣りが少なくなるところから練習していきましょう。また、それぞれの硬貨の数字がわかる場合は、財布に「1000円10枚、500円1枚、100円5枚、50円1枚、10円5枚、5円1枚、1円5枚」を入れておき、持っているお金で必ずぴったり出せるように準備しておきましょう。

公共交通機関も買い物も、初めからご本人様一人で準備・挑戦するのではなく、最初は介助者の方と一緒に行い、少しずつ慣れていきましょう。

できるだけ失敗しないように、介助者の方が準備、助言を行ってください。

慣れてきたら、少しずつ準備や助言を減らしていき、お一人でできるか確認のため見守りを行ってください。

■失語症の方へのアプローチ④

高次脳機能障害へのアプローチ

◇感情の障害（社会的行動障害）

・一緒に散歩をすることで体力を使い、外の空気を吸うことで気分転換やストレス軽減が見込まれます。

・介助、介護される方が疲弊する前にデイサービスや通所リハビリなどを利用しお互いに離れる時間を確保してください。

・できるだけご本人様の意向に合わせたくなりますが、主に介助・介護される方だけでなく病院の先生、ケアマネージャー、ヘルパー、施設の方と連携を図り対応していきましょう。

◇記憶障害（健忘）

・ご家族様の写真に名前をそれぞれ書いて小さなアルバムのようにして、ご家族の呼び名を思い出してもらいましょう。

・印鑑や通帳、ご親族の住所や名前などは専用のノートを作成し、記入しておくといいでしょう。

・日常の忘れやすい事柄は、適宜メモにする作戦もありますが家中がメモだらけになり、どれを確認すればいいのかわからなくなる方もいます。メモで貼る事柄は最小限に留めましょう。

・興味のある事柄から少しずつ覚える。

例えば：野球の球団や好きな選手を3つずつ書き出す。上手くできたら、次の日から4つずつ。更に上手くできたら5つずつ。

（「日常用品」「スーパーに売ってるもの」「近所のお店の名前」などで行い、言葉を出しやすく思い出しやすくしていきます。）

・新聞や小説などを読んでそれについて感想を書く。

短い文章のものから始め、長い文章へ移行していきます。

◇失行症

①　観念運動失行

・マネをしてできる場合は、マネを促しながらやってみましょう。もしくは、写真や絵で動作をしているものを見せながら促してみましょう。一緒に行うことで、少しずつ慣れていきます。

②　観念失行

・観念運動失行と同様に、マネをしてできる場合は、マネを促しながらやってみましょう。また、写真や絵で動作の順序がわかるように見せながら促してみましょう。

・複数の動作を一つひとつの動作にわけて、やってみましょう。慣れてきたら、すべて続けてやってみましょう。

例えば：「急須でお茶を入れてください」

①　急須の蓋を開ける
②　茶葉の入れ物を開ける
③　茶葉を急須に入れる
④　急須にお湯を入れる
⑤　急須の蓋を閉める
⑥　湯呑にお茶を注ぐ

◇注意障害

・できるだけ、今、行う作業のみに集中できるよう机の上などは他の物を置かずに行ってください。

・作業をはじめたら、不必要に話しかけないでください。集中が途切れるので、ほめたりも後にしてください。

◇失認

・行動を起こす前に声かけをする。その行動が終わるまでに注意するのは2回くらいまでにしましょう。ご本人様も声かけを行う方もストレスになります。

・見えにくい方向は蛍光色のテープを机に貼りましょう。

・ご本人様の好きな物を見えにくい方向、取りづらい方向に置くと、取らないといけないので意識を自らされます。

◇遂行機能障害

・その動作ごとに手順を一つひとつノートに記入していきましょう。

・また、誰かと一緒に手順を確認しながら行うのもいいでしょう。

・全て一度には覚えられません。一つずつできるようになりましょう。

◇口部顔面失行

・口部顔面のラジオ体操を行います。できるだけ大きく動かしましょう。

大きい運動から口の小さな動作を行い、働きかけていきます。

①　首の体操（各5セット）

前後、左右、横向き、回転

②　肩の上げ下げ、両腕上げ下ろし（各3セット）

③　口の体操

・開閉、「いーうー」（各5セット）

・ほほ膨らまし（15秒間と20秒間）

・ほほ膨らまし・凹まし・交互に膨らます（各5セット）

④　舌の体操（各5セット）

前後、左右、上下、回転

定期的に行うと少しずつ慣れていきます。できる時とできない時があります。できない時に指摘はしなくて結構です！

やろうと脳に刺激を与えることが大事であり、できない時でもやろうと意識をすることが重要になってきます。

そのため、ご本人様が間違いを指摘されるストレス、過緊張、やりにくさ、やる気を失わないよう指摘は全工程で3回まで、それ以上は指摘せずに行ってください。

色々書きましたが、高次脳機能障害の症状がどれか一つだけというよりも複合的に症状が出ることの方が多く、その方に合った関わり方をご家族様や関係者で模索し、私たちが、ご活用者様に寄り添い一緒に考えていくことが肝要です。

◆失語症エクササイズ◆

少しですが、失語症の方に行うリハビリを記載します。

失語症には前述していますが、色々な種類があり重症度も異なります。

その方に合うものがあれば、ヒントとしてご利用ください。

その方の「できること」・「必要なやり取りの方法」を見つける手がかりとなればと思います。

エクササイズ①
顔と口の体操

他の章でも紹介されていますが、「顔と口の体操」は発話練習の体操・飲み込みの体操としても有効です。失語症の方でも顔面麻痺を伴うこともあり、口周りを動かす機会が減少され、首→口→舌を動かすことでこわばっている箇所が動かしやすくなります。言語のリハビリを行う際は準備体操としてたいてい最初に行っています。
※首に持病をお持ちの方、目まいを起こしやすい方は医師、医療従事者と相談してください。

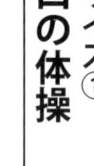

エクササイズ② 50音・濁音《だくおん》・拗音《ようおん》を声に出す、指をさす

失語症の方は病状のためにおしゃべりする機会が少なくなっています。

50音は昔から誰でも知っている系列的な音なので、「全く話せない」という方でも復唱や50音表を見せることで話せることがあり、発音がしにくい方でも比較的声に出しやすくご本人様の自信にもつながります。

また、口も「おしゃべり」として使わないと「顔と口の体操」では行えない部分がこわばります。「おしゃべり」をすることは肺も動かし肺炎予防にもつながっていきます。行なってみてください。

練習ですから間違えても気にする必要がないのでぜひ50音の発声を行ってください。きっと1回目より2回目、2回目より3回目の方が上手くできることでしょう。

① 口を大きく開きながら、声に出して読んでみましょう。読み方はその方に合うよう復唱、補完現象を利用し最初の音を言ってもらい、その後はご本人様が一人で続いて言う。（家族が「あ」と言ったら→本人が「いうえお」と続く）、音読をする。

② 次に、50音表（次ページ）を見ながら「系列」としてではなく「文字1文字」を指定して「読む」、「指をさす」をしてみましょう。

③ 濁音・拗音表（133ページ）でも同様に発音してみてください。

④ 数字・月・曜日といった他の系列語（134ページ）も言ってみましょう。

50音

あ	い	う	え	お
か	き	く	け	こ
さ	し	す	せ	そ
た	ち	つ	て	と
な	に	ぬ	ね	の
は	ひ	ふ	へ	ほ
ま	み	む	め	も
や		ゆ		よ
ら	り	る	れ	ろ
わ				を
ん				

濁音

が	ぎ	ぐ	げ	ご
ざ	じ	ず	ぜ	ぞ
だ	ぢ	づ	で	ど
ば	び	ぶ	べ	ぼ
ぱ	ぴ	ぷ	ぺ	ぽ

拗音

きゃ	きゅ	きょ
ぎゃ	ぎゅ	ぎょ
しゃ	しゅ	しょ
じゃ	じゅ	じょ
ちゃ	ちゅ	ちょ
ぢゃ	ぢゅ	ぢょ

にゃ	にゅ	にょ
ひゃ	ひゅ	ひょ
びゃ	びゅ	びょ
ぴゃ	ぴゅ	ぴょ
みゃ	みゅ	みょ
りゃ	りゅ	りょ

数字

1	2	3	4	5
いち ひとつ	に ふたつ	さん みっつ	よん よっつ	ご いつつ

6	7	8	9	10
ろく むっつ	なな ななつ	はち やっつ	きゅう ここのつ	じゅう とう

月

1月	2月	3月	4月	5月	6月

7月	8月	9月	10月	11月	12月

曜日

月	火	水	木	金	土	日
げつ	か	すい	もく	きん	ど	にち

エクササイズ③ 基本情報を書く

次ページにある情報を書けますか。自分の情報を書く、話す、確認する。大切なことです。

ご自分のことを「書ける」と役所や銀行などでの手続きが可能となるでしょう。

話せない、書けない場合はご自分のお財布や鞄の中に入れておくと便利です。

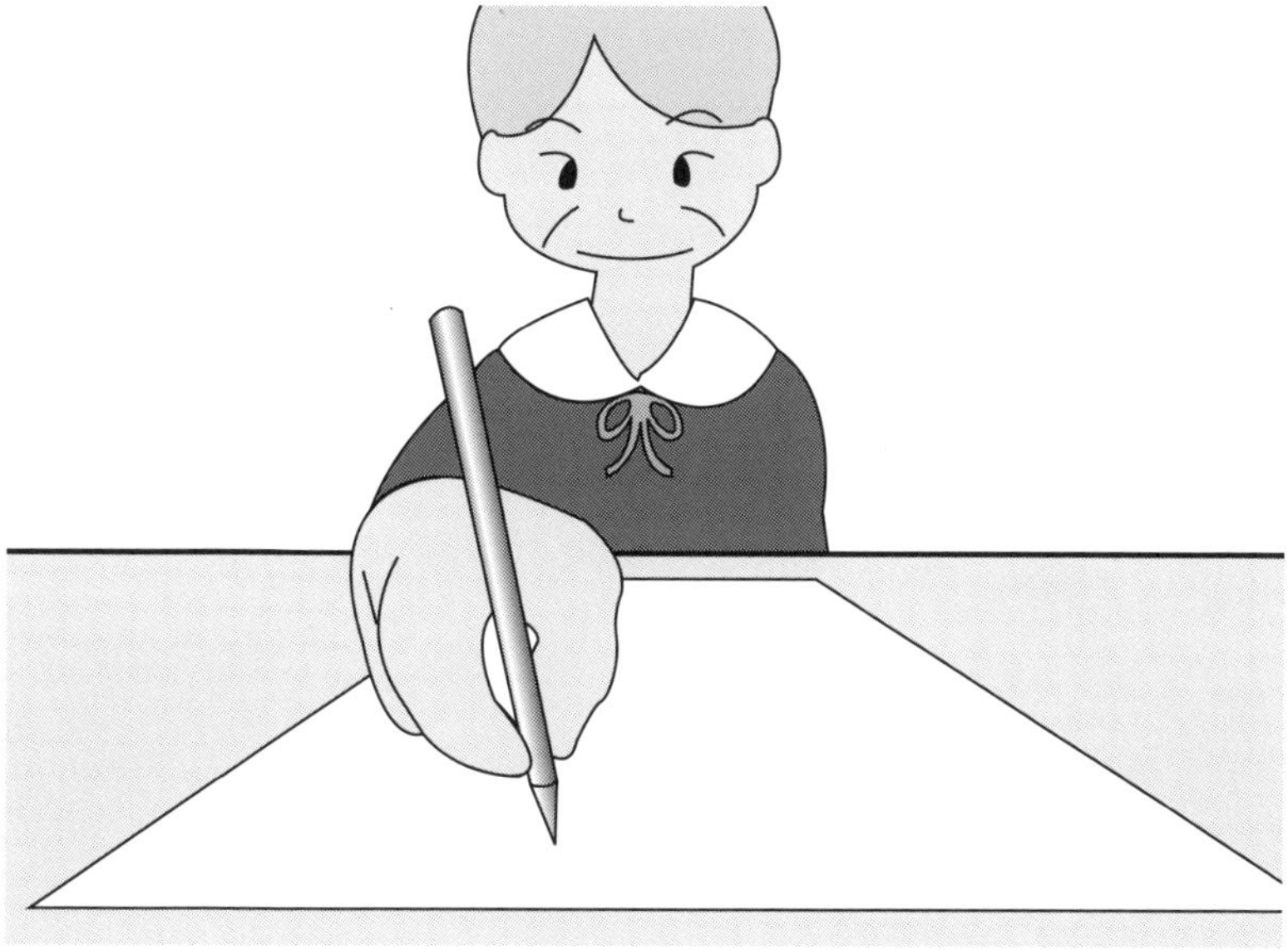

令和　　年　　月　　日　（　　曜日）
天気：　晴れ　・　曇り　・　雨

名前：＿＿＿＿＿＿＿＿＿＿＿＿＿＿＿＿＿＿

フリガナ：＿＿＿＿＿＿＿＿＿＿＿＿＿＿＿＿

誕生日：　　　年　　　月　　　日

年齢：　　　歳

住所：＿＿＿＿＿＿＿＿＿＿＿＿＿＿＿＿＿＿

＿＿＿＿＿＿＿＿＿＿＿＿＿＿＿＿＿＿＿＿＿

＿＿＿＿＿＿＿＿＿＿＿＿＿＿＿＿＿＿＿＿＿

ご家族の名前：＿＿＿＿＿＿＿＿＿＿＿＿＿＿

＿＿＿＿＿＿＿＿＿＿＿＿＿＿＿＿＿＿＿＿＿

＿＿＿＿＿＿＿＿＿＿＿＿＿＿＿＿＿＿＿＿＿

エクササイズ④
短文穴埋め

〈助詞〉

次の文の（　）に当てはまるものを、「を・が・に・から・で・は」の中から選んで書きましょう。

例）ご飯（を）食べる

- 手（　）たたく。
- 絵（　）書く。
- 水（　）飲む。
- 花（　）咲く。
- 車（　）走る。
- 鳥（　）飛ぶ。
- 6時（　）到着する予定です。
- 郵便局（　）行く。
- 箱（　）出す。
- 家（　）帰る。
- 部屋（　）掃除する。
- 身長（　）高い。
- バス停（　）駅まで遠い。
- ここ（　）置いて下さい。
- 鉛筆（　）書く。
- 冬（　）寒い。
- 夏（　）暑い。
- 靴（　）履く。
- たこ踊り（　）踊る。
- 散歩（　）行く。
- ピアノ（　）弾く。
- 赤ちゃん（　）泣く。
- 電話（　）話す。
- 図書館（　）行く。
- 飛行機（　）飛ぶ。
- 頭（　）上がらない。
- 頭（　）痛い。
- 頭（　）かかえる。
- 顔（　）広い。
- 顔（　）洗う。
- 目（　）肥える。
- 目（　）回る。
- 目（　）白黒させる。

・目（　　）光らす。
・目（　　）細くする。
・鼻（　　）つく。
・口（　　）うまい。
・口（　　）軽い。
・口（　　）とがらせる。
・歯（　　）立たない。
・東京（　　）名古屋（　　）移動する。
・5時（　　）家（　　）帰る
・顔（　　）火（　　）出る
・顔（　　）泥（　　）塗る
・歯（　　）衣（　　）着せぬ
・コンビニ（　　）お菓子（　　）買う

〈動詞〉

次の文の（　　）に当てはまるものを、下の選択肢の中から選んで書きましょう。

例）布団で（寝る）

選択肢

・手を（　　）　　つなぐ・編む・走る
・絵を（　　）　　おもしろい・書く・にじむ
・花が（　　）　　咲く・笑う・拾う
・6時に（　　）予定です　　止める・嫌い・着く
・郵便局に（　　）　　行く・転ぶ・食べる
・東京から名古屋に（　　）　　怒る・捨てる・行く
・箱から（　　）　　通る・歩く・出す
・鳥が（　　）　　ほえる・鳴く・謝る
・犬が（　　）　　切れる・釣る・吠える
・車に（　　）　　歩く・走る・乗る
・家に（　　）　　買う・帰る・もらう
・部屋を（　　）　　持つ・笑う・出る
・身長が（　　）　　捨てる・高い・貼る
・バス停から駅まで（　　）　　売る・歩く・あげる
・目の中に入れても（　　）　　固くない・痛くない・甘くない
・鼻が（　　）　　かゆい・重い・ひどい
・スーパーで野菜を（　　）　　勝つ・買う・怒る
・道ですべって（　　）　　書く・持つ・転ぶ
・夕飯にカレーを（　　）　　開ける・食べる・もらう
・手紙を（　　）　　許す・笑う・書く
・シャンプーで頭を（　　）　　洗う・低い・笑う

エクササイズ⑤
○×問題

次の文が正しければ○、間違っていれば×を（　）の中に書きましょう。
×の時は、間違っている場所に下線を引き、正しい答えを――の上に書きましょう。

例）りんごは青い
↓（×）赤い

・クリスマスは12月にある行事です。
↓（　）――

・うさぎは肉食動物です。
↓（　）――

・コーヒーには塩を入れます。
↓（　）――

・太陽は西から登って、東に沈みます。
↓（　）――

・夏は寒いです。
↓（　）――

・象と犬では、象の方が大きいです。
↓（　）――

・干支は10種類あります。
↓（　）――

・夏の次に来るのは冬です。
↓（　）――

・「ワン」と吠えるのは犬です。
↓（　）――

・「ニャー」と鳴くのは鳥です。
↓（　）――

・猿より象の方が小さいです。
↓（　）――

・子供の日は3月3日です。
↓（　）――

・冷蔵庫で食べ物を温めます。
↓（　）――

・電子レンジで食べ物を冷やします。
↓（　）――

・鉛筆で書いた字は消しゴムで消すことができます。
↓（　）――

・水を冷やすとお湯ができます。

↓（　）

・北海道は沖縄より南にあります。

↓（　）

・カレンダーで日付の確認をします。

↓（　）

・LサイズよりMサイズの方が小さいです。

↓（　）

・親子丼は勉強する道具です。

↓（　）

・火曜日の翌日は金曜日です。

↓（　）

・消防は火事の時に助けてくれます。

↓（　）

・ブラシで腕をとかします。

↓（　）

・雨が降ったら傘をさす。

↓（　）

・２０２０年に東京でオリンピックが開催されます。

↓（　）

・ニュースでテレビを見る。

↓（　）

・台風なので、おだやかな風が吹いている。

↓（　）

・冬は寒いのでコートを着る。

↓（　）

エクササイズ⑥
語想起

〈語頭音〉

「○（仮名1文字）」が最初に付く言葉をできるだけたくさん挙げて下さい。

・「あ」が最初に付く言葉をできるだけたくさん挙げて下さい。
・「い」が最初に付く言葉をできるだけたくさん挙げて下さい。
・「う」が最初に付く言葉をできるだけたくさん挙げて下さい。
・「え」が最初に付く言葉をできるだけたくさん挙げて下さい。
・「か」が最初に付く言葉をできるだけたくさん挙げて下さい。
・「さ」が最初に付く言葉をできるだけたくさん挙げて下さい。

〈カテゴリー〉

○○（カテゴリー：飲み物、色など）をできるだけたくさん挙げて下さい。

・「動物」をできるだけたくさん挙げて下さい。
・「果物」をできるだけたくさん挙げて下さい。
・「乗り物」をできるだけたくさん挙げて下さい。
・「雨」と聞いて思い浮かぶことをできるだけたくさん挙げて下さい。
・「春」と聞いて思い浮かぶことをできるだけたくさん挙げて下さい。
・「誕生日」と聞いて思い浮かぶことをできるだけたくさん挙げて下さい。
・「スポーツ」と聞いて思い浮かぶことをできるだけたくさん挙げて下さい。
・「スーパー」と聞いて思い浮かぶことをできるだけたくさん挙げて下さい。
・「好きなもの」と聞いて思い浮かぶことをできるだけたくさん挙げて下さい。
・「嫌いなもの」と聞いて思い浮かぶことをできるだけたくさん挙げて下さい。

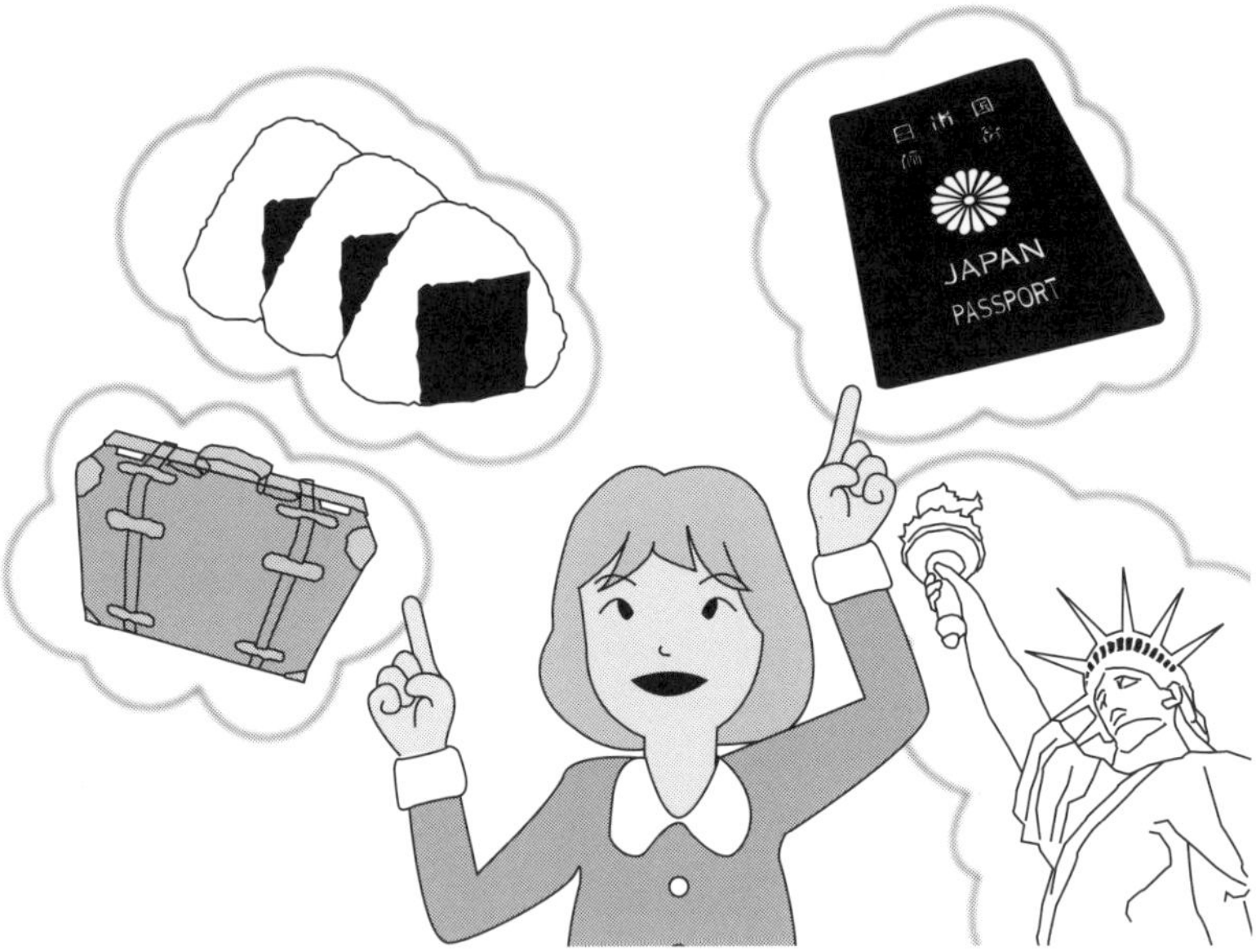

・「外出」と聞いて思い浮かぶことをできるだけたくさん挙げて下さい。
・「台所」と聞いて思い浮かぶことをできるだけたくさん挙げて下さい。
・「お風呂」と聞いて思い浮かぶことをできるだけたくさん挙げて下さい。
・「あつい」と聞いて思い浮かぶことをできるだけたくさん挙げて下さい。
・「さむい」と聞いて思い浮かぶことをできるだけたくさん挙げて下さい。
・「旅行」と聞いて思い浮かぶことをできるだけたくさん挙げて下さい。

エクササイズ⑦ 短文を理解する

次の文を読んで、当てはまる言葉を考えましょう

・青森県が有名な産地の赤くて丸い果物は？
・バットとボールを使う球技は？
・「わんっ」と吠える生き物は？
・時間を見る道具で、1～12までの数字が書いてあるものは？
・鉛筆で書いたものを消すことができるものは？
・ニュースやドラマなどの映像を見ることができる四角い電化製品は？
・日付を確認するために見るものは？
・一年で一番寒い季節は？
・日本人の主食は？
・紙を切るときに使うものは？
・紫色で粒がたくさんある果物は？
・食べ物や飲み物を冷やすために入れておく電化製品は？
・白と黒のボールを蹴って遊ぶスポーツは？
・寝るときに敷くものは？
・紙に書いて、遠くにいる人に届けるものは？
・雨が降った時にさすものは？
・歯が痛いときに行くところは？
・外出する時に履くものは？

コミュニケーションノート

「コミュニケーションノート」とは、上手く話せない・聞き取れない時に使用するノートです。

・市販で購入できるタイプやご自分に必要なものだけを作成することもできます。
インターネットにも絵や写真が載っているのでご覧ください。

・その方の見える大きさで「絵」や「写真」に単語の名前をつけ足して作ります。

・ページ数が少なくなるように必要なものだけにしましょう。

・カテゴリーごとにページを分けると便利です。
(混乱を避けるため)。

・自由会話の際にこのノートを提示し、「何が食べたい?」など聞いて、指差しや発語を促します。また「これのこと?」など聞き手が発話者の意図を推測して絵を指差しながら聞きます。

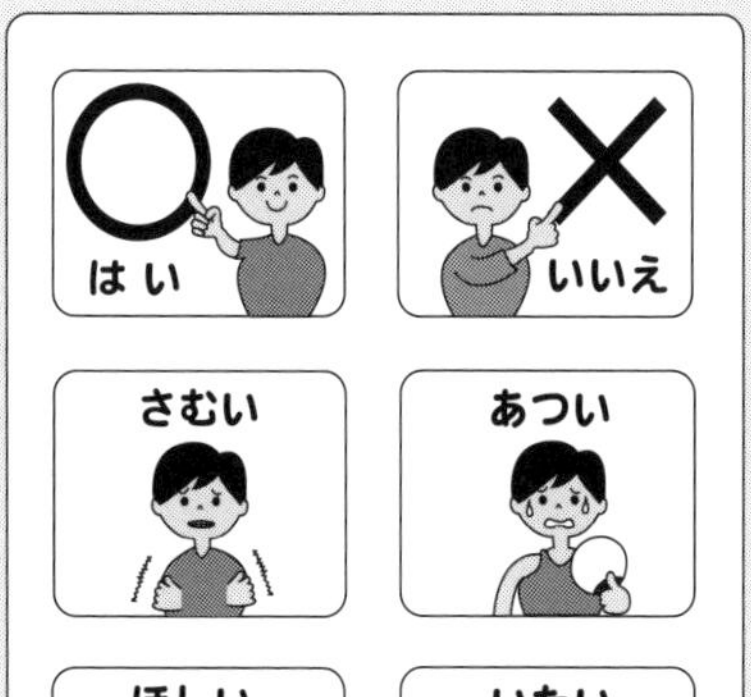

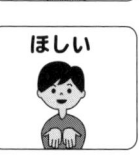

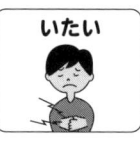

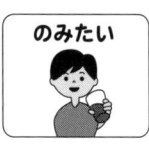

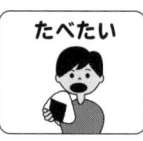

9	8	7	6	5	4	3	2	1	0
わ	ら	や	ま	は	な	た	さ	か	あ
を	り	ゆ	み	ひ	に	ち	し	き	い
ん	る	よ	む	ふ	ぬ	つ	す	く	う
、	れ	゛	め	へ	ね	て	せ	け	え
。	ろ	゜	も	ほ	の	と	そ	こ	お
はい	いいえ								

第5章 在宅の言語聴覚療法で困ったら

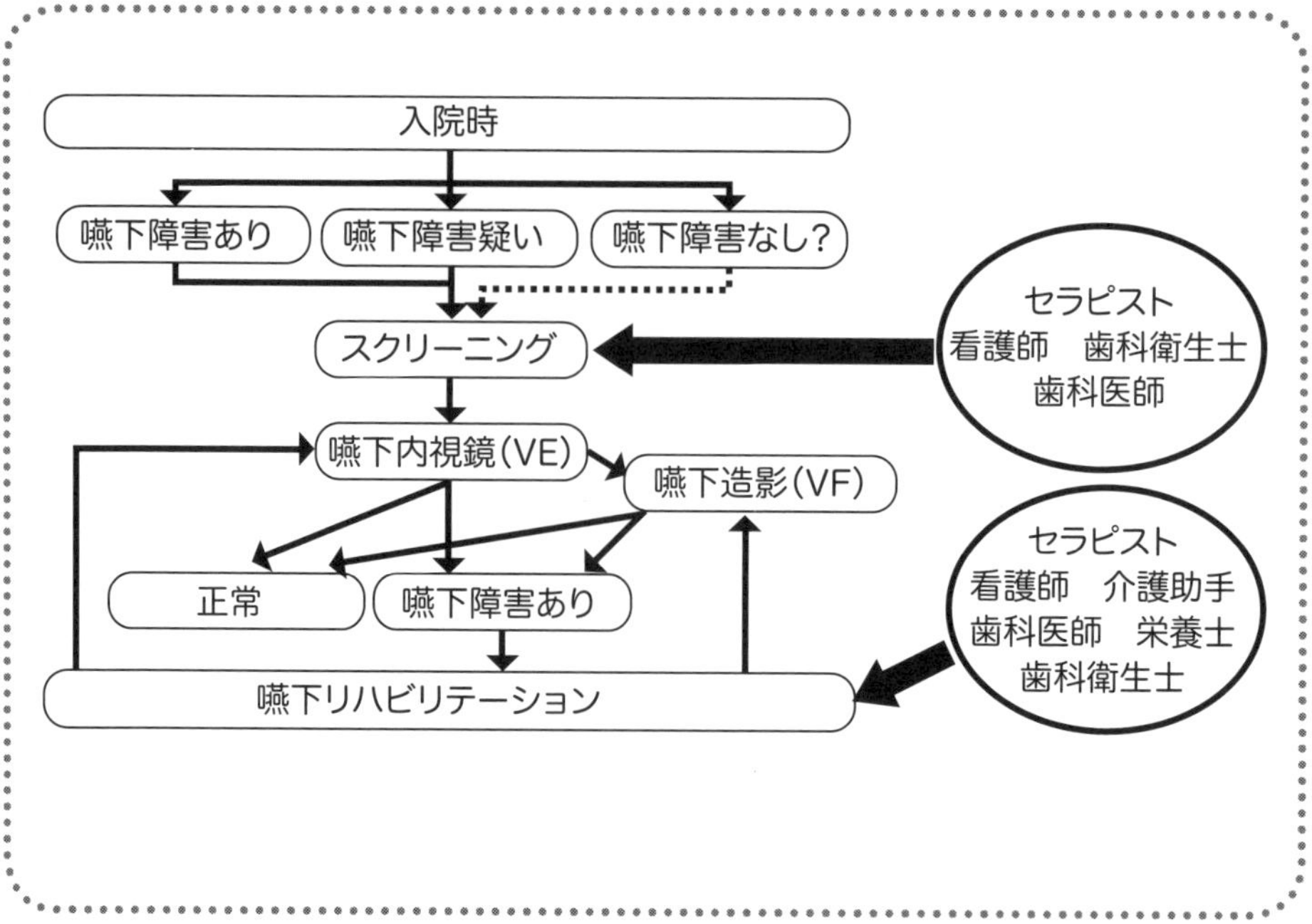

本書はご家族やさまざまな立場の方々に、言語聴覚療法について学び、行えるようになっていただきたい、という目的のものですが、やはりプロの言語聴覚士に診てほしいという方は多いだろうと思います。

この章では、どこで受けられるか、どのような手続きをしたらいいのか、費用はどれぐらいかかるのか、保険制度を含めて紹介します。

1 言語聴覚療法はどこで受けることができるの？

言語聴覚療法は、主に言語聴覚士（英：Speech-Language-Hearing Therapist（ST））が行います。医療機関および訪問看護・訪問リハビリテーションでは、リハビリテーションの中のひとつとして含まれます。

リハビリテーションは、医師の診察および処方箋が必要な場合があります。病院や診療所、医院もしくは在宅で医療保険として受けることができます。また、介護保険を利用して、訪問看護や訪問リハビリテーション、通所リハビリテーション（デイケア）等のサービスでも利用できます。

まずは、かかりつけの病院で症状や困りごとなどを相談した上で、言語聴覚療法が必要か判断しましょう。

◇言語聴覚療法を受けられる施設

・医療機関（病院、クリニックなど）で受けたい場合

病気やけがの治療やリハビリが目的の場合、主治医から紹介・指示を受けることになります。この場合、医療保険（健康保険）が適用となります。また、子どもの場合も医師の診断・指示があれば医療機関で言語聴覚士の指導を受け、医療保険（健康保険）が適用となることもあります。病院やリハビリテーション科を訪れてみましょう。

・教育・療育の場所で受けたい場合

子どもの場合、小中学校に「ことばの教室」「きこえの教室」といった子ども達のさまざまな障害や困難に合わせた支援を行う通級指導教室や特別支援学級が設置されています。その支援級、特別支援学校、療育施設で言語聴覚療法を受けられる場合もあります。

しかし園や学、地域によっても制度が異なるので、まずはお住まいの地域の自治体に問い合わせてみましょう。その後、面談や審査など、所定の手続きに従います。

・福祉施設で受けたい場合

施設・地域により異なりますので、各施設や自治体の定める手続きが必要となります。

・訪問看護や訪問リハビリテーションから受けたい場合

訪問看護や訪問リハビリテーションでは疾患名により医療保険・介護保険のどちらかが適用されることになります。すでに介護保険証をお持ちの方は担当のケアマネージャーや社会福祉士に相談してみましょう。まだ介護保険をお持ちでない、または該当年齢ではないけど訪問によるＳＴを受けたいという方は、まずどちらの保険を使うのかを地域の訪問事業所、福祉窓口、ケアマネージャーや民生委員に相談してみましょう。

訪問で言語聴覚療法を受けるにはどういう手順をとるのか？

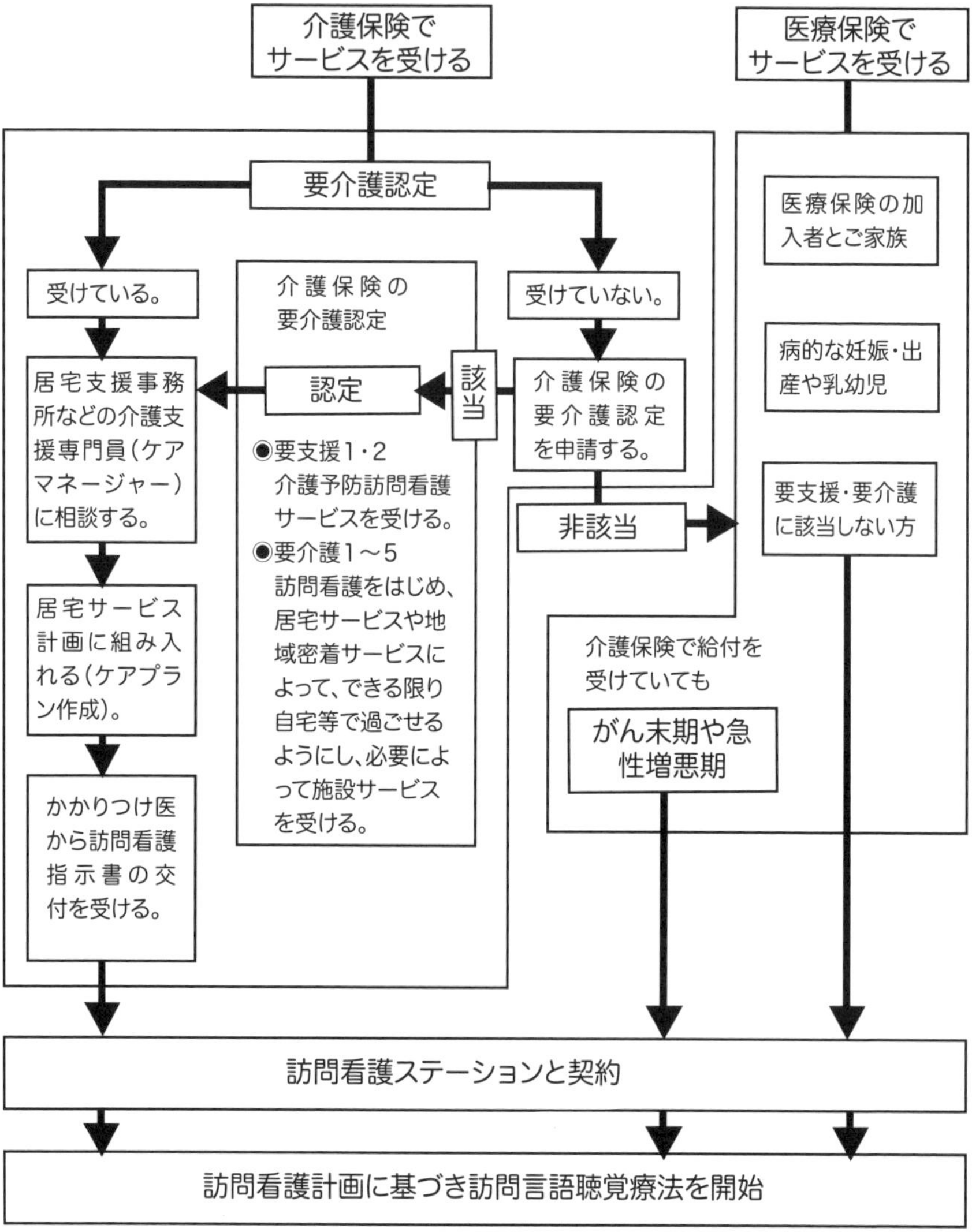
介護保険で
サービスを受ける
医療保険で
サービスを受ける
要介護認定
受けている。
介護保険の
要介護認定
受けていない。
居宅支援事務所などの介護支援専門員（ケアマネージャー）に相談する。
認定
該当
介護保険の要介護認定を申請する。
◉要支援1・2
介護予防訪問看護サービスを受ける。
◉要介護1～5
訪問看護をはじめ、居宅サービスや地域密着サービスによって、できる限り自宅等で過ごせるようにし、必要によって施設サービスを受ける。
非該当
居宅サービス計画に組み入れる（ケアプラン作成）。
かかりつけ医から訪問看護指示書の交付を受ける。
医療保険の加入者とご家族
病的な妊娠・出産や乳幼児
要支援・要介護に該当しない方
介護保険で給付を
受けていても
がん末期や急
性増悪期
訪問看護ステーションと契約
訪問看護計画に基づき訪問言語聴覚療法を開始

社会保障制度

社会保険	社会福祉	公的扶助	公衆衛生
病気や災害、失業に備える	子どもへの保育や障がい者などを支援する	生活が苦しい人に必要な保護を行なう	国民が健康的な生活を送るための健康づくりを行なう
医療保険 労災保険 雇用保険 介護保険 年金保険	児童福祉 身体障害者福祉 高齢者福祉	生活保護	予防接種 感染者予防

2 公的保険を使用して言語聴覚療法を行うためには

① 公的保険とは国が制度化して行う保険の総称です

よく広告やテレビCMで流れている、企業が運営する民間保険は任意のものになりますが、国の運営する公的保険は加入対象者は基本必ず加入しなければならないことから強制保険とも呼ばれます。

公的保険、すなわち社会保障制度は、病気・けが・出産・障害・死亡・老化・失業などの生活上の問題について健康保険や年金、社会福祉制度など法律に基づく公的な仕組みを活用して、安心して生活ができることを保障することをいいます。

医療機関、訪問看護や訪問リハビリで言語聴覚療法を受ける場合、基本的には社会保険のカテゴリー内にある医療保険や介護保険を利用します。

② 社会保険とは

社会保障制度の1つである社会保険とは、人生の様々なリスク（傷病・労働災害・退職や失業による無収入）に備

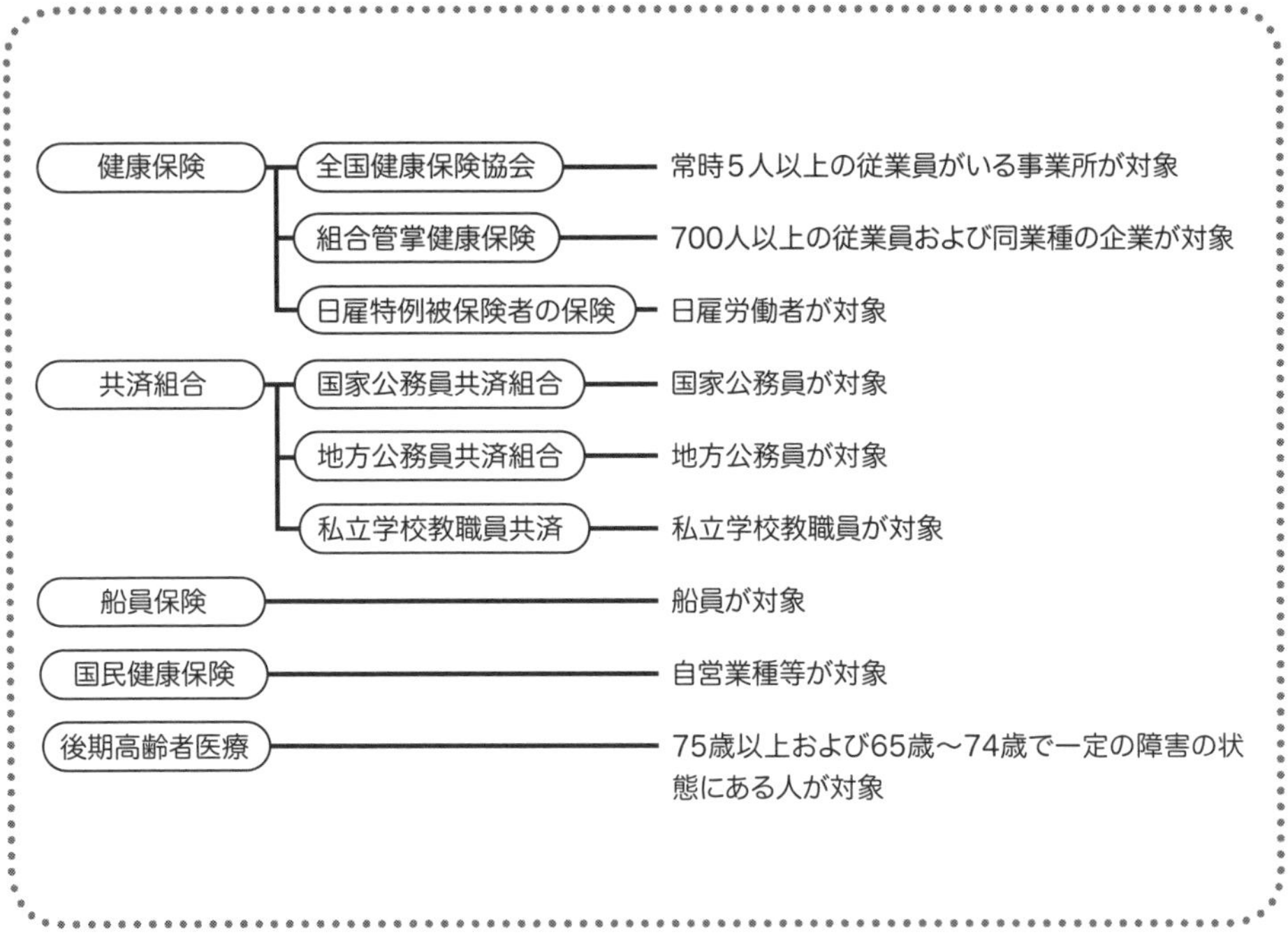

えて、人々が集団（保険集団）を作り、あらかじめお金（保険料）を出し合い、それらのリスクに遭遇した人に必要なお金やサービスを支給する仕組みです。

現在、日本の社会保険には、「医療保険（病気・けがに備える）」、「労働保険（仕事上の病気、けがや失業に備える）」、（労災保険、雇用保険）、加齢に伴い介護が必要なときの「介護保険」、年をとったときや障害を負ったときなどに年金を支給する「年金保険」（老齢、障害、遺族）の5つがあります。これらは強制加入の制度であり、保険料、税金や一部負担金から賄われています。

③ 医療保険とは

医療保険には職業や年齢などによって、様々な種類があり、運営する「保険者」も、国や市区町村、民間団体などいろいろあります。

④ 介護保険とは

保険者は市区町村になります。65歳以上の方（第一号被保険者）は介護保険を申請できます。40歳以上64歳未満の方（第二号被保険者）は16特定疾病の場合、介護保険を申請できます。

要介護認定の手続きの流れ

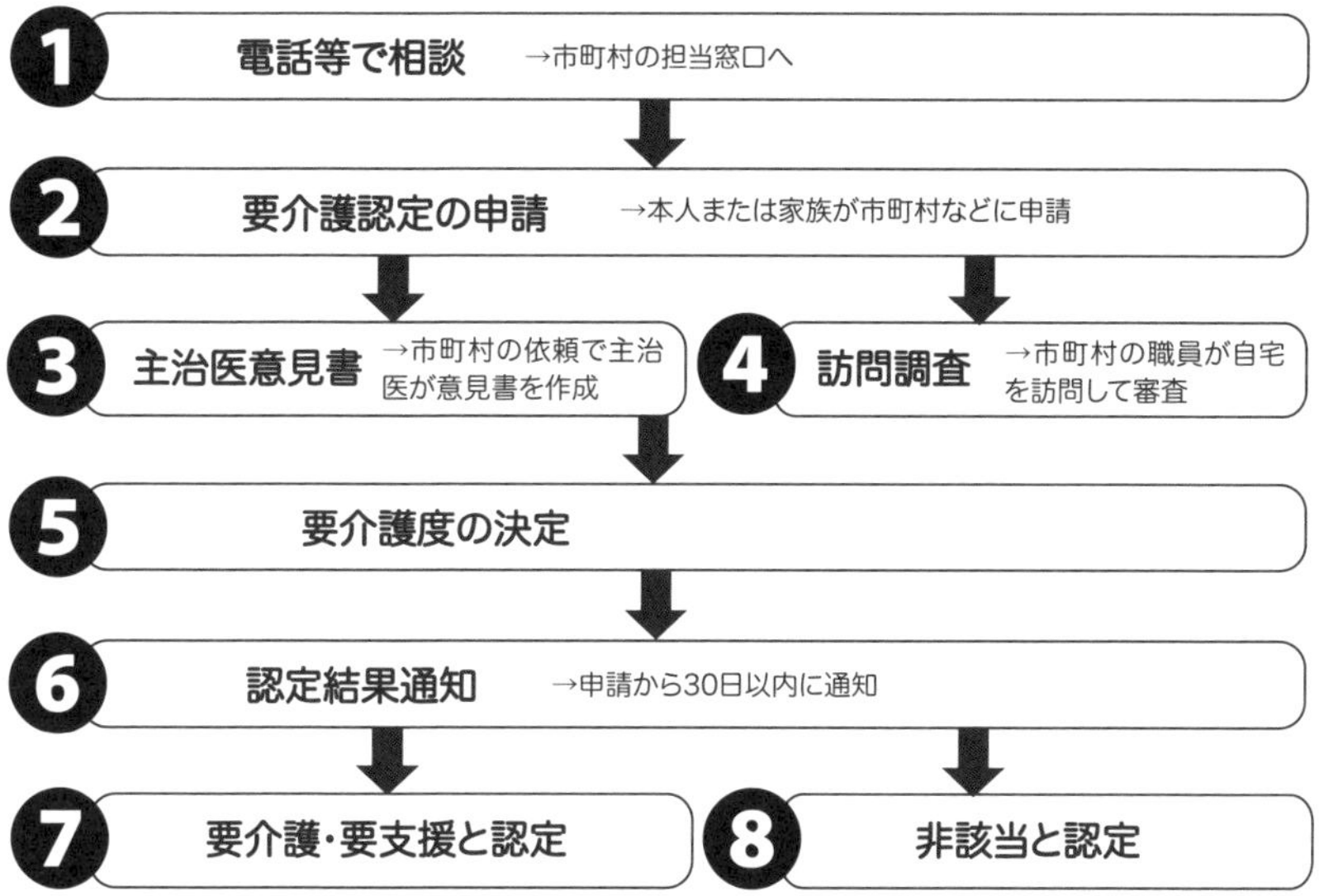
1 電話等で相談 →市町村の担当窓口へ
2 要介護認定の申請 →本人または家族が市町村などに申請
3 主治医意見書 →市町村の依頼で主治医が意見書を作成
4 訪問調査 →市町村の職員が自宅を訪問して審査
5 要介護度の決定
6 認定結果通知 →申請から30日以内に通知
7 要介護・要支援と認定
8 非該当と認定

認定されたら、介護度（要支援1・2、要介護1～5）に区分されます。介護度により、介護保険で受けることができるサービスや支給限度額が違います。

〈16特定疾病とは〉

1 がん（がん末期）（医師が一般に認められている医学的知見に基づき回復の見込みがない状態に至ったと判断したものに限る）
2 関節リウマチ
3 筋萎縮性側索硬化症
4 後縦靭帯骨化症
5 骨折を伴う骨粗鬆症
6 初老期における認知症
7 パーキンソン病関連疾患・進行性核上性麻痺・大脳皮質基底核変性症・パーキンソン病（ホーエン・ヤールの重症度分類がステージ3以上であって生活機能障害度がⅡ度又はⅢ度のものに限る）
8 脊髄小脳変性症
9 脊柱管狭窄症
10 早老症

社会保障給付費の推移

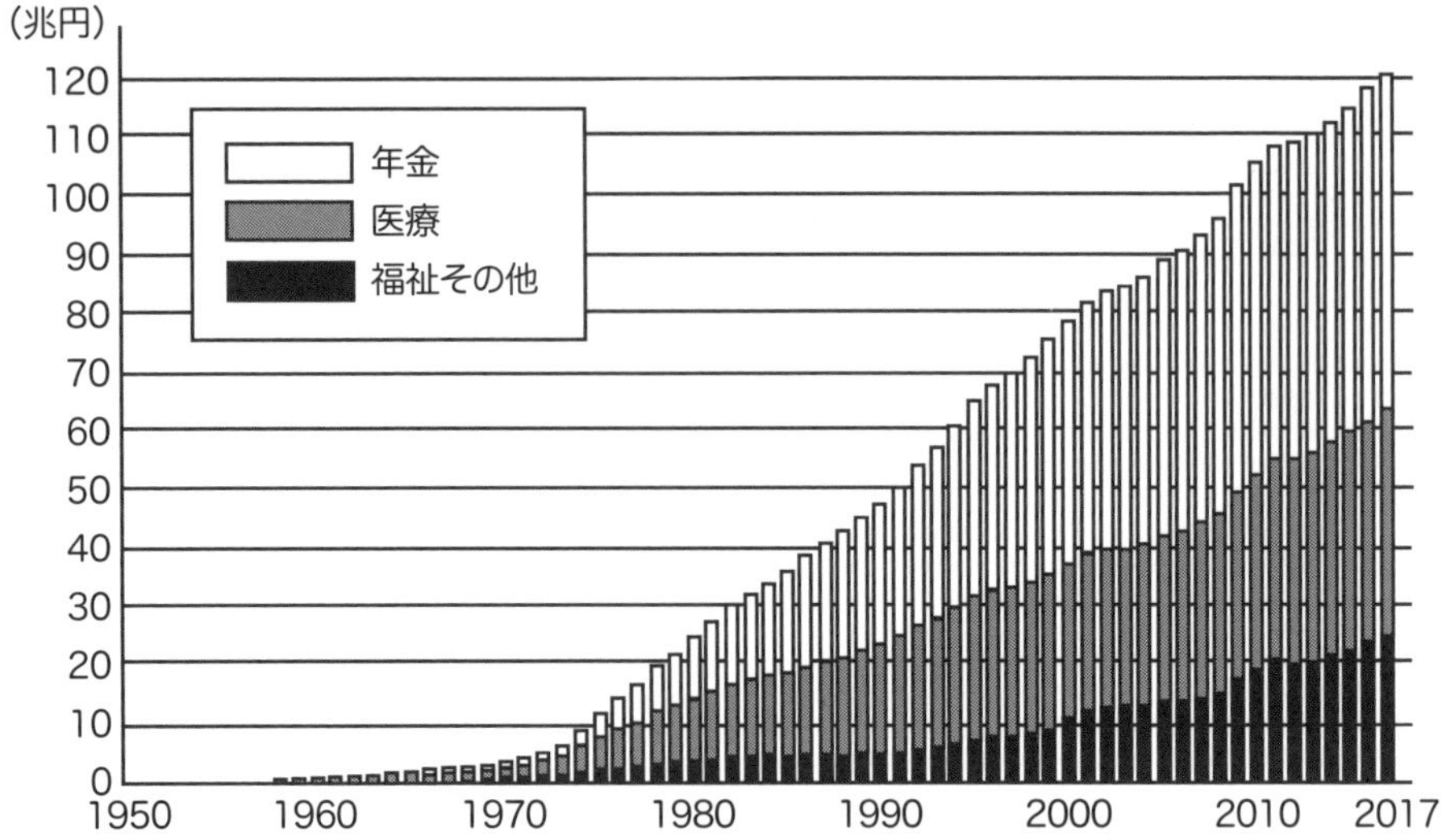

資料：国立社会保障・人口問題研究所「平成27年度社会保障費用統計」、
2016年度、2017年度（予算ベース）は厚生労働省推計

11　多系統萎縮症

12　糖尿病性神経障害、糖尿病性腎症および糖尿病性網膜症

13　脳血管疾患

14　閉塞性動脈硬化症

15　慢性閉塞性肺疾患

16　両側の膝関節または股関節に著しい変形を伴う変形性関節症

⑤ 費用はどれぐらいかかるのか

医療保険を利用する場合、健康保険や国民健康保険で自己負担額が原則的には、3割となっています。ただし、義務教育就学前の子どもは2割、70歳以上75歳未満の被保険者は所得に応じて2割または3割、75歳以上の後期高齢者医療制度の被保険者は所得に応じて1割または3割になっています。各種医療券（乳幼児・障害児・母子）も適用となります。

介護保険では、所得に応じて1割から3割負担となります。

具体的な費用に関しては、年齢、保険、身体状態や言語聴覚療法を受ける時間により個人差があるため、確認をし

てください。

〈知って損はないポイント〉

身体状態や生活環境により、公費負担（医療費助成制度）で受けることができます。社会保障では賄われない医療を公費負担医療といいます。これは社会保険料を納めることが難しい場合や、疾病や負傷に一定程度、国の責任があると認められた場合に、国の税金で支援する制度です。具体的には、社会保障制度のなかで、社会福祉、公的扶助、公衆衛生等の対象となる方で、難病患者、生活保護受給者、公害の被害者、戦争の負傷者、原爆被爆者等が当てはまります。

〈高騰する社会保障費　私たちがするべきこと〉

日本の社会保障制度は全世界でみてもとても恵まれた制度として存在しています。できるだけ平等に一定の医療と介護を受けられるように想いのもと構成されています。しかし現在の社会保障制度は、高度経済成長期であった1960~1970年代にその骨格が完成されており、当時はこれからもずっと右肩上がりの経済成長が予測されておりました。時代は移り変わり、①雇用形態の多様化、②家族形態の変化（単身高齢世帯の増加、様々な理由によるひとり親世帯の増加）、③人口減少（少子高齢化・生産人口の現象）といった変化により、社会保障費は膨張し続けています。社会保障関係費は、現時点ですでに年度予算だけでは賄いきれず「国の借金」で回している状態なのです。それは私たちの今と未来に大きく影響をもたらすことになります。

そんな現代だからこそ、財源問題も含めた社会保障制度の一体的・抜本的な改革が必要とされているのです。今こそ我が国の社会保障制度の原点である『自助、共助、公助、互助の組み合わせにより形作られている』ということを思い出す必要があるのではないでしょうか。

3 練習中具合が悪くなったら

さて、自宅で家族をはじめとする介護者の方々ができる在宅の練習に関して提案を続けてきましたが、当然、言語聴覚療法中に事故が起きる可能性はゼロではありません。この章では最後に、トレーニング中に起こりうる症状やその対応策をまとめて紹介します。

必ずしもご自身で行うのではなく、言語聴覚療法を行う

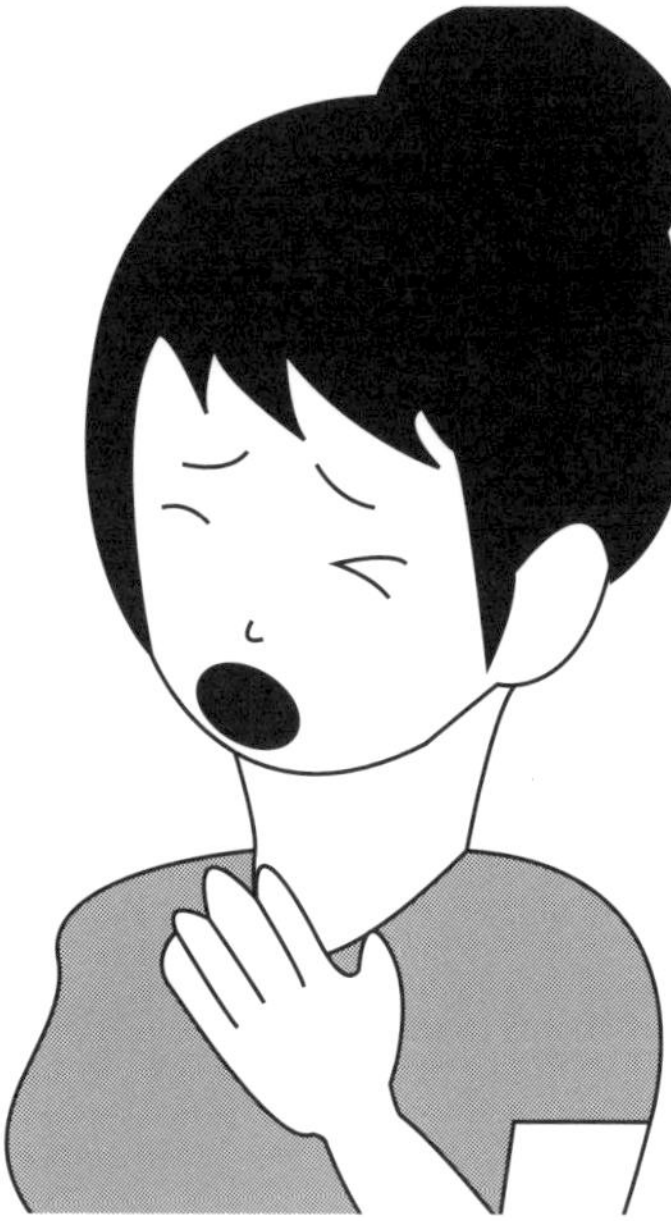

前に当てはまるものがあれば、一度医療機関に相談しましょう。

① 誤嚥

口から入ってきた食べ物や飲み物が誤って喉頭と気管に入ってしまう状態のことです。食事中に食べ物や飲み物が気管に入ってむせる経験をしたことがある人も多いでしょう。それは「嚥下反射」といい誤嚥を防止するための防御反応です。

しかし、誤嚥した食べ物が気管の中に入ったままの状態になる、むせのない誤嚥もあります。

【症状】

・食事中によくむせる
・食事をしていなくても突然むせたり、せき込んだりする
・飲み込んだ後も、口の中に食べ物が残っている
・食べ物を口からこぼす
・ご飯よりも麺類など、噛まなくても良いものを好んで食べるようになる
・食事の後に声がかすれる、ガラガラ声になる
・食べることに疲れて全部食べ切ることができない

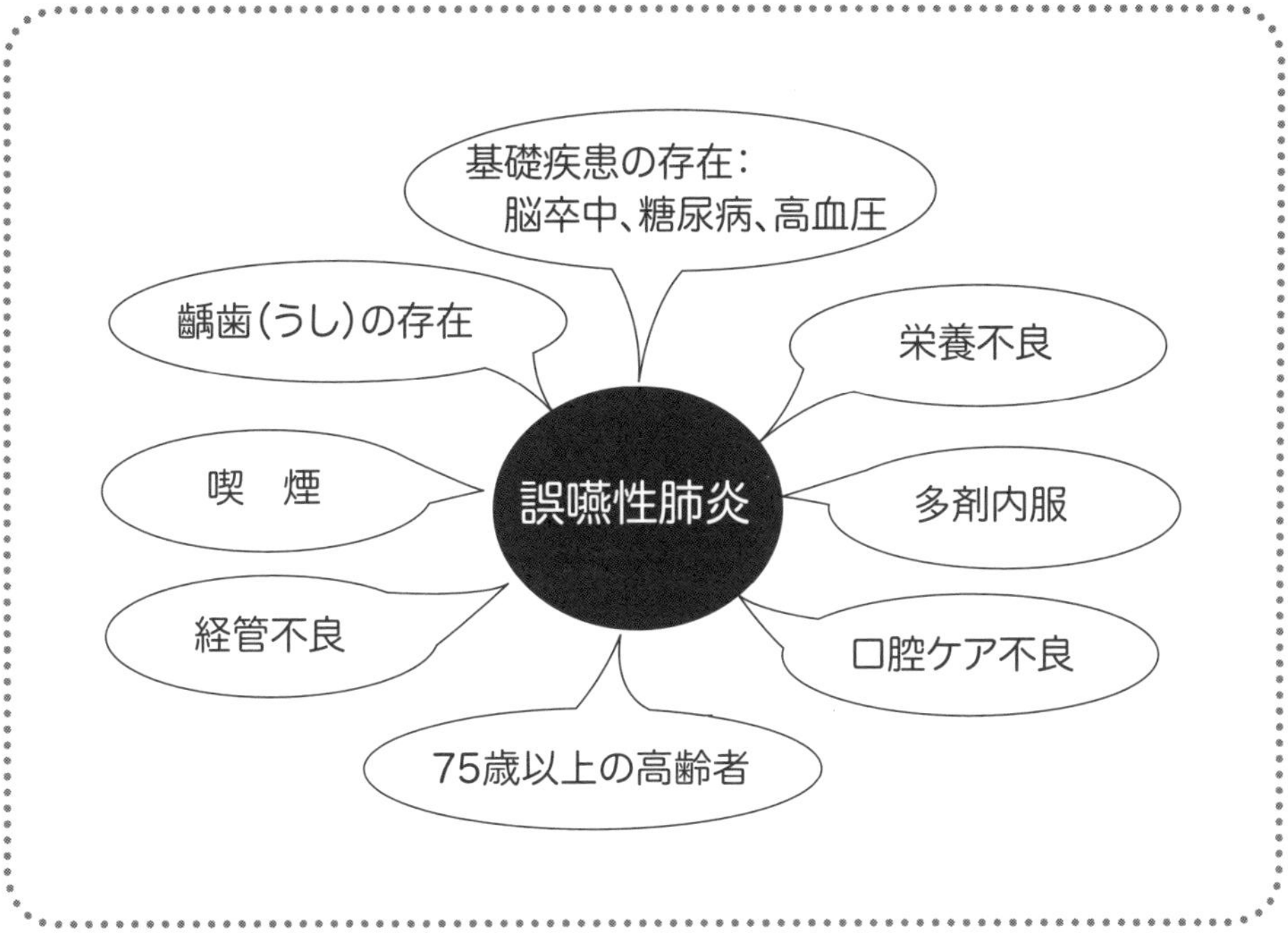

・食後に唾液や痰が増える
・体重の減少がある
・水分を取るのを嫌がる
・普段から飲んでいた薬が飲みにくくなる
・発熱を繰り返す

〈誤嚥性肺炎とは〉

食べ物が食道ではなく気管に入ると、通常はむせ込み気管から排出しようとする反射機能が働きます。

しかし、この機能が何らかの原因で鈍ってしまうと、気管に入り込んでしまった食べ物を排出できず、結果として肺炎を起こすことがあります。

食べ物や唾液などが、気管に入ってしまうことを誤嚥といい、誤嚥が原因で起こる肺炎を誤嚥性肺炎といいます。食べていなくても誤嚥性肺炎になってしまうこともあります。

口を使わず、胃に直接チューブを入れて栄養物を送り込む（経管栄養）状態の方でも、誤嚥性肺炎になることがあります。睡眠中などに、唾液や異物が気管に入り（不顕性誤嚥）、誤嚥性肺炎を起こすこともあります。

〈不顕性誤嚥とは〉

通常は誤嚥するとむせると考えますが、誤嚥してもむせなかったり呼吸苦が起こらないなど誤嚥の徴候が捉えられないこともあり、これを不顕性誤嚥といいます。健常者でも睡眠中に無自覚に唾液などを誤嚥しているとされています。

〈誤嚥性肺炎のサイン〉

・発熱
・激しい咳と膿性痰（黄色い痰）が出る
・呼吸が苦しい
・肺に雑音がある

風邪と間違えて診断されてしまうことがあり、特に高齢者でこのような症状がある場合は誤嚥性肺炎の可能性を考える必要があります。

② 窒息

呼吸ができなくなり、血液中のガス交換ができず血液内の酸素が低下し、二酸化炭素が上昇することで、内臓や身体に障害を起こした状態です。

【症状】

・何もしなくても息切れがある
・せき込む、息苦しそうな音がする
・苦しい表情やジェスチャーを取る
・顔が赤くなり唇が青紫色になる
・呼吸が不規則である
・声掛けに対して反応が薄い

③ 言語聴覚療法中に窒息または大量誤嚥が確認された場合の対処方法

どんなに気を付けていても、窒息や誤嚥が起きてしまうこともあります。喉にものが詰まる状態は大きく分けて2つあります。食道を塞いでしまう状態と、気道を塞いでしまう状態です。自分以外の人がものを喉に詰まらせてしまったときは、まず食道・気道どちらが塞がれているかを確認しましょう。

自分が誤嚥をしてしまったときは、周りに人がいる場合は助けを求め、必要に応じて救急車を呼んでもらいましょう。周りに人がいない場合は、できるだけ強いせきをして

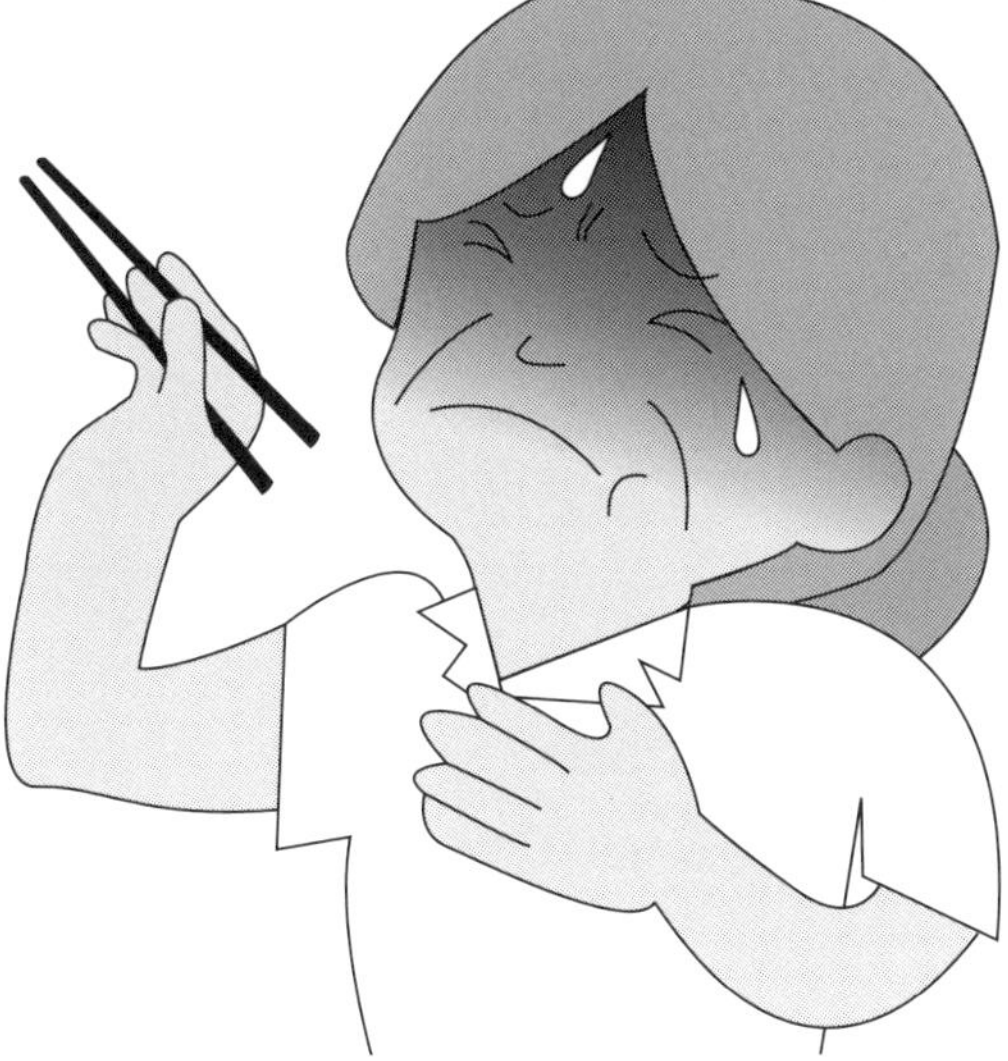

口の中の食べ物や飲み物を吐き出します。うまくせき込めない、せき込んでも取り出せない場合は救急車を呼びましょう。

○食道が塞がれてしまっている場合

まずはその人が正常に呼吸できているかを確認してください。食道にものが詰まっている状態は、水で飲み込めるかどうか試してみると効果的な場合もあります。

○気道が塞がれてしまっている場合

ものが詰まった直後から言葉が出なくなったり、激しくせき込んだりする場合は、ものが気道に入っている可能性があります。気道に入ったものがうまく取れないと、その人はもがき、顔色が紫になり、意識をなくします。

どちらにしても、その人が正常に声を出すことができずに、反応が乏しければ、「誤嚥」「窒息」を疑い、速やかに救急車を呼びましょう。咳をすることが可能であれば、異物の除去のため、咳をできるだけ続けさせましょう。

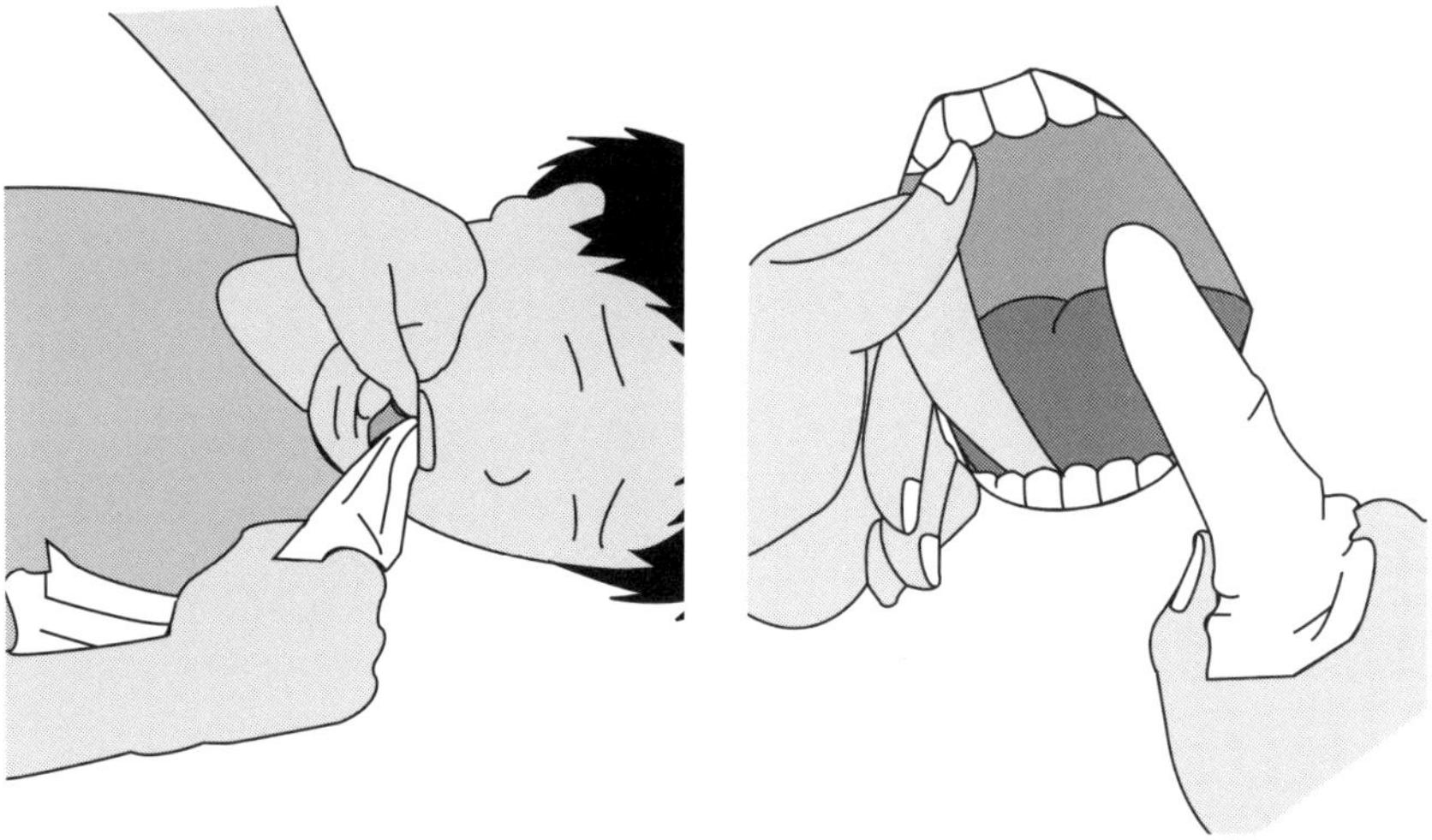
親指で上あごを固定し、人差し指で下あごを下げます。

④呼びかけに反応がある？ない？に合わせた、正しい応急処置方法

○呼びかけに反応がある場合

意識がある場合は、まずは強いせきをするように促します。せきをしても口から食べ物や飲み物が取り出せないときは次のように対処しましょう。

①指でかきだす

口をのどが見えるくらいに大きく開けてもらい、詰まったものが見える場合は、指を入れて取り出します。詰まったものがのどの奥に入っていかないように体勢を横向きに保ちましょう。

このとき、指をかまれる可能性があるのでハンカチやタオルを巻いて行いましょう。

②背部叩打法

せきもできずに窒息している場合には、背部叩打法を行います。

身体をうつむかせて、片手で上腹部（へそより上の部分）に当てて、もう一方の手のひらの付け根で両肩の肩甲骨の間を叩きます。強めに4〜5回迅速に叩きましょう。口の

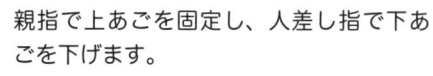

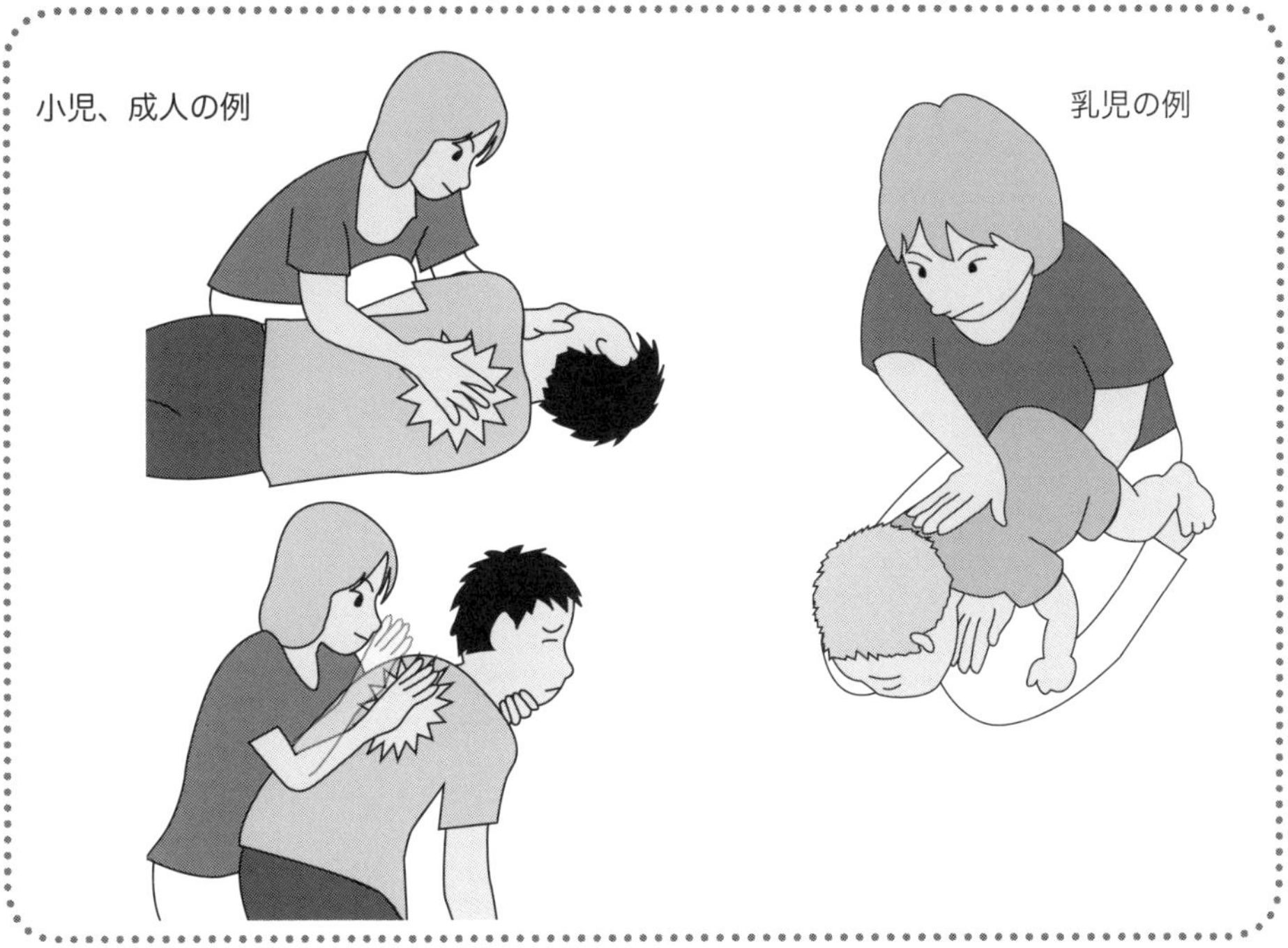

中を見て、詰まらせた物が出てきたら取り出します。

○呼びかけに反応がない場合

すぐに救急車を呼びましょう。その際に、どのような姿勢で、どのような物を食べていたときに呼びかけに反応がなくなったかを伝えましょう。

救急車が来るまで、声をかけ続けながら、背部叩打法をします。

おわりに

この書籍を作成するきっかけとなったのは、当時一緒にお仕事をさせていただいた方から「在宅で介助者の方々向けに言語聴覚療法に関しての本を作ってくれるところを探しています」と相談されたことから始まります。

悩むことなく、すぐに詳しいお話を聴かせて頂くために、ＢＡＢジャパン様にお伺いしました。

私たちLE　在宅・施設　訪問看護リハビリステーションが、専門職スタッフを採用するときに説明するワードとして「病院と訪問看護のケアにおける違いは、（自分たちが）いないときの看護・リハをどれだけ考えることができるかです」ということをよくお伝えしています。冒頭にもあったように私たちリハビリ職は現行の制度では介護保険を用いた場合、基本週に１２０分、医療保険を用いた訪問でも基本週３日までしかお伺いすることはできません（２０１9年9月現在・主治医から特別な指示がない場合）。

つまり1週間のうち私たちが介入できない時間が生じます。この時間に本来防げたはずの体調不良や入院が、可能な限り発生しないように、訪問させていただいていない時間のことを必死に想像して、予測してリハビリやプログラムを立案しています。

そのような私たちの想いと、今回の企画である「ご家族様でもできるリハビリ方法」というテーマはまさに合致しておりましたので、スタッフ一同喜んでお受けさせていただきました。

近年、病院でも在院日数が短くなってきており、発症の早い段階から退院されてご自宅で生活されることになる方も増えてきています。初回面談時に、まだまだリハビリを継続することができれば、よりご本人様、ご家族様が望む希望に関して近づけると感じることも同様に増えてきております。

しかし、訪問して病院と同じ看護やリハビリを受けられるということを知らなかったとおっしゃる方もまだおられます。
人生100年時代到来とも言われます。お持ちの病や障害とも一緒にお付き合いして生活していく時間も長くなっているからこそ、自分らしく、住み慣れた家や土地、環境の中で生活できるように私たちのサービスを活用してください。

栄養を確保するための食事、楽しみとしての食事、コミュニケーションの場になる食事、会話をすること、読むこと、書くことといった表現すること、これらはまさに自分らしさを表現することの方法でもあります。まだ在宅医療サービスを活用されていない方はこの本を活かしていただくと同時に訪問看護・リハビリの存在を知っていただきたいと思います。そして訪問看護を活用しているという方も私たち専門職がいない時に、この本をもとに必要な練習を行っていただければと思います。

病院の退院時や訪問スタッフから、ただ単に自主トレ表をお渡ししても、なぜこの練習が必要なのかの説明が十分なければ練習意欲は軽減してしまうこともあるかと考えます。その点、この本の特色である解剖学から病態説明、エクササイズ方法といった流れの構成が皆様の練習意欲の向上にもつながれば幸いです。

病を持たれる方がお体を大事にしながら、家族の皆様が不安を持つことなく、無理のない在宅・施設生活を送れますように筆者一同願っております。

2019年9月

LE　在宅・施設　訪問看護リハビリステーション
鳥内亮平

【第1部、第2部】
①名前：鳥内亮平（とりうちりょうへい）
②職種（役職）：理学療法士・ジェネラルマネージャー
③所属店舗：渋谷本部ＰＩＰＯ
④出身地：東京都
⑤経歴：健康科学大学理学療法学科卒

東京都府中市の総合病院で整形外科、内科、神経内科、脳神経外科、外科のリハビリに携わる。
ＬＥ在宅・施設訪問看護リハビリステーション入社
ＬＥ在宅・施設訪問看護リハビリステーション自由が丘本店配属、ＬＥ在宅・施設訪問看護リハビリステーション経堂支店責任者を経て現在、エリア担当として活動中。
⑥得意分野、好きなこと：読書・工作・こどもの服を作ること・海外旅行・ボクシング・ドライブ・こどもと遊ぶこと

【第２部】
①名前：玉澤綾子（たまざわあやこ）
②職種：言語聴覚士
③所属店舗：大森山王支店
④出身地：千葉
⑤経歴：外国語学部スペイン語学科卒業後、社会人経験を経て日本聴能言語福祉学院卒業
回復期リハビリテーション病院に勤務し、２０１６年よりＬＥ在宅・施設訪問看護リハビリステーション入職。
⑥得意分野、好きなこと：スキューバダイビング、スペイン・中南米諸国の美術

【第2部・各栄養コラム】
①名前：齋藤隼人（さいとうはやと）
②職種：管理栄養士
③所属：新宿ＷＥＳＴ支店
④出身地：東京都八王子市
⑤経歴：東京栄養食糧専門学校管理栄養士科卒業
管理栄養士免許及び栄養教諭免許（一種）を取得
東京都調布市の病院で、献立作成、調理、栄養指導等 に従事
ＬＥ・Ｏ・ＶＥ株式会社に入職後在宅での栄養指導、地域での栄養講座、食育活動、料理教室等に従事
⑥得意分野・好きなこと：生活習慣病の栄養指導、フレイル予防、低栄養対策、休日に手のかかる料理を作る事、散歩、温泉

【第3部】

①名前：宇佐美希未佳（うさみきみか）作業療法士　執筆当時の所属：経堂支店

①名前：渡邉裕司（わたなべゆうじ）理学療法士　執筆当時の所属：新宿WEST責任者

【第4部】

①名前：谷地千恵子（やちちえこ）
②職種：言語聴覚士
③所属店舗：大崎支店
④出身地：東京
⑤経歴：短期大学を卒業後、IT系企業を経て東京医薬専門学校言語聴覚士科卒業。
都内の回復期リハビリ病院勤務。
2011年～LE在宅・施設訪問看護リハビリステーションへ入職。
産休・育休・店舗異動しながら現在に至る。
⑥得意分野、好きなこと：在宅訪問業務全般。摂食嚥下機能訓練、高次脳機能訓練、発声発語機能訓練、小児言語 発達訓練、認知症状の相談・環境調整。好きなことは、おいしいパン屋・ケーキ屋を探すこと。

①名前：永岡真美（ながおかまみ）
②職種：言語聴覚士
③所属店舗：石神井公園支店
④出身地：広島
⑤経歴：県立広島大学コミュニケーション障害学科卒業、回復期リハビリテーション病院にて入院、通院患者様に対するリハビリに従事。その後介護老人保健施設にて入所・通所・訪問リハビリのご利用者様のリハビリに従事し、弊社にて地域言語聴覚士として訪問リハビリを開始する。
⑥得意分野、好きなこと：摂食・嚥下機能の機能訓練および環境調整、食事指導、自主訓練の考案・提案／高次脳機能の機能訓練および環境調整、生活指導、自主訓練の考案・提案／重度コミュニケーション障害の方へのAACのご提案、使用方法指導。好きなことは絵、歌、書道。構音障害、摂食・嚥下障害、失語症の方のリハビリにも取り入れている。

①名前：宮嶋香乃（みやじまかの）
②職種：言語聴覚士
③所属店舗：用賀支店
④出身地：岐阜県
⑤経歴：日本聴能言語福祉学院を卒業後、神奈川県川崎市の総合病院にてリハビリに従事。その後、弊社にて地域言語聴覚士として訪問リハビリを開始。
⑥得意分野、好きなこと：得意分野は嚥下機能リハビリ、好きなことは食べること。

【第5部】

①名前：三鴨和也（みかもかずや）
②職種（役職）：理学療法士（責任者）
③所属店舗：高円寺支店
④出身地：千葉県
⑤経歴：関東リハビリテーション専門学校（理学療法学科）
２０１１年卒業。
回復期病院にて２０１１年～２０１４年まで従事。
２０１４年ＬＥ在宅・施設訪問看護リハビリステーション入社
⑥得意分野、好きなこと：地域の方々との交流が好きで、高円寺の阿波踊りや地域の祭りのボランティアに参加している。また、地域住民の方への体操教室や体力測定、健康相談会も定期的に行なっている。

【写真提供】
高円寺支店：江藤遥輝、菅基、本田恵里佳
目黒不動前支店：松田英樹
大崎支店：金城亜寿香

装幀：梅村昇史
本文デザイン：中島啓子

家族でできる
“言葉と飲み込み”リハビリ全集
“在宅”のための言語聴覚療法

2019年10月10日　初版第1刷発行

著　　者　LE 在宅・施設 訪問看護リハビリステーション
発 行 者　東口 敏郎
発 行 所　株式会社ＢＡＢジャパン
〒151-0073 東京都渋谷区笹塚1-30-11　4・5Ｆ
TEL　03-3469-0135　　FAX　03-3469-0162
URL　http://www.bab.co.jp/
E-mail　shop@bab.co.jp
郵便振替 00140-7-116767
印刷・製本　中央精版印刷株式会社

ISBN978-4-8142-0232-4　C2077

BOOK Collection

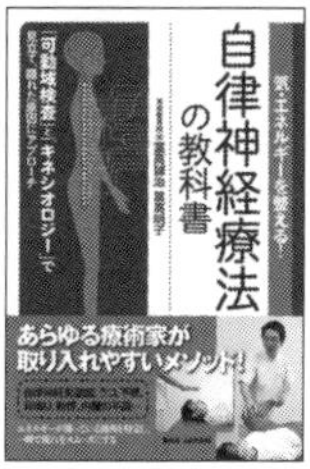

「可動域検査」と「キネシオロジー」で見立て、隠れた原因にアプローチ

自律神経療法の教科書

あらゆる療術家が取り入れやすいメソッド! エネルギーが滞っている箇所を特定し、一瞬で流れをスムーズにすることで、自律神経失調症、うつ、不眠、耳鳴り、動悸、内臓の不調など…、原因不明の様々な症状を引き起こす、自律神経の乱れを改善できます。

●冨高誠治、冨高明子 著 ●四六判 ● 220 頁 ●本体 1,500 円+税

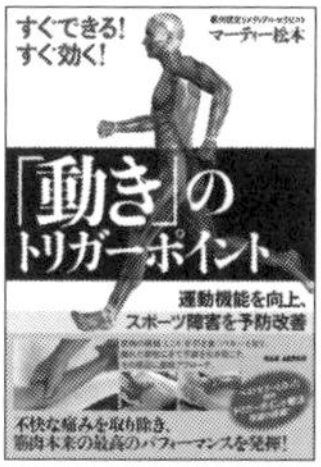

すぐできる! すぐ効く! **「動き」のトリガーポイント**

運動機能を向上、スポーツ障害を予防改善

不快な痛みを取り除き、筋肉本来の最高のパフォーマンスを発揮! 筋肉の硬結(しこり)が引き金(トリガー)となり、離れた部位にまで不調を引き起こす。その原因に直接アプローチ。本場オーストラリアでは、保険の対象となるほど効果の高い治療的セラピー。不調の誘因となるしこりを見つけ出し、リリースする!

●マーティー松本 著 ●A5判 ● 212 頁 ●本体 1,700 円+税

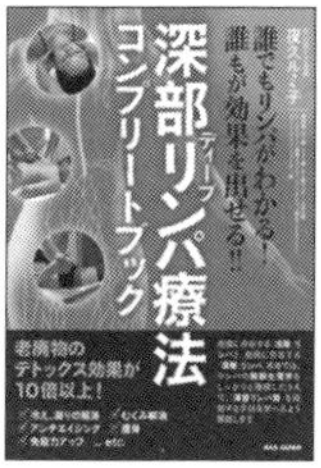

誰でもリンパがわかる! 誰もが効果を出せる !!

深部(ディープ)リンパ療法コンプリートブック

皮膚に存在する「浅層」リンパと、筋肉に存在する「深層」リンパ。本書では、リンパの解剖生理学をしっかりと理解したうえで、「深部リンパ節」を開放する手技を学べるよう解説します。「理論編」でリンパの全体像がわかる解剖生理学をわかりやすく解説し、「手技編」で西洋医学の解剖生理学に基づいたドイツリンパ療法に、東洋医学の鍼灸理論を組み合わせた著者独自のメソッドを大公開します。

●夜久ルミ子 著 ● A5 判 ● 184 頁 ●本体 1,600 円+税

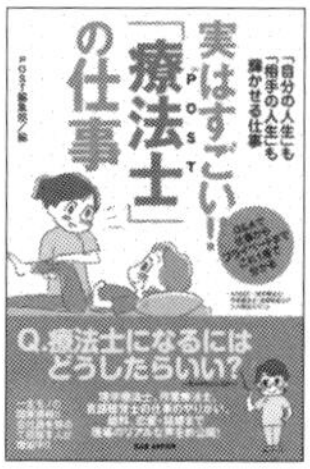

「自分の人生」も「相手の人生」も輝かせる仕事

実はすごい!! 「療法士(POST)」の仕事

POST とは、Physical(理学療法)…動作の専門家。スポーツ障害や病気(脳梗塞など)から元の生活に戻れるようにサポートする Occupational(作業療法)… 生活に必要なデスクワークや裁縫などのリハビリを行い、社会復帰を促す Speech-Language-Hearing(言語聴覚)… 「話す、聞く」ことに関するリハビリを行う Therapist(療法士) の頭文字を組み合わせたものです。実際現場で働く人のスキルアップに、進路を検討中の学生や転職を考えている方などにオススメです

● POST 編集部 著 ●四六判 ● 252 頁 ●本体 1,200 円+税

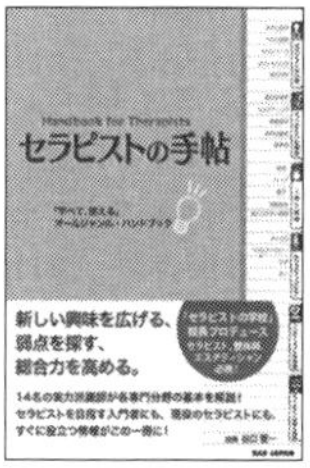

セラピストの手帖

「学べて、使える」オールジャンル・ハンドブック

14 名の実力派講師が各専門分野の基本を解説します。セラピストを目指す入門者にも、現役のセラピストにも、すぐに役立つ情報がこの一冊で学べます。本書は、様々なセラピー・療法に関わる基本知識やお役立ち情報を集めたセラピストのための便利な手帖です。自分の専門分野だけではなく、他ジャンルにも視野を広げることで、提供する技術に応用力・柔軟性・総合力を身につけることができ、クライアントから信頼されるセラピストになれます。

●谷口晋一 著 ●四六判 ● 200 頁 ●本体 1,500 円+税